冷蔵庫の中の「まだ食べられる?」を完全解決!

賞味期限がわかる本

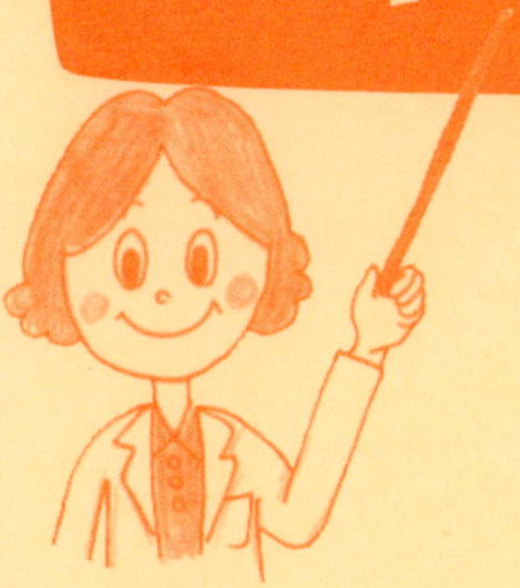

宝島社

はじめに

冷蔵庫を開けてこんなことを思ったことはありませんか?

「1カ月前に開けたこのドレッシング、まだ大丈夫かしら?」

「1週間前に半分使ってラップをしていたたまねぎ、悪くなってないかなぁ?」

「開封後はできるだけ早くって、何日くらい?」

きっと、誰も覚えがあると思います。なぜなら野菜などにはそもそも賞味期限(消費期限)が書かれていないし、瓶詰の食品などは開封後、保存方法によって日もちが変わってくるから、メーカーも開封後の賞味期限を明示していないからです。

いろんな事情で期限を明記できないのは仕方のないことかもしれません。でも、「だいたいのめやす」を知ることができたら、もっと上手に食品と付き合っていけるのに。

この本はそんな思いからスタートしました。

本書で取り上げる品目は多岐にわたります。みなさんの家にあるたいていの食品や飲料はこの1冊で紹介されています。ふたを開けた後のマヨネーズやジャムを食べられる日数、家庭の製氷機で作った氷の扱い方や、自家製カレーの日もち、保存方法まで紹介しています。

とはいえ、1冊の本では限界はありました。たとえばソース類やドレッシング類は、バラエティに富んだ商品が発売されていて、把握しきれないほどの数が店頭に並んでいます。そういうものはメジャーな種類を取り上げ、さらに特にどのような商品は日もちしないのかを紹介していますので参考にしてみてください。

監修者、制作チーム、出版社、みなこの本を製作するのは勇気がいりました。だって、本の情報をもとに食べたらおなかが痛くなった!なんて人がいたら、たいへんなことですから。でも、やっぱり作ることにしました。それは「みんなここで悩むよね」という思い、こんな本があるととても助かるよねという思いが強くあったからです。

注意していただきたいことは、本書の情報はあくまで編集チーム一同が調べためやすであり、「食べても絶対に大丈夫」と保証するものではありません。取材の途中、多くのメーカーさんにも言われましたが、「保存方法によって賞味期限や消費期限はまったく違って」きます。それは当然のこと。そのうえで、保存方法のアドバイスを参考にしてめやすの期限内はおいしく食べられるように試みてください。

本書の情報がみなさんの賞味期限に関する疑問を取り除き、食べものを大切にする、経済的で健康的な食生活に役立つことができれば、嬉しく思います。

もくじ

はじめに……001
本書の使い方……010
賞味期限について200人に聞いてみました……012
賞味期限にまつわるトホホな失敗談……014
賞味期限と消費期限の違いって？……016
賞味期限と消費期限のはじまり……018

知っておきたい賞味期限の常識

賞味期限をめやすにするための大前提……020
期限表示が見当たらないものがあるのはなぜ？……021
賞味期限はどうやって決められているの？……022
知って得するたまごの賞味期限……024
「なるべくお早めに」っていつまで？……026
期限表示の日付を変えてもいいって、本当？……027
新しい商品だけを選んでいませんか？……028

第1章　たまご

たまご……030
ゆでたまご……033
たまご焼き……034

第2章　乳製品

チーズ……036
ナチュラルチーズ……038
カッテージチーズ……038
カマンベール……038
ゴーダチーズ……038
モッツァレラチーズ……038
ブルーチーズ……038
エダムチーズ……038
プロセスチーズ……039
6Pチーズ……039
粉チーズ……039
スモークチーズ……039
スライスチーズ……039
ピザ用チーズ……039
チーズおつまみ……039
生クリーム……040
コンデンスミルク（エバミルク）……041
コーヒーフレッシュ……041
バター……042
マーガリン……043

プレーンヨーグルト……044
カップヨーグルト（飲むヨーグルト）……045
牛乳……046

コラム　賞味期限が長い牛乳ロングライフミルクってどうなってるの？……048

第3章　大豆製品

豆腐……050
厚揚げ・油揚げ……052
高野豆腐……052
豆乳……053
納豆……054

コラム　納豆はもともと腐っているから、賞味期限を過ぎても大丈夫？……056

第4章　こんにゃく・練り製品

こんにゃく……058
かまぼこ・ちくわ……059
はんぺん……059
さつま揚げ……060
魚肉ソーセージ……060

第5章　肉

精肉……062
レバー……064
ハム……065
ベーコン……066
ソーセージ……067
生ハム……067
サラミ……068
ジャーキー……068

第6章　魚介類

魚……070
刺身……072
イカ……073
タコ……073
かに……074
エビ……074
イクラ・すじこ……075
たらこ・明太子……075
貝……076
ウニ……077
スモークサーモン……077
わかめ（生・塩蔵・乾燥）……078
昆布（塩蔵・乾燥）……078

第7章　野菜・果物

長もちする野菜 …… 080
いたみやすい野菜 …… 080
野菜が好きな温度と湿度ってどのくらい？ …… 081
低温障害を起こしやすい野菜・果物 …… 082
エチレンガスってなに？ …… 083

トマト …… 084
きゅうり …… 084
たまねぎ …… 085
なす …… 085
にんじん …… 086
大根・かぶ …… 086
ごぼう …… 087
かぼちゃ …… 087
もやし …… 088
キャベツ …… 088
レタス（サニーレタス・サラダ菜） 089
青菜（ほうれん草・小松菜・春菊） 090
モロヘイヤ …… 090
白菜 …… 091
水菜 …… 091
ピーマン …… 092
パプリカ …… 092
ねぎ …… 093
にら …… 093
にんにくの芽 …… 094
ししとう …… 094
おくら …… 095
ブロッコリー・カリフラワー …… 095
さやいんげん・さやえんどう …… 096
アスパラガス …… 096
れんこん …… 097
にがうり（ゴーヤ） …… 097
セロリ …… 098
かいわれ …… 098
たけのこ …… 099
とうもろこし …… 099
じゃがいも …… 100
さつまいも …… 100
さといも …… 101
やまいも …… 101
にんにく …… 102
わさび …… 103
しょうが …… 103
みょうが …… 103
みつば …… 103
しいたけ …… 104
エリンギ …… 105
えのき …… 105
しめじ …… 105
なめこ …… 105
えだまめ …… 106

そらまめ …… 106
大豆 …… 106
あずき …… 106
カット野菜 …… 107
漬け物 …… 108
梅干 …… 109
キムチ …… 109
バナナ …… 110
りんご …… 111
いちご …… 111
みかん …… 112
レモン・ゆず …… 112
アボカド …… 113
もも …… 114
ぶどう …… 114
キウイフルーツ …… 115
さくらんぼ …… 115
洋なし …… 116
柿 …… 116
すいか …… 117
メロン …… 117
パイナップル …… 118
栗 …… 118

第8章　主食

米 …… 120
炊いた米 …… 121
雑穀 …… 122
餅（パック入り） …… 123
乾燥パスタ …… 124
生パスタ …… 124
生麺（うどん・そば・ラーメン） …… 125
半生麺（うどん・そば・ラーメン） …… 125
乾麺（うどん・そば・ひやむぎ・素麺） 126
手延べ素麺 …… 126
シリアル（コーンフレーク） …… 127
パン（食パン・フランスパン） …… 128
菓子パン …… 129
総菜パン …… 129
コラム　海外の賞味期限事情 …… 130

第9章　缶詰・瓶詰

缶詰 …… 132
ツナ缶 …… 134
かに缶 …… 134
サバ缶 …… 134
アンチョビ缶 …… 134
果物缶 …… 135
ソース缶・スープ缶（トマトピューレ・ホワイトソース） …… 136
コーン缶 …… 137
瓶詰 …… 138
鮭フレーク …… 140
イカの塩辛 …… 140
かにみそ …… 140
キャビア …… 140

のりの佃煮 …… 141
めんま …… 141
果物のシロップ漬け …… 142

第10章　冷凍・レトルト・インスタント食品

冷凍食品 …… 144
レトルト食品 …… 146
粉スープ …… 148
カップ麺 …… 149
コラム　冷凍したら賞味期限は無限になるの？ …… 150

第11章　乾物

春雨 …… 152
焼き麩 …… 152
かんぴょう …… 153
乾燥ゆば …… 153
かつお削り節 …… 154
ごま …… 154
切り干し大根 …… 155
干しエビ …… 155
干物 …… 156

第12章　調味料

砂糖（上白糖） …… 158
グラニュー糖 …… 159
黒糖 …… 159
紙袋詰め卓上砂糖 …… 159
塩 …… 160
醤油 …… 161
米味噌（甘口） …… 162
米味噌（辛口） …… 163
麦味噌 …… 163
豆味噌 …… 163
調合味噌 …… 163
穀物酢 …… 164
果実酢（りんご酢） …… 165
ぽん酢 …… 165
もろみ酢 …… 165
ワインビネガー …… 165
みりん …… 166
料理酒 …… 167
マヨネーズ …… 168
ケチャップ …… 169
カレールー …… 170
マスタード …… 170
うま味調味料 …… 171
レモン果汁（100％） …… 171
天ぷら油・サラダ油 …… 172
ごま油 …… 173
オリーブオイル …… 173
ラー油 …… 173
ウスターソース …… 174
中濃ソース …… 175

お好み&焼きそばソース……175
オイスターソース……175
ペッパーソース……175
焼肉のタレ……176
すき焼きのタレ……177
ステーキのタレ……177
タレいろいろ……177
しゃぶしゃぶのタレ……177
味噌ダレ……177
ドレッシング（醤油ベースドレッシング）……178
フレンチドレッシング……179
シーザードレッシング……179
ノンオイルドレッシング……179
サウザンドドレッシング……179
粉末だし（コンソメ等）……180
薬味チューブ……181
ジャム（コンフィチュール）……182
ピーナッツバター……184
チョコレートペースト……185
チキンペースト……185
ごまペースト……185
ハチミツ……186
ガムシロップ……187
メープルシロップ……187
黒蜜……187
かき氷シロップ……187
小麦粉（薄力粉・中力粉・強力粉）……188

第13章　飲料

水……190
茶葉（緑茶・紅茶）……191
麦茶……192
氷……193
コーヒー（レギュラー［豆・粉］・インスタント）……194
ジュース（100％果汁）……196
ビール（発泡酒）……197
酒……198
焼酎（泡盛）……199
洋酒（ウイスキー・ブランデー）……200
ワイン……201
自家製梅酒……202

第14章　菓子

菓子（ポテトチップス・チョコレート・せんべい・和菓子）……204
ガム……206
アイスクリーム……207

コラム　便利アイテムを使い分けて保存上手に……208

第15章　その他

輸入食品 …… 210
オーガニック野菜 …… 211
ベビーフード …… 212
ペットフード …… 213
サプリメント …… 214
化粧品 …… 215

第16章　料理

コンビニフード …… 218
手作り味噌汁 …… 219
手作りカレー …… 220
手作りハンバーグ …… 221
手作りサンドイッチ …… 222
手作り弁当 …… 223
手作りおにぎり …… 224

食品との上手なお付き合いのために

なぜ食品は悪くなるの？ …… 226
開けた瓶詰や缶詰の賞味期限は？ …… 228
保存のための疑問解決①　冷暗所って？ …… 229
保存のための疑問解決②　常温保存って？ …… 230
保存のための疑問解決③　密閉保存って？ …… 231
お店選びもしっかりと …… 232
食中毒を防止するために① …… 233
食中毒を防止するために② …… 234
どれくらいの量の食品をムダにしている？ …… 236

きっと役立つ食の便利表

その添加物は安全？危険？ …… 238
安全？　危険？　食品添加物Check! …… 240
食中毒の原因となる主な細菌 …… 242

編集／Gauche（五島洪、土田理奈、佐野道子）、柿原優紀
取材・文／福永一彦、松岡大悟
イラスト／ひだかめぐみ
DTP／平岡省三

本書の使い方

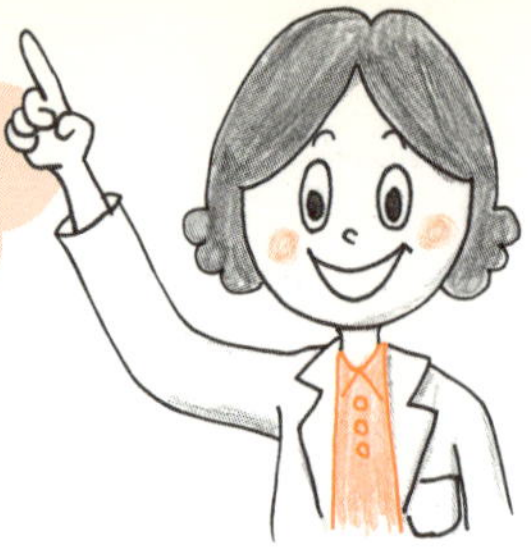

お料理を始めようと冷蔵庫を開けたら、しばらく前に購入した食材を発見。まだ使えるかどうか不安、たくさん購入したけど適切な保存方法がわからない、そういうことってありますよね。そんな時、本書を役立ててみてください。

さくいんを使って食材別ページに

1. まずは調べたい食材の名前を「食品別さくいん」(P.247～)で引く

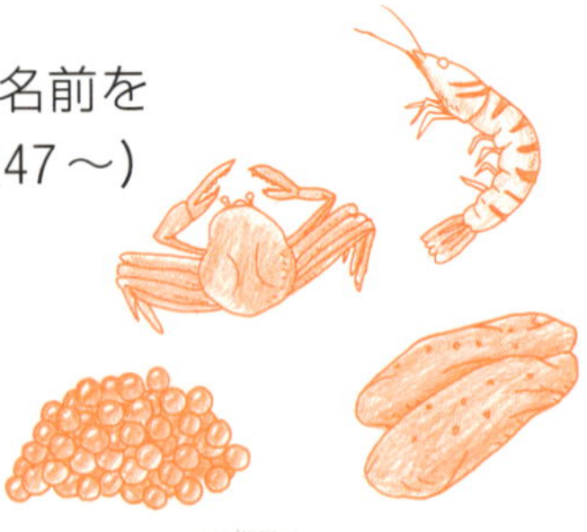

2. 食材別のページを開いてみましょう。

3. ページの中から知りたい情報を見つけてモヤモヤを解決。紹介されているその他の知識も役立ててみてください。

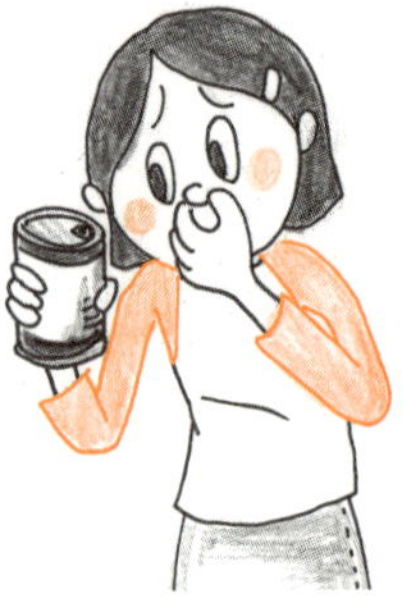

データの見方

「注意！」マーク
開封後、パッケージに表示された賞味期限より食べられる期限が短くなる食品についています。

市販品に表示されている賞味期限
市販品の平均的な賞味期限。期限を記載した容器を捨ててしまった時などにも役立ちます。

市販品に表示されている保存温度
購入した商品に保存方法が見当たらないときなどの参考に。開封前と開封後の保存方法が異なる場合もしばしばなので注意しましょう。

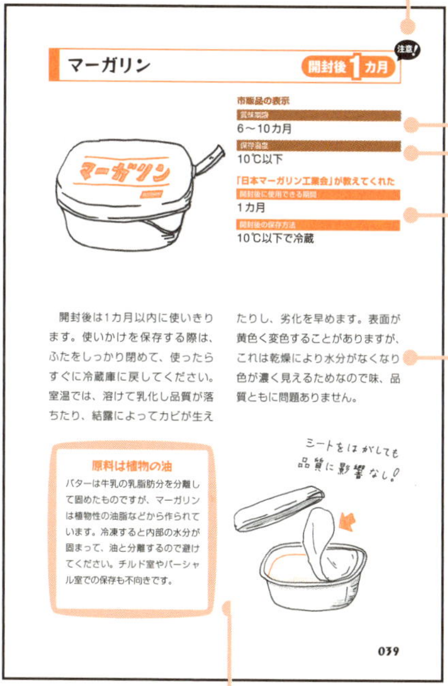
マーガリン
開封後 1 カ月
注意！

市販品の表示
賞味期限
6～10カ月
保存温度
10℃以下

「日本マーガリン工業会」が教えてくれた
開封後に使用できる期間
1カ月
開封後の保存方法
10℃以下で冷蔵

開封後は1カ月以内に使いきります。使いかけを保存する際は、ふたをしっかり閉めて、使ったらすぐに冷蔵庫に戻してください。室温では、溶けて乳化し品質が落ちたり、結露によってカビが生えたりし、劣化を早めます。表面が黄色く変色することがありますが、これは乾燥により水分がなくなり色が濃く見えるためなので味、品質ともに問題ありません。

原料は植物の油
バターは牛乳の乳脂肪分を分離して固めたものですが、マーガリンは植物性の油脂などから作られています。冷凍すると内部の水分が固まって、油と分離するので避けてください。チルド室やパーシャル室での保存も不向きです。

039

開封後に食べられる期間・保存方法
あいまいだったり、記載されていないことの多い「開封後の保存方法」および「食べられる期間」について業者や専門メーカーなどに質問しました。開封後、どのように保存すればどれくらいまでなら食べられるのかのめやすにしてください。
「賞味期限日まで」と記載されている食品は、開封したあとも、適切に保存すれば賞味期限日まで食べられます。

知って得する豆知識
多くの人が気になっている疑問の答えや、賢い保存の方法など、なるほど知識がいっぱいです。

食品の特性と注意点など
それぞれの食品の特徴を捉えたうえでの、保存方法や劣化の見分け方を説明。長もちさせるためのポイントや捨てるタイミングの判断ポイントも。

徳江先生アドバイス
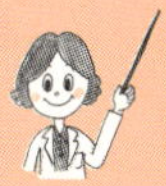
このマークのコメントは、本書監修者・徳江先生のオリジナルアドバイスです。

賞味期限について聞いてみました 200人に

Q1 食品を購入する際、賞味期限表示を見ていますか？

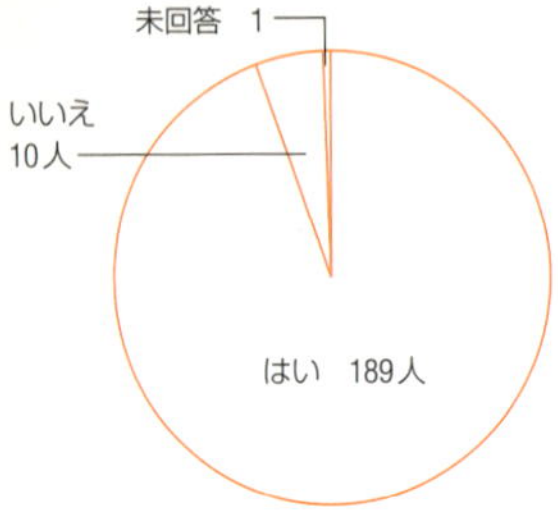
未回答　1
いいえ
10人
はい　189人

Q2 開封済の牛乳の賞味期限が1日過ぎたら？（購入日に開封）

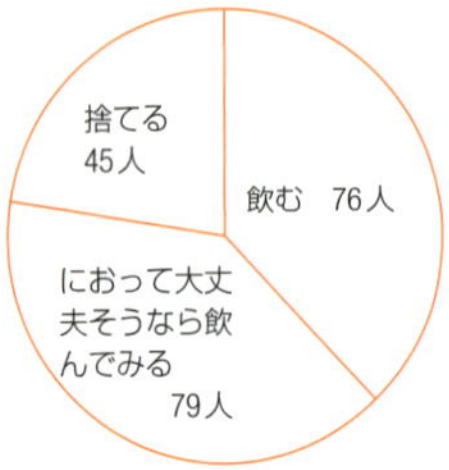
捨てる
45人
飲む　76人
におって大丈夫そうなら飲んでみる
79人

Q3 賞味期限切れの生たまご、何日後までなら食べますか？（加熱調理も可）

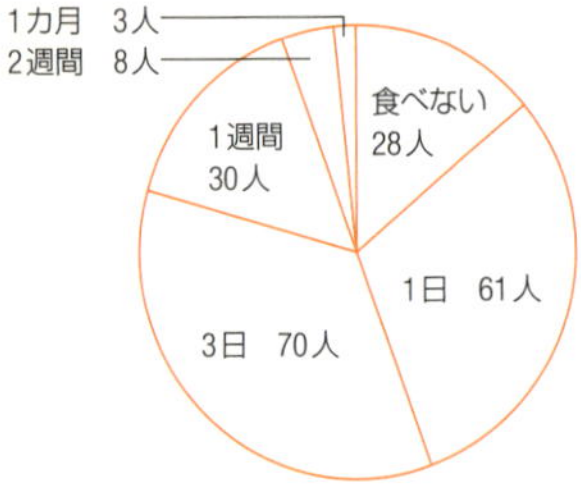
1カ月　3人
2週間　8人
1週間
30人
食べない
28人
1日　61人
3日　70人

Q4 開封したマヨネーズ、どれくらい使っていますか？

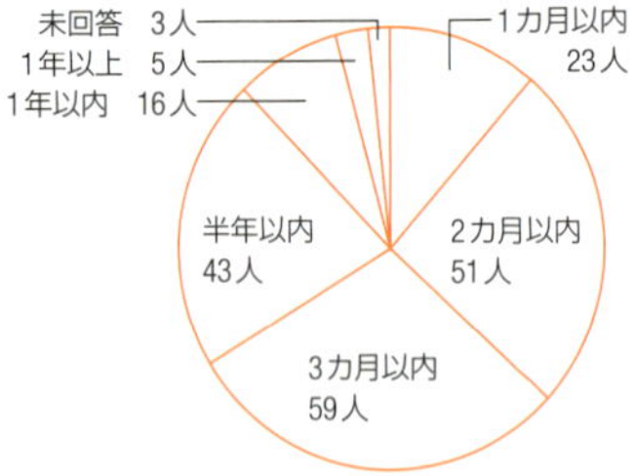
未回答　3人
1年以上　5人
1年以内　16人
1カ月以内
23人
半年以内
43人
2カ月以内
51人
3カ月以内
59人

Q5 「開封後はお早めに」と表示されためんつゆ、開封何日後まで使いますか？

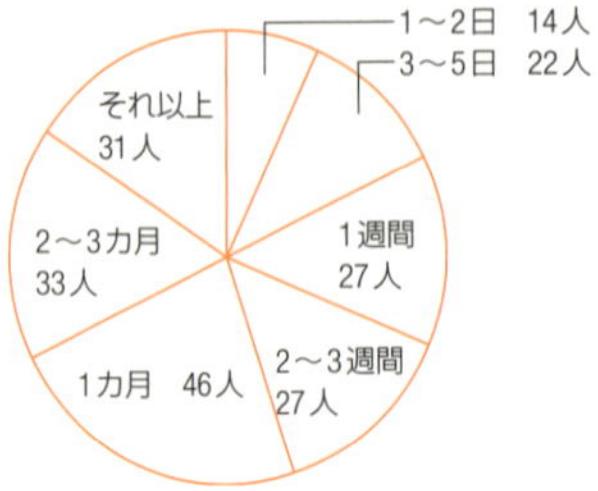
1〜2日　14人
3〜5日　22人
それ以上
31人
2〜3カ月
33人
1週間
27人
1カ月　46人
2〜3週間
27人

Q6 賞味期限切れの食品を食べて、気分が悪くなったことがありますか？

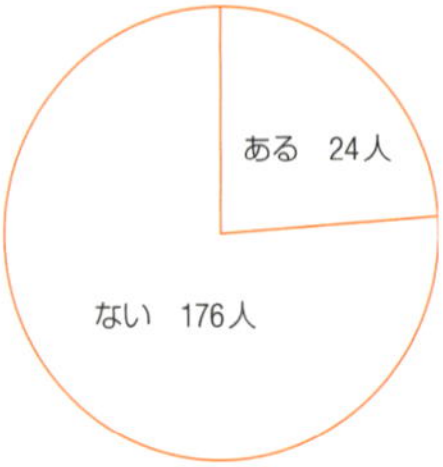
ある　24人
ない　176人

Q7 Q6で「ある」と答えた人は、具体的なエピソードをおしえてください

- 牛乳を飲んでおなかをこわした
- 外に長く放置した賞味期限切れのケーキを食べたらおなかをこわした
- 豚肉を食べて4日間下痢になった
- 賞味期限を3カ月過ぎた冷凍食品のからあげを食べたらじん麻疹がでた
- 菓子パンを開封してから3日後に残りを食べたら、酸っぱくて下痢に
- 室温で置いといていたヨーグルトを食べたらおなかが痛くなった
- 常温に戻って溶けたポテトサラダを食べたらおなかをこわして熱が出た

Q10 賞味期限についての疑問があれば教えて下さい

- 賞味期限の基準はどうやって決められているの?(→P.22へ)
- “開封後はお早めに”ってあるけど“お早め”って、どのくらい?(→P.26へ)
- 賞味期限と消費期限の違いは?(→P.16へ)
- 賞味期限切れの生たまごはどのくらい先まで食べられる?(→P.24へ)
- 乾物だったら賞味期限が過ぎてから食べても平気?(→P.151へ)
- 賞味期限前に冷凍したものは賞味期限が切れた後、食べても大丈夫?(→P.160へ)

Q8 購入した食品の賞味期限を切らしてしまい食品を捨てることがよくある?

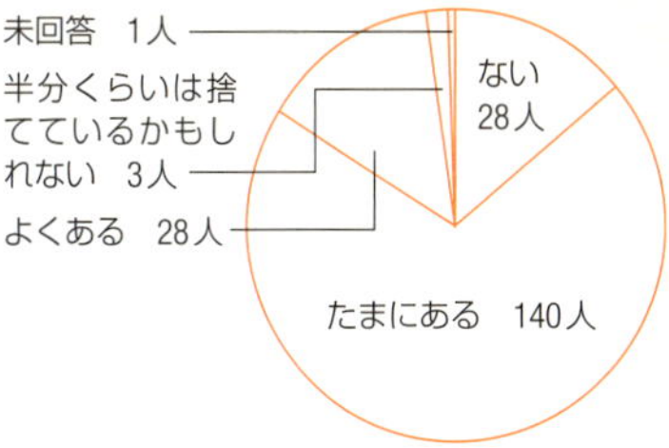
未回答　1人
半分くらいは捨てているかもしれない　3人
よくある　28人
ない
28人
たまにある　140人

Q9 賞味期限と消費期限の違いを説明できますか?

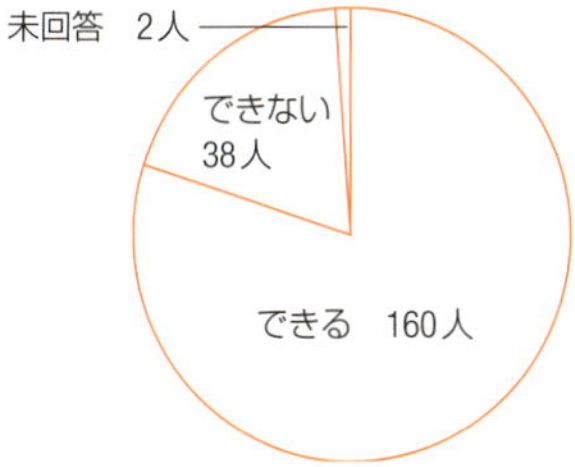
未回答　2人
できない
38人
できる　160人

Q11 賞味期限のことでよく悩む食材はなんですか?

1位 たまご

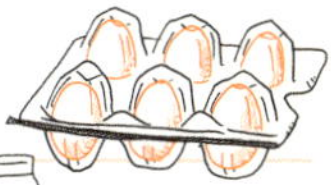

2位 牛乳

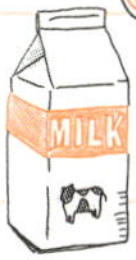
MILK

3位 精肉

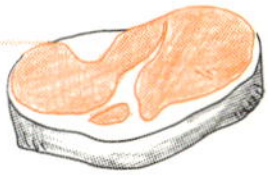

4位 納豆

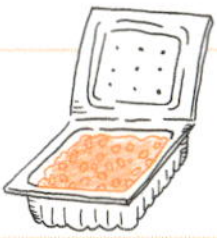

5位 ヨーグルト

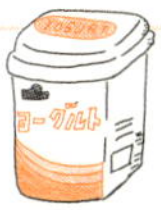
ヨーグルト

賞味期限にまつわるトホホな失敗談

勘違いや思い込みがトホホな経験に。あなたもこんな経験あるのでは？

冷凍すれば、どんな食品もずっと腐らないんだと思ってた。

「納豆はもともと腐ってるんだから、賞味期限を過ぎてても大丈夫なのよ!」という母の言葉をずっと信じていた。

お買い得の大容量パックを購入したら賞味期限までに食べきれず、半分以上ムダになった。

しまいこんだ後、すっかり忘れていた10年前に購入したワインを発見。「10年ものの熟成ワインだー!」なんて喜んで飲んだら、熟成どころか酢みたいになっていた。

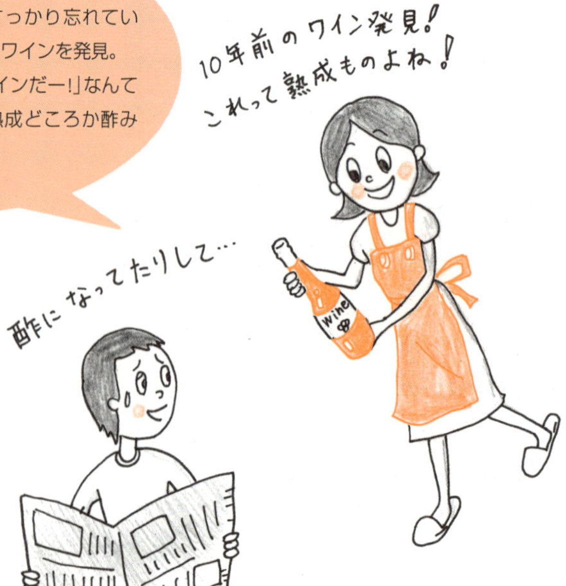
10年前のワイン発見!
これって熟成ものよね!
酢になってたりして…
wine

ムダにしてしまうってわかっているのに、特売だとついつい毎回、消費しきれない量の食品を買い込んでしまう。賞味期限までに食べきれず、結局捨てることに。

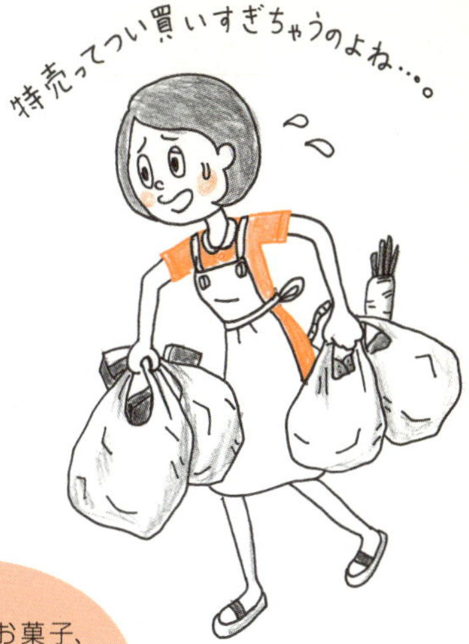
特売ってつい買いすぎちゃうのよね…。

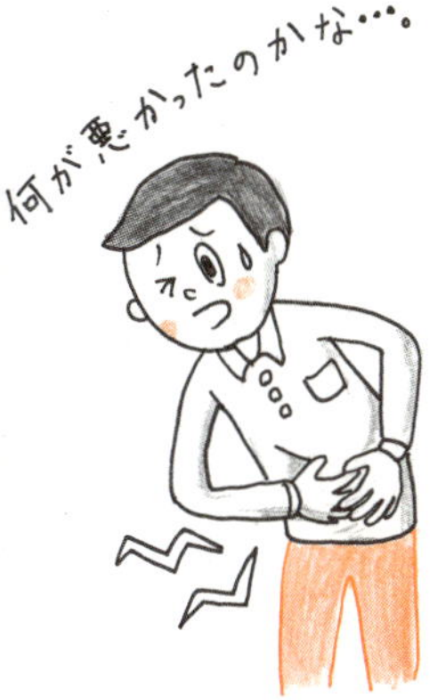
何が悪かったのかな…。

お土産もののお菓子、包装紙を捨てたら、賞味期限がわからなくなった……。

連休前に、安売りの野菜を買い込んで、食べずに腐らせてしまった。

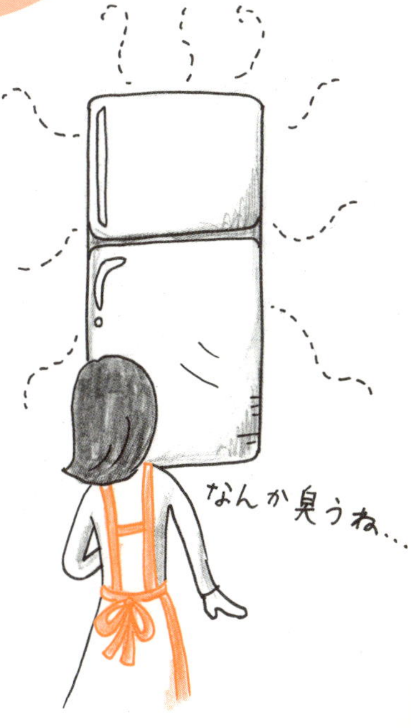
なんか臭うね…。

キムチは保存食だからずっと食べられると思ってとっておいたら、すっぱくなりすぎていた。

賞味期限と消費期限の違いって？

「賞味期限表示」の食品

牛乳、たまご、ハム、缶詰、マヨネーズ、醤油、味噌、冷凍食品など

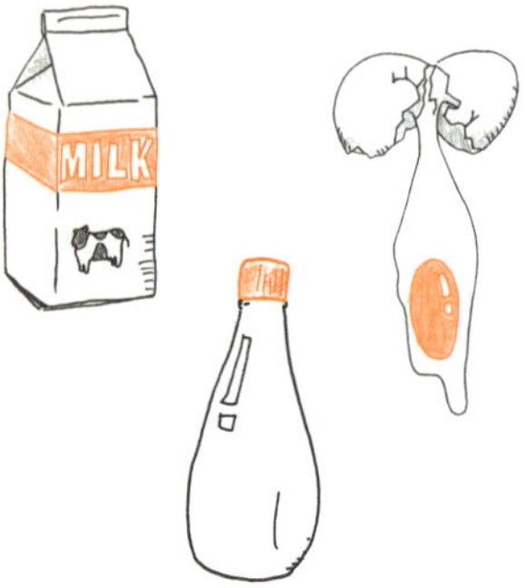

「消費期限表示」の食品

食肉、弁当、総菜、調理パン、サンドイッチ、サラダ、生菓子など

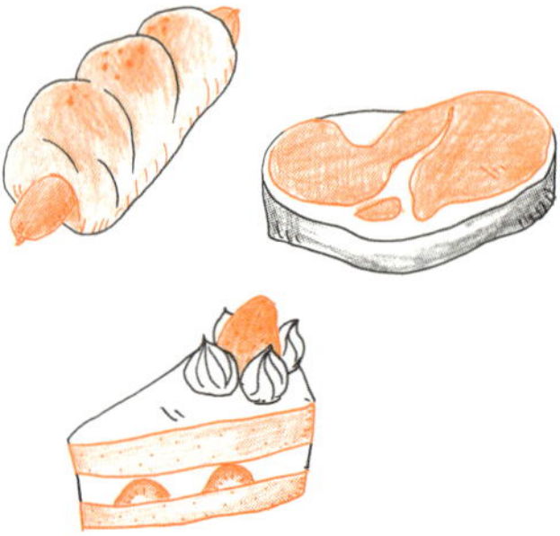

食品の期限表示は２種類ある

食品を買うときは、いたんでいないか、古いものでないか気になりますね。食品に表示されている日付を頼りにしている人は多いのではないでしょうか？

ところでこの日付ですが、「賞味期限」と「消費期限」の2種類があることを知っていましたか？　なぜこのように違う書き方があるのでしょうか。簡単にいえば「消費期限」と表示してあるのはいたみやすい食品、「賞味期限」と表示してあるのは比較的いたみにくい食品なのです。

お店やスーパーなどで売られている食品は、野菜や魚介類、精肉などの生鮮食品と、その他の加工食品に大きく分けられます。このうち加工食品と一部の生鮮食品には、「消費期限」か「賞味期限」を表示すること

加工食品

天然の食材に加工を加えた食品

缶詰、漬け物、乾物、調味料、インスタント食品、菓子など

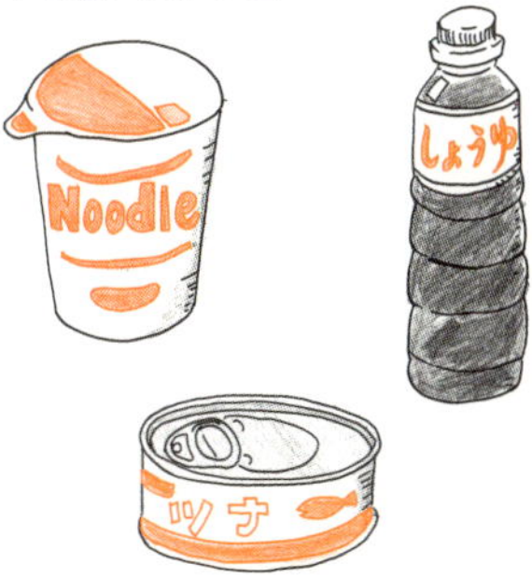

生鮮食品

加工されずに流通している食品

野菜、果物、肉類、魚介類、海藻、たまごなど

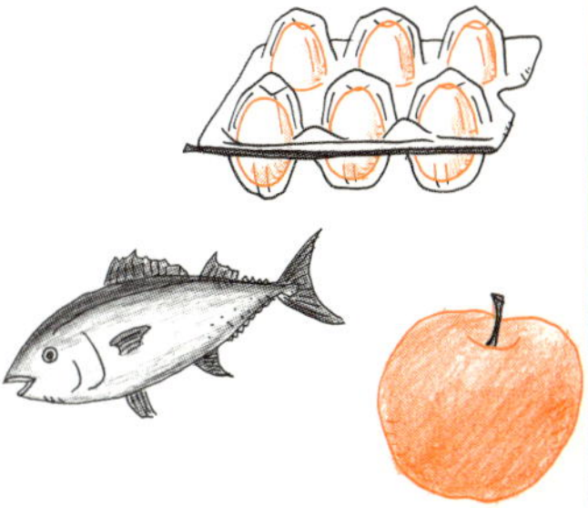

が義務づけられています。

消費期限は弁当や総菜、調理パンなどに表示されます。だいたい5日以内に悪くなるようなものが対象で、期限を過ぎたら「安全ではない」ことを示します。もし食べてしまって何か問題が起きても、自己責任ということになります。

賞味期限までなら“おいしく”食べられる

一方、賞味期限はその日付までならメーカーが品質を保証し、おいしく食べられることを意味します。だから、期限を過ぎたらもう絶対に食べられないというわけではありません。

なお、消費期限も賞味期限も、たとえば「10℃以下で冷蔵」など保存条件が決まっています。また、容器・包装が未開封であることが条件です。ですから「開封したらお早めに」が基本です。

賞味期限と消費期限のはじまり

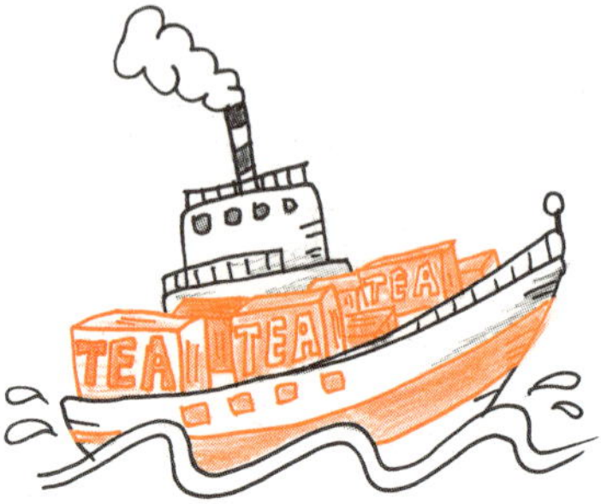

「製造年月日表示」の頃、日本に来るまでに時間のかかる輸入食品は、「製造年月日」が古いという理由から、実際にはまだまだ食べられるにもかかわらず、消費者に敬遠されがちでした。

1995年から期限表示方式に

消費期限や賞味期限が表示されるようになったのは1995年4月から。それまで食品には「製造年月日表示」が義務づけられていました。今のような期限表示へ切り換わったのは、加工技術の進歩で品質がより長期間保てるようになった、製造日よりも期限の情報が求められるようになった、国際規格との調和が必要だからという理由です。

また製造年月日表示のときは、品質上問題がないのに「1日でも最近作られたものの方が安全かな?」と思われやすく、製造日が古い商品が売れ残ってしまいがちだったのも事実です。

知っておきたい賞味期限の常識

各食品のデータの前に、もう少し詳しく賞味期限のことを
知りたい人のためのウンチク集

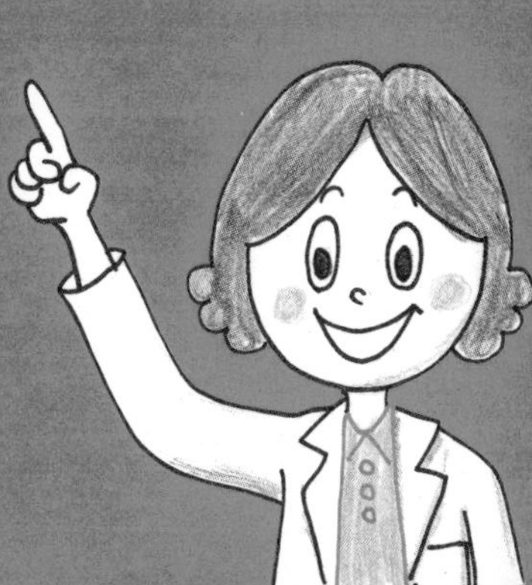

賞味期限を めやすにするための大前提

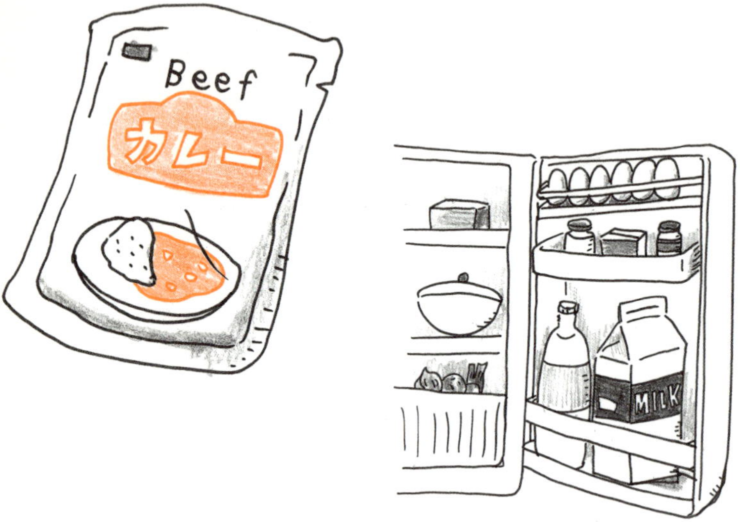

賞味期限は「開封前の状態で」が大前提

袋を開けた後しまってあったお菓子。賞味期限前だから大丈夫と思っていませんか？　一度開けてしまったら、品質劣化がどんどん進んでいます。賞味期限が1年先のレトルトカレーでも、開封したら普通の料理と同じこと。「未開封」での保存が、賞味期限や消費期限の大前提です。

「保存方法」を守って、賞味期限はめやすに！

牛乳はパックを開ける前でも冷蔵庫で保存するのが常識ですよね。パッケージの表示にも「要冷蔵」などと書いてあります。保存方法を守らなければ、賞味期限も消費期限も意味がないのです。ただし常温保存できる食品のほとんどは保存方法の記載義務はありません。

期限表示が見当たらないものがあるのはなぜ？

表示義務がない食品もある

賞味期限や消費期限の表示がないと、いつまで食べて大丈夫なのかわからなくて不安ですね。しかし、なかには表示をしなくてもいい食品があるんです。ひとつは野菜や肉、魚などの生鮮食品。これらはすぐに悪くなるのでなるべく早く食べてしまうのが常識だからです。そしてもうひとつは、ほとんど悪くならない食品です。

その代表はアイスクリーム。アイスクリームは冷凍保存され、溶けなければほとんど品質が劣化しないので、期限表示がなくても大丈夫というわけです。同じように品質がほとんど悪くならないという理由で期限表示を省略できるものには、ガム、砂糖、食塩、うま味調味料、飲料水や氷などがあります。

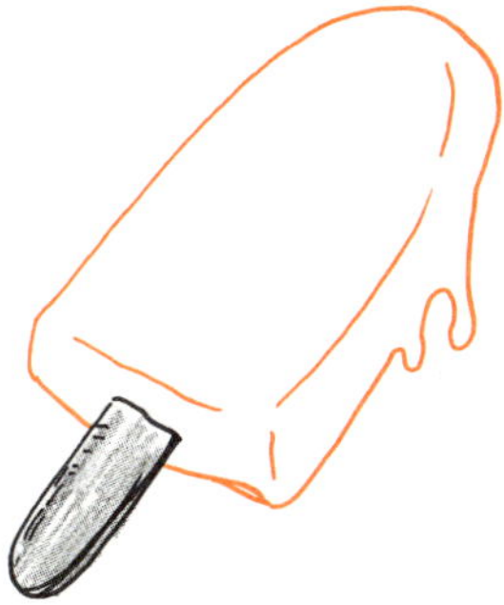

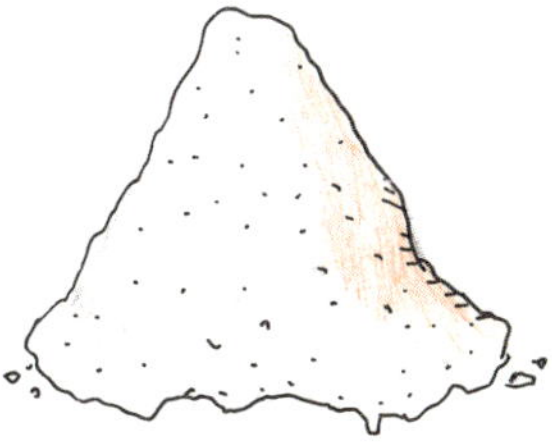

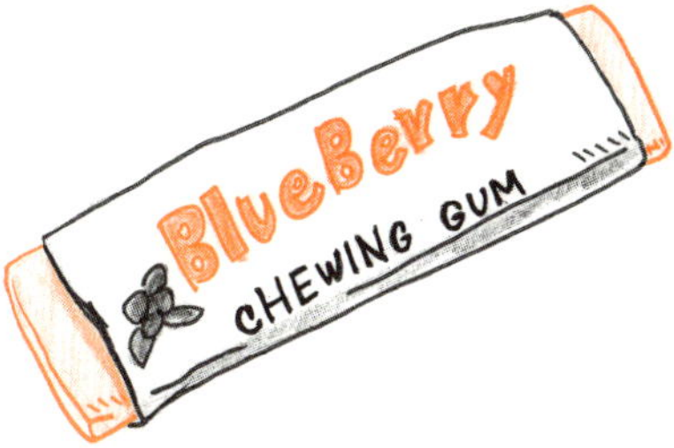

賞味期限はどうやって決められているの？

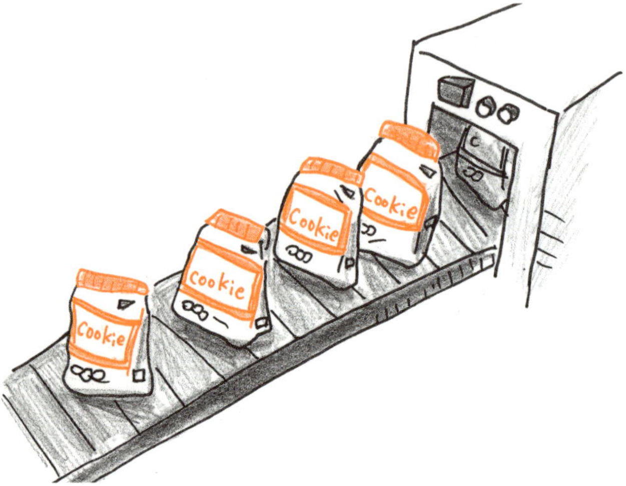

誰が賞味期限を決めるの？

いつまでおいしく食べられるかを示す賞味期限と、比較的いたみやすい商品を安心して食べられる期限を表示している消費期限。これは誰がどうやって決めるのでしょうか。

公の専門機関が調べて決めていると思いがちですが、意外にも食品を加工したメーカー（または販売業者）、輸入食品は輸入業者が決めています。これは「その食品についてよく知っているのは作った人か輸入した人だから、その人が責任を持って設定する」という理由からです。

食品表示には期限だけでなく「製造者」ないし「加工者」「販売者」「輸入者」などが併記されていて、この人たちには、正しい期限を表示する責任があります。

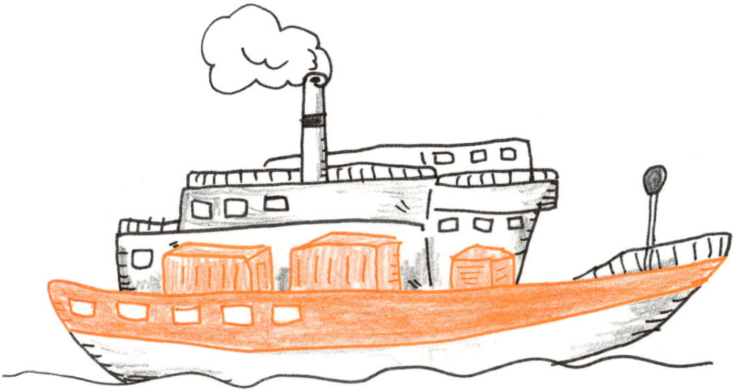

どんな検査をしているの？

期限を決めるにあたっては、色々な検査が必要です。その方法や内容は食品ごとにまちまちなので、業界団体がガイドラインを決めたりしています。そして実際には専門検査機関が、メーカーなどから委託されて微生物などについて検査するケースが多くなっています。

主な検査内容は次のようなものです。

微生物試験……大腸菌など細菌の数を調べる

理化学試験……粘りや濁り、比重、pHなどを測定

官能試験……実際に食べたりにおいをかいで、また目で見てどんな状態かを調べる

これらの結果をもとに、ゆとりをみて実際の3分の2程度の短さに期限を設定するようです。

知って得する
たまごの賞味期限

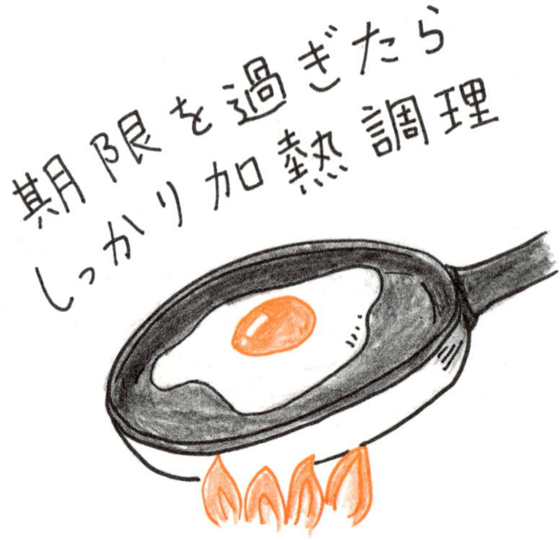

たまごの賞味期限は、「生で食べられる期間」!

賞味期限を数日過ぎたたまご、もう食べられないと思って捨てていませんか?　そのたまご、本当にもう食べられないのでしょうか?

たまごの賞味期限って、実は生で食べられる期間の表示なんです。だから賞味期限を少しオーバーしていても、加熱すれば食べても大丈夫。

本来、たまごの賞味期限はサルモネラ菌が増殖を始めるまでの期間をめやすに設定されていて、菌の増殖の発生の速度は気温に大きく関係し、夏は早く、冬は遅くなります。

具体的に、採取後のたまごがどれくらいの日数保存可能なのか挙げてみると、平均気温が28℃の夏だと16日、平均気温が23℃の春や秋なら25日、平均気温が10℃の冬

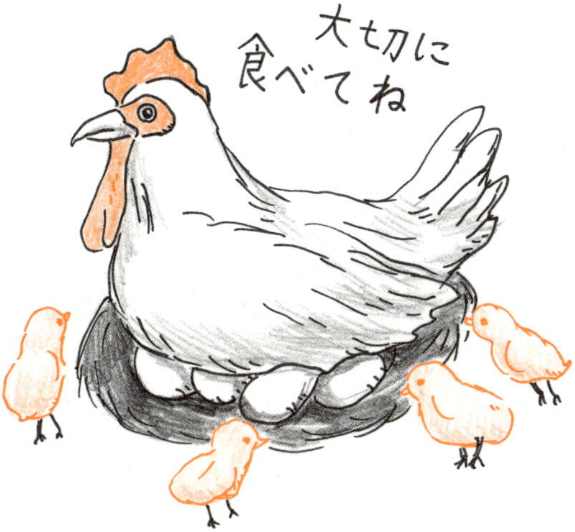

だとなんと57日。購入後すぐに冷蔵庫で保存しても、採取や流通は、常温で行われるためどうしても気温の影響を受けるもの。

そして、これはあくまでも基準であり、実際の賞味期限の設定は各メーカーが協議することになっていて、メーカーは安全性を考えて2週間程度の賞味期限を設定しています。この設定期限を過ぎるとたまごは腐っていて食べられないと思っている人は意外と多いのではないでしょうか。

サルモネラ菌は10℃以下では増殖しにくく、また、熱に弱いため70℃以上で1分以上加熱すれば死滅します。これからは、適切に保存し賞味期限を臨機応変に判断してくださいね。

「なるべくお早めに」って いつまで？

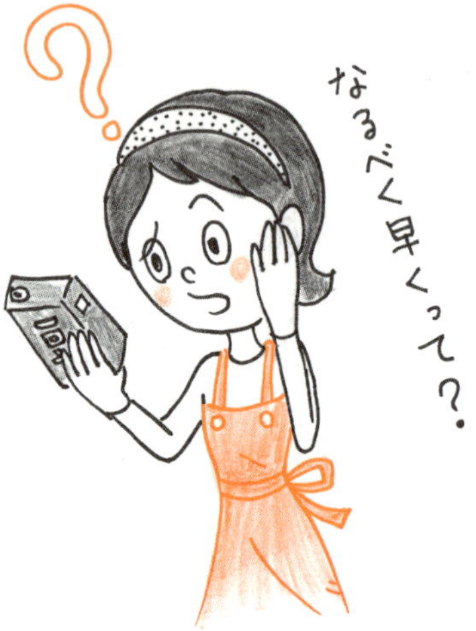

開封後に食べられる期間は保存の仕方しだい

賞味期限は、未開封での期限。「開封後はなるべくお早めにお食べください」と記述があっても「なるべく早くって、いつまで？」と悩んでしまうもの。1日しかもたないのか、1週間は大丈夫なのか……できれば具体的な日数を書いてほしいところですが、開封前ならともかく、開封後の環境はメーカーには予想できません。つまりどのくらいの期間、安全なのかがわからず、「いつまでなら大丈夫」という保証ができないため、消費者の自己判断に任されてしまうんです。本書のアドバイスを参考にして適切な保存を心がけてください。

期限表示の日付を変えても
いいって、本当？

肉から「トンカツ」にすれば期限は延びる

期限表示を張り替える？　そんなことは許されないと思いきや、認められるケースもあるのです。たとえば店頭の「トンカツ用ロース肉」が消費期限ギリギリ。しかし、それに衣を付けて揚げると、その日が加工日となり「トンカツ」として消費期限を再設定してから再び販売することができます。さらにトンカツの消費期限になったら、今度はカツ丼にします。これは、「加工した時点」で消費期限・賞味期限を再設定でき、加工すれば別の食品であり、再加熱することで衛生上や品質上も問題がないように処理したものと考えられるから。再設定が科学的、合理的根拠をもって行われた場合には、ラベルを張り替える行為が違法になることはないのです。

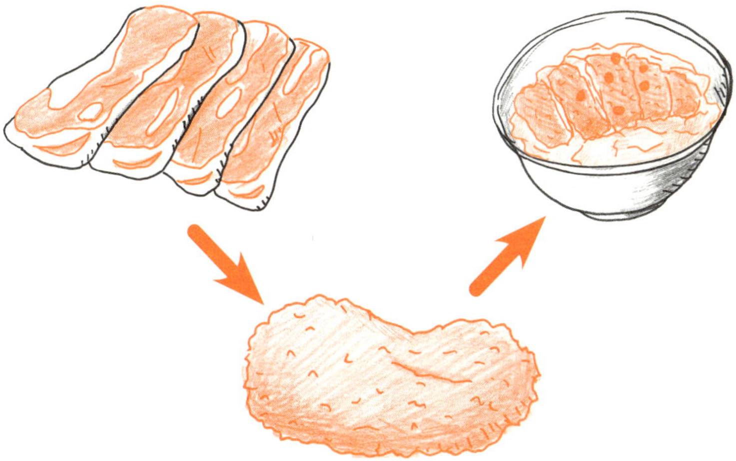

新しい商品だけを
選んでいませんか？

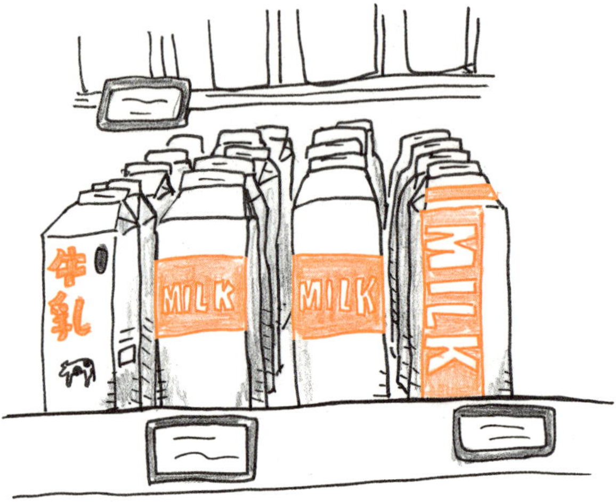

新しければそれでいい？

冷蔵庫ににんじんが残っているのに、うっかりまた買ってしまったという経験はないですか？　そんなとき、古いにんじんがまだ使えるなら、先に買ったものから使いますよね。

でもスーパーで前の列に並んだ牛乳より後ろのものが新しい日付だと、そちらを選んだりしていませんか？「少しでも新しいものを」という気持ちはわかりますが、結果的にまだ食べられたり飲むことができるものが売れ残ってしまい、捨てられることにつながります。

日本中で同じことをしていたら、膨大な食品がムダになってしまいます。単に期限表示の日付が新しいかどうかを見るだけでなく、自分が使いきる予定に合わせて選ぶことも大切ですね。

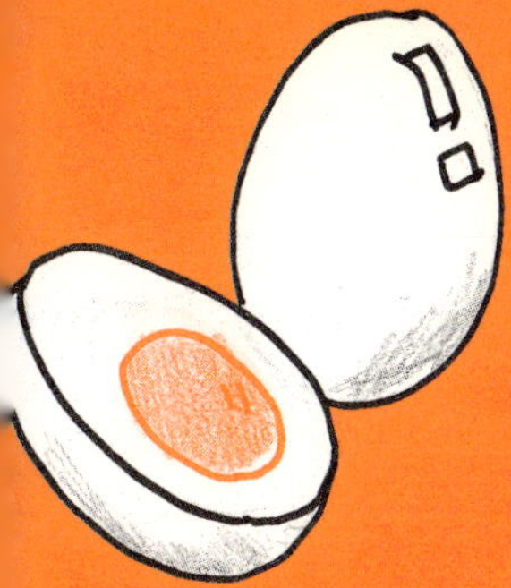

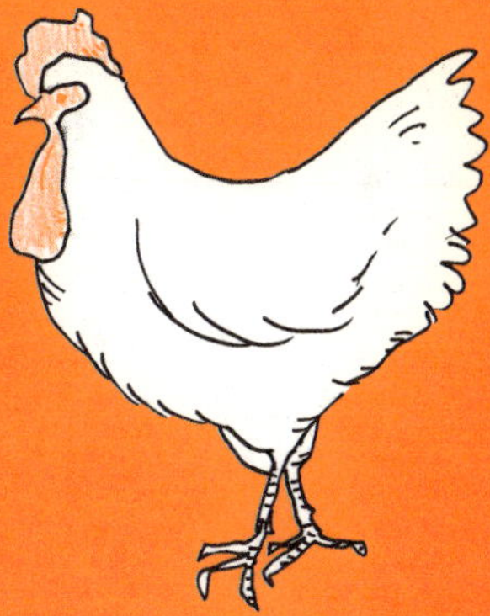

第１章
たまご

毎日使う食材だからこそ知っておきたい
衛生管理と新鮮さを保つポイント

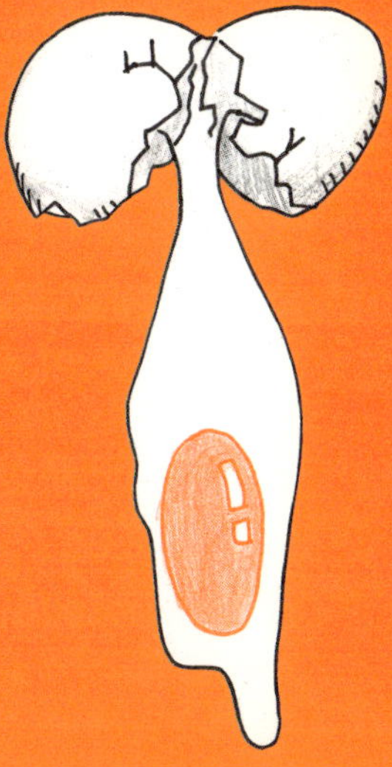

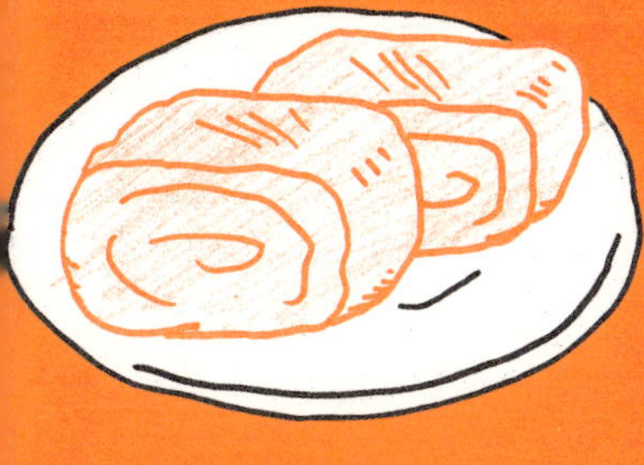

たまご　採卵後16日~57日

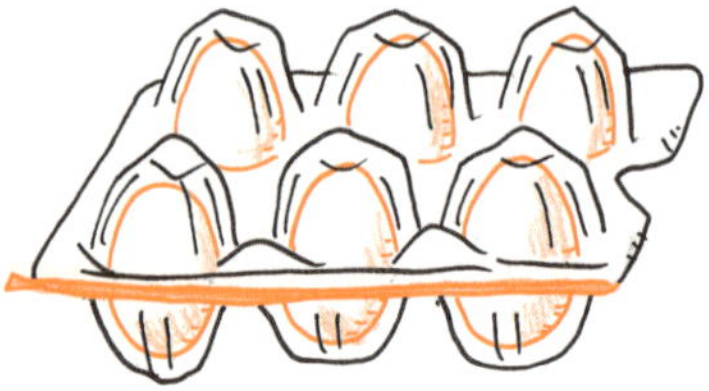

市販品の表示

賞味期限

約2週間

保存温度

10℃以下

たまごを生で食べられる日数

夏

採卵後16日

秋春

採卵後25日

冬

採卵後57日

割ったら

すぐ

たまごの賞味期限は、卵質の変化を考慮し、商品として新鮮さが保たれている期間。つまり、本当に食べられなくなる時期より、早めに設定されています。たまごに付着しているサルモネラ菌は10℃以下では増殖が遅まり、5℃以下では増殖が止まります。上記は、サルモネラ菌による食中毒防止の点から算出された「たまごを生で食べられる日数」なので参考にしてみてください。

たまごの賞味期限は「生で食べられる期限」!!

現在のたまごの賞味期限表示は、平成11年に改定された食品衛生法施行規則に基づくもの。実は、ここで義務付けられた表示は「生で食べられる期間」。だから、賞味期限を過ぎても、必ず食べられなくなるというわけではありません。

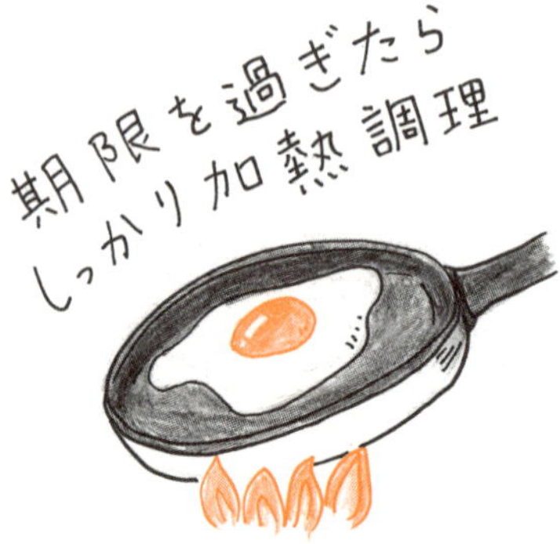

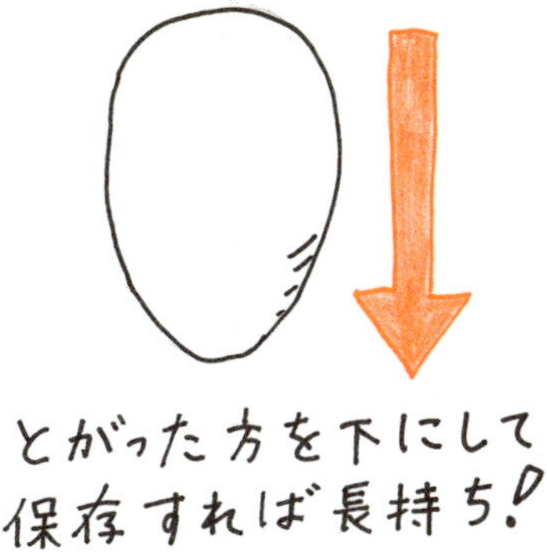

とがった方を下に

たまごに上下があるのをご存知ですか?　たまごはとがった方が下。丸い方には空気の入った気室という空間があり、こちらが上だと黄身がからに接触せず安定し、鮮度を保つことができます。

濁ったたまごは腐ってる?

鮮度を保ちやすい冬や、産地直送のたまごには、濁ったものがあるかもしれません。これは、新鮮なたまごは二酸化炭素を含んでおり、それが白く濁って見えるから。もちろん品質には問題ありませんから食べても大丈夫!

パックに入れたまま保存

たまごのからには、微量ながら、サルモネラ菌がついていることがあります。冷蔵庫内で他の食品に移って繁殖させないためにも、パックのまま保存しましょう。パックのまま冷蔵庫の奥へしまっておくのが理想的です。

ドアポケットはダメ

冷蔵庫のドアポケットにある、たまご置き場。せっかくのスペースだけど、ここに入れてはダメ。冷蔵庫を開け閉めするたびに振動がかかり、温度の上下も大きいからです。たまごには厳しい場所なんです。

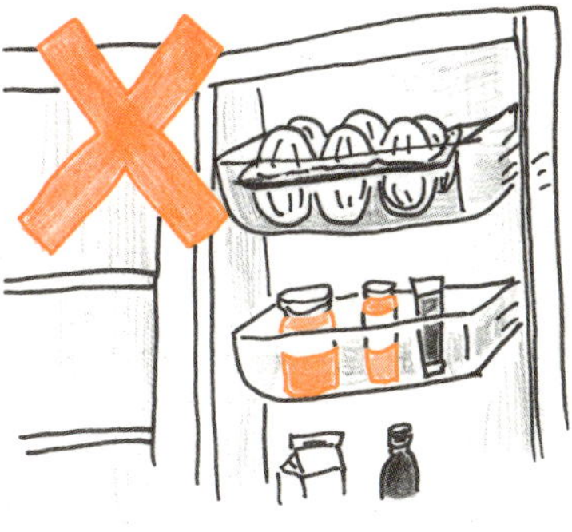

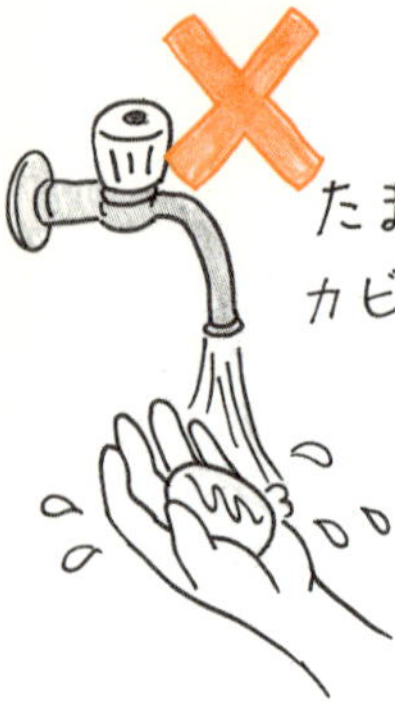
たまごを濡らすと
カビの原因にも！

洗うと腐りやすくなる

清潔に保管しようと、たまごを洗うのは逆効果！　市販のたまごはすでに洗浄されています。家庭で洗うと、からにある気孔という穴から雑菌が入ったり、水が気孔を閉じてたまごの呼吸を止め腐敗の原因に。汚れはふき取るか、料理の直前に洗うのが◎。

鮮度の見分け方

割ったときのたまごの状態で鮮度を見分けることができます。新鮮なたまごは、割ったときの盛り上がりが高く、一目瞭然。プリッとした卵白の部分がまったく確認できない水っぽいたまごは、加熱しても食べない方が良いでしょう。

からにヒビが入ったら？

菌が侵入するおそれがあるので、賞味期限に関係なくすぐに消費しましょう。少し時間が経ったら、しっかり加熱調理。ヒビが入ってしばらく経ったら、思い切って捨てましょう。

食べる直前に割る

割ったたまごは細菌が繁殖しやすいので、割り置きせず調理の直前に割ってください。そして、たまご料理をするときは中断せずにすばやく。また、からごと器に入れての配膳は、菌が器に付着するおそれがあるのでやめましょう。

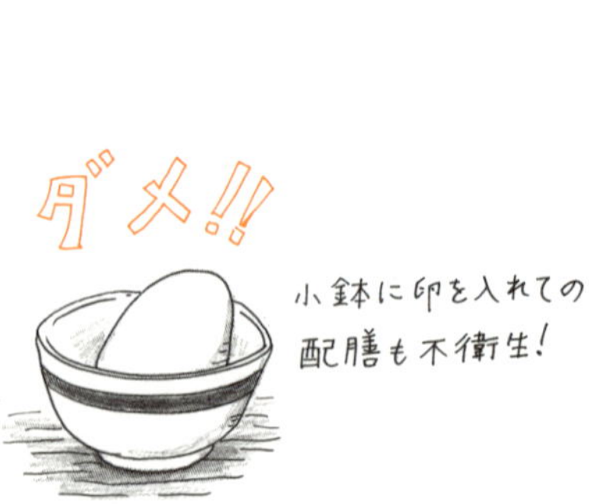
ダメ!!
小鉢に卵を入れての
配膳も不衛生！

ゆでたまご

自家製は4〜5日

注意!

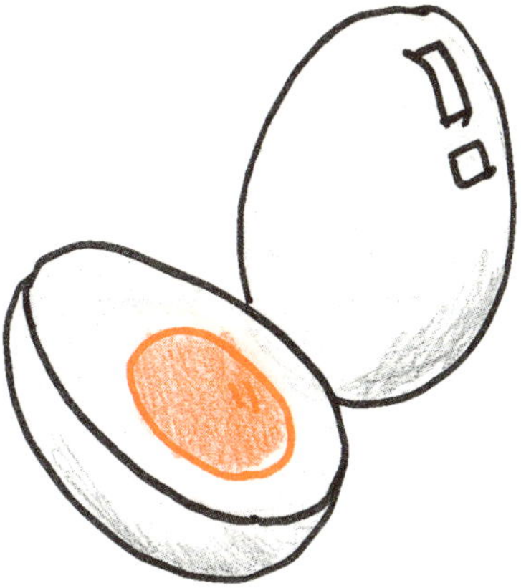

市販品の表示

賞味期限

5日〜1週間

保存方法

10℃以下で冷蔵

「イセ食品」が教えてくれた

ゆでてから食べられる期間

ヒビなしで4〜5日

ゆでたまごにすると、生たまごよりも日もちがすると思っていませんか？ でも実際は賞味期限を縮めてしまいます。賞味期限2週間の生たまごをゆでたまごにしても、冷蔵庫で約4〜5日で悪くなります。そして、ヒビが入っていたり、半熟だといたむスピードは早くなります。市販のゆでたまごや味付けたまごは、賞味期限は通常5日から1週間程度までのものが多く生たまごより短くなっています。

ゆでるとなぜ早くいたむの？

生たまごの卵白には、リゾチームと呼ばれる菌を溶かす酵素が多く含まれていますが、ゆでると、リゾチームの働きが失われてしまいます。生たまごは卵黄を外敵から保護するからや膜、卵白があるから、長もちするんですね。

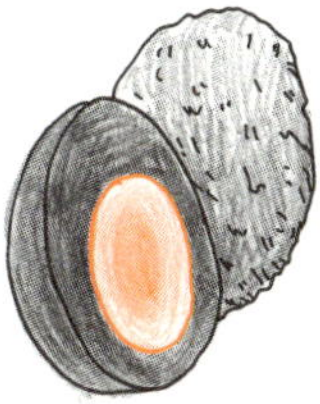

ピータンは、アヒルの卵を草木灰などのアルカリ性液に漬けて熟成。冷蔵庫で1年!

たまご焼き

開封後5日

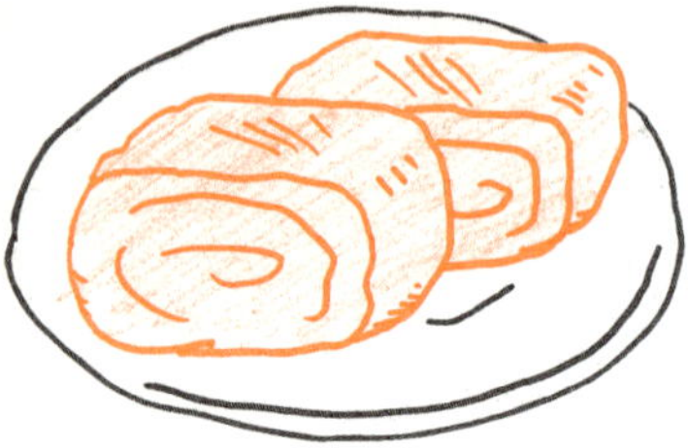

市販品の表示

消費期限

5日

保存温度

8℃以下

「築地の玉子焼き店」が教えてくれた

開封後に食べられる期間

5日

開封後の保存方法

8℃以下で冷蔵

たまごはいったん料理すると、すぐにいたみ始めます。しかも半熟の状態であればあるほど腐敗するスピードが早いので、半熟たまごを含め、十分に加熱しないたまご料理は調理してから2時間以内に食べましょう。しっかり加熱調理したものであっても、冷めたらすぐに冷蔵庫に入れて、その日のうちに食べきるようにします。お弁当に入れるたまご料理は特にしっかりと火を通してください。

たまご料理の常温放置はダメ

たまご焼きや目玉焼きは、作った後、中途半端な温度で放置するのがいちばんいけません。アツアツのうちに食べるようにしましょう。そうでなければ冷蔵するか、冷製料理なら10℃以下に冷やしてください。

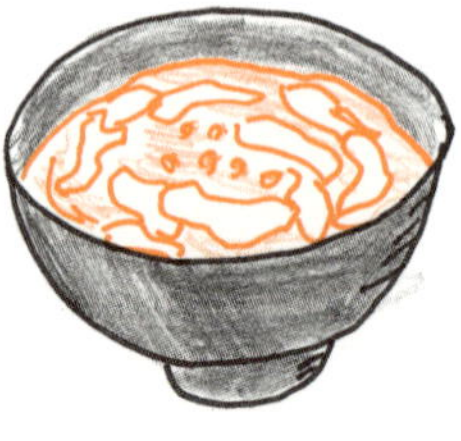

たまごの入った料理も
はやく食べきって。

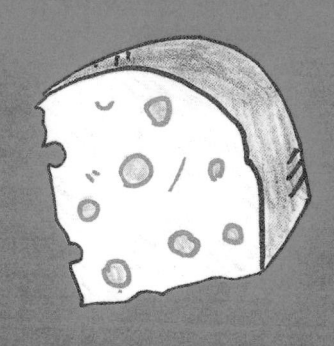

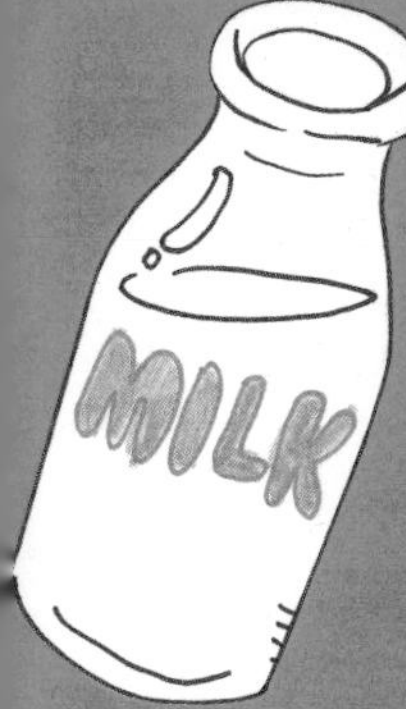

第2章
乳製品

さまざまな形に加工された乳製品。
おいしさを保つには、それぞれの特徴を知るのがいちばん

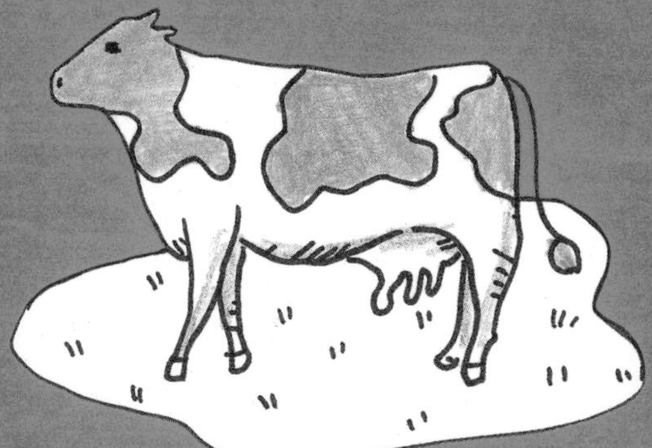

チーズ

牛乳に乳酸菌と凝乳酵素キモシンを加えてできるチーズ。最近は専門店もあるぐらい、その種類は豊富です。でも、それくらいさまざまな種類があるのに、どれも同じに扱っていませんか？　ここではそれぞれのチーズの種類と特性、保存の方法を紹介します。

ナチュラルチーズとプロセスチーズ

チーズは、ナチュラルチーズとプロセスチーズの2種類に分けられます。牛乳など動物の乳に乳酸菌と酵素を加えてできたものがナチュラルチーズ。細菌やカビの種類や熟成のさせかたによって多種多様なものが作られています。このナチュラルチーズを原料に、細かく砕いて溶かしたり混ぜたりしたものがプロセスチーズです。スライスチーズやスモークチーズ、裂けるチーズもプロセスチーズの一種。保存中も熟成が進むナチュラルチーズとは違い、加熱処理されているため発酵は止まっているので、保存がしやすく、日本ではこちらの方が一般的です。

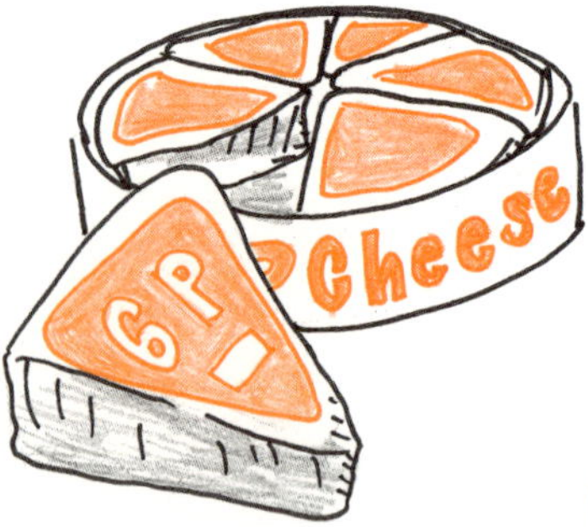

プロセスチーズは、熟成による味の変化は楽しめませんが、味が均一で長期保存が可能なのが利点。

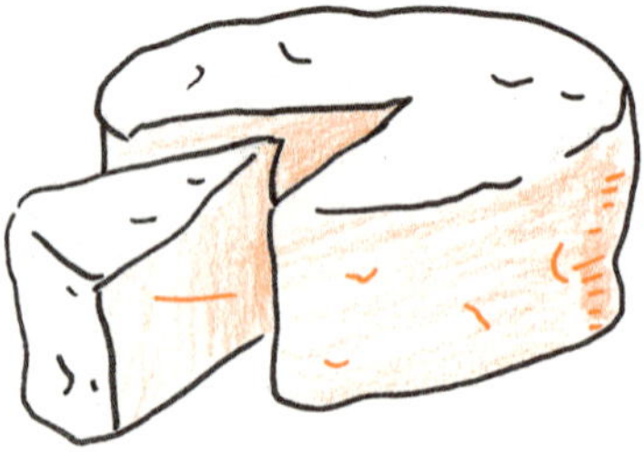

ナチュラルチーズは、発酵の具合により同じ種類でも柔らかさや味わいもさまざま。

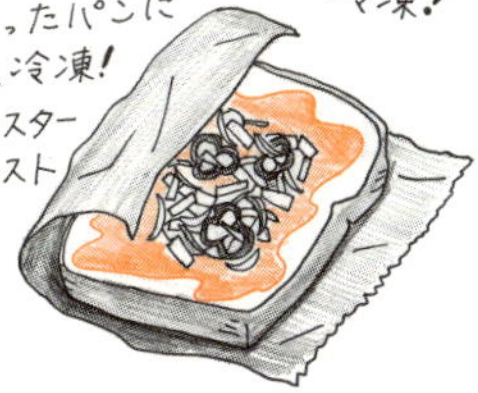
パンも一緒に冷凍!
ピザソースを塗ったパンにチーズを乗せて、冷凍!
そのままオーブントースターで焼いて、ピザトーストのでき上がり

こう切るとおいしい!

チーズの種類によって、おいしく食べられる切り方が違うって知っていますか? カマンベールのように丸くて中が柔らかいナチュラルチーズは、扇形に切ると、熟成した外側と柔らかい内部が一度に味わえます。

適切な保存方法は?

乾燥すると固くなり味が落ちるため、一度ナイフをいれたチーズはぴっちりとラップで包み野菜室へ。チーズは周囲のにおいを吸収しやすいので、においの強い食品と一緒に保存するのは避けましょう。さらに、0℃以下では内部の水分が凍結して解凍時にボソボソになってしまうチーズもあります。冷凍できるのは、ピザ用やフォンデュ用のシュレッドチーズ、粉チーズ、クリームチーズなど。なるべく袋の中の空気を抜いてから口を閉じ、密閉容器に入れて冷凍庫へ。売り場でも保存方法が悪いものは、切り口がグレーがかっていたり、水滴がついていたりするので、注意して選びましょう。

固くなったチーズは?

冷蔵庫で固くなってしまったチーズ。でも捨てることはありません。チーズおろし器があれば粉チーズに変身させられます。またシチューやミートソースなど加熱する料理に入れるのなら、固くなったチーズでも大丈夫。

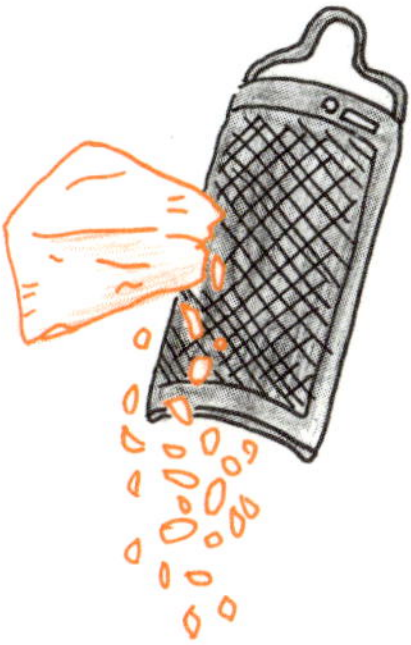
固くなったら削って料理に使って!

ナチュラルチーズ　モッツァレラは開封後2日

ナチュラルチーズは、保存中も乳酸菌や酵素が生きているので熟成が進みます。ハードタイプは長もちしますが、一般的に、フレッシュタイプは開封後1週間、セミハードタイプでも2〜3週間程度しか保存できません。その期間内で食べきれる分だけ買いましょう。

カッテージチーズ

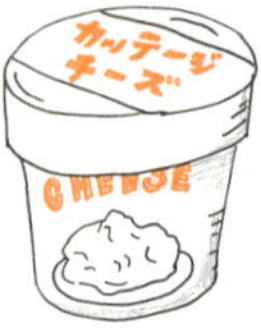

「チーズプロフェッショナル協会」が教えてくれた

開封後に食べられる期間

1週間

開封後の保存方法

10℃以下で冷蔵

あっさり味のフレッシュタイプ。密封容器で保存します。悪くなると黄色みを帯び、チーズから水分が染み出してきます。

モッツァレラチーズ

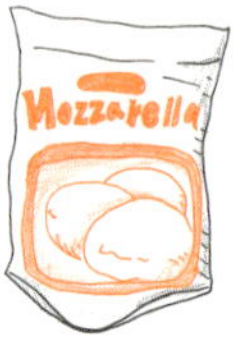

「チーズプロフェッショナル協会」が教えてくれた

開封後に食べられる期間

2日

開封後の保存方法

10℃以下で冷蔵

水に浸けて売られていて、チーズの表面にぬめった膜が張り出したら食べるのを控えましょう。水分が多いためあまり長持ちしません。

カマンベール

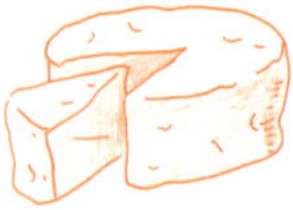

「チーズプロフェッショナル協会」が教えてくれた

開封後に食べられる期間

1週間

開封後の保存方法

5℃以下で冷蔵

白カビチーズの代表。乾燥を嫌うので、ラップでくるんでレタスの葉と一緒に密閉容器に入れておくと長もちします。

ブルーチーズ

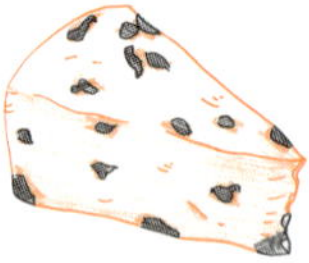

「チーズプロフェッショナル協会」が教えてくれた

開封後に食べられる期間

10日

開封後の保存方法

10℃以下で冷蔵

青カビが冷蔵庫の中の食品に移るので、ラップをかけてさらにファスナー付きビニール袋に入れて保存します。

ゴーダチーズ

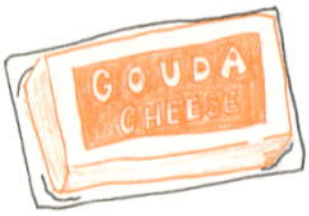

「チーズプロフェッショナル協会」が教えてくれた

開封後に食べられる期間

2週間

開封後の保存方法

10℃以下で冷蔵

くせがなく食べやすいナチュラルチーズ。色が濃くなったり、固くなってきたらいたみはじめの合図です。

エダムチーズ

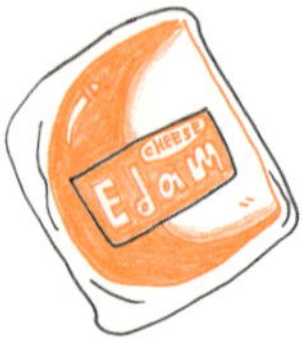

「チーズプロフェッショナル協会」が教えてくれた

開封後に食べられる期間

2週間

開封後の保存方法

10℃以下で冷蔵

ゴーダチーズとともにオランダの代表的なチーズ。劣化が進むにつれて、あまりにおいがしなくなります。

プロセスチーズ

プロセスチーズは切り口が空気に触れないようにラップをして冷蔵しましょう。切る際にナイフやまな板が濡れているとカビの原因になってしまうこともあります。カビが生えたものは食べられないので、水分に気をつけて扱いましょう。

6Pチーズ

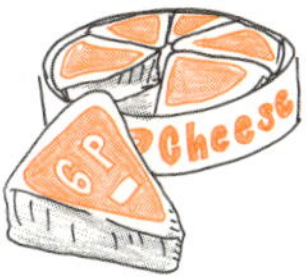

「チーズメーカー」が教えてくれた

開封後に食べられる期間

賞味期限日まで

開封後の保存方法

冷蔵

6Pチーズは、外箱を開けたあとでも賞味期限は変わりません。凍らせるとボロボロになってしまいますので冷凍は避けましょう。

スライスチーズ

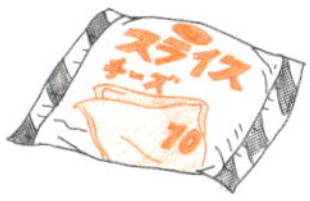

「チーズメーカー」が教えてくれた

開封後に食べられる期間

4～5日

開封後の保存方法

冷蔵

開封後は、シートの隙間から空気が入り込み、乾燥が始まったり、カビが生えたりします。ジップパックに入れての保存を。

粉チーズ

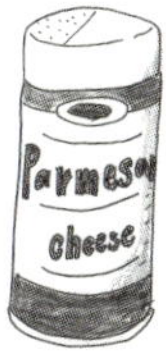

「粉チーズメーカー」が教えてくれた

開封後に食べられる期間

1カ月

開封後の保存方法

常温

冷蔵庫に入れると湿気で固まったり、結露が出てカビが発生してしまうことも。室温で保存するのがベスト。

ピザ用チーズ

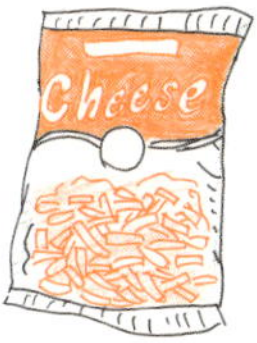

「チーズメーカー」が教えてくれた

開封後に食べられる期間

冷蔵で4～5日、冷凍で1カ月

開封後の保存方法

冷蔵または冷凍

開封後は、冷蔵保存でも冷凍保存でもOK。冷凍しても品質の劣化は進みますが、加熱すれば、あまり味は変わりません。

スモークチーズ

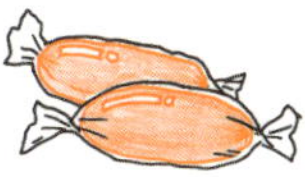

「チーズメーカー」が教えてくれた

開封後に食べられる期間

4～5日

開封後の保存方法

冷蔵

包み紙をひねって包装してあるひとくちタイプのスモークチーズは、むき出しの状態と同じです。開封後は早めに食べきるようにしましょう。

チーズおつまみ

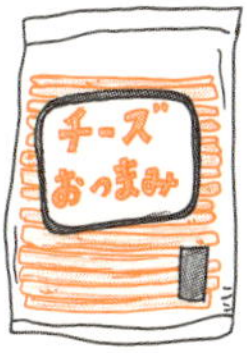

「おつまみメーカー」が教えてくれた

開封後に食べられる期間

3日

開封後の保存方法

冷蔵

チーズをタラの燻製で挟んだ「チーズおつまみ」は、常温ならその日のうちに、冷蔵ならラップに包んで3日で食べきりましょう。

生クリーム

注意！ 開封後2～3日

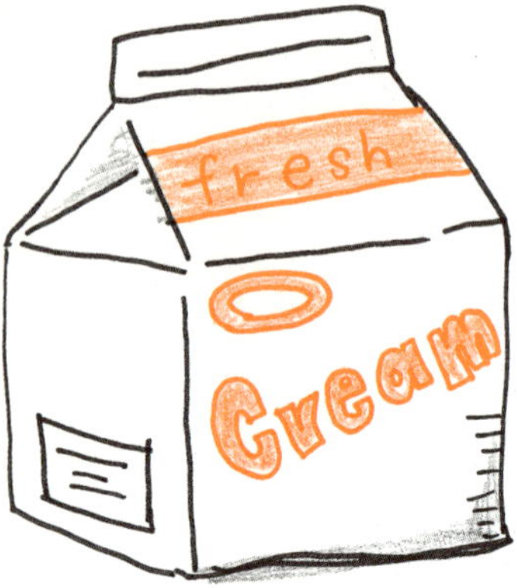

市販品の表示

賞味期限

3カ月

保存温度

3～10℃

「メグミルク」が教えてくれた

開封後に食べられる期間

2～3日

開封後の保存方法

3～10℃で冷蔵

どうしても一度に使いきれず余ってしまいがちですが、開封後も冷蔵で2～3日ならもちます。ただし5℃前後の低めの温度で保存を。多少固まりができていても品質には問題ありません。変なにおいがしたり、色が黄色っぽくなったり、水分が出てきたら危険信号ですから、使わずに捨てましょう。なお振動させるとホイップできなくなる可能性があるので、ドアポケットには入れないように。

生クリームは2種類ある？

同じ「生クリーム」でも、種類別欄の表示が2種類あるのをご存知ですか？「クリーム」と表示された製品は乳脂肪18％以上、「乳または乳製品を主要原料とする食品」とあれば、乳化剤や安定剤、植物性脂肪を加えたものです。

泡立ててから冷凍すると
1ヶ月もちます！

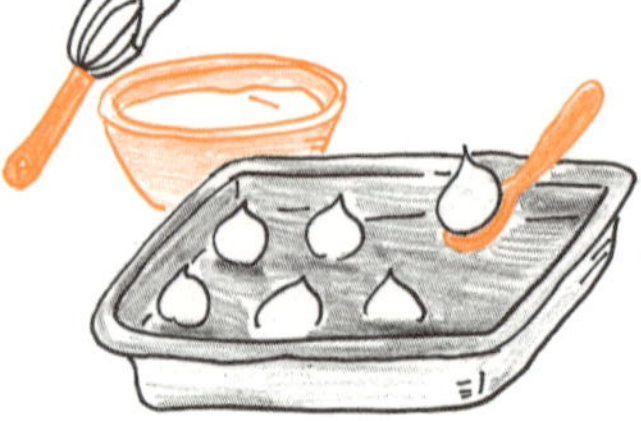

コンデンスミルク(エバミルク) 開封後賞味期限日まで

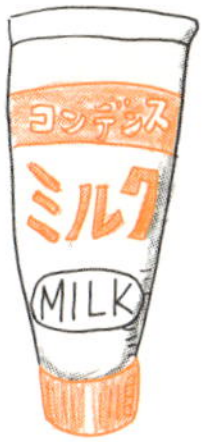

市販品の表示

賞味期限
1年

保存方法
冷暗所

「雪印乳業㈱」が教えてくれた

開封後に使用できる期間
賞味期限日まで

開封後の保存方法
10℃以下で冷蔵

チューブ、缶ともに、開封前なら1年間保存できます。開けた後は冷蔵して、なるべく早く使いましょう。エバミルクがありますが、こちらは砂糖が入っておらず開けた後はすぐに悪くなります。缶入りは、開けたら別の容器にうつしかえて冷蔵します。

似ているようで違う!

塩度や糖度が高いほど、繁殖する菌は少なく、食品が長もちします。エバミルクは牛乳をそのまま濃縮しているのに対し、コンデンスミルクは砂糖を加えて濃縮。この糖度の違いが日もちの長さに関係しています。

コーヒーフレッシュ 外袋開封後1カ月 注意!

市販品の表示

賞味期限
100日

保存温度
常温

「六甲牛乳」が教えてくれた

外袋開封後に使用できる期間
密閉容器に入れて1カ月

外袋開封後の保存方法
常温

コーヒーフレッシュを冷蔵庫に入れている家庭も少なくないと思いますが、最適な保存温度は「常温」です。冷蔵庫に入れると冷えすぎて凍結し、コーヒーフレッシュがドロドロになってしまうことも。一度開けたらすぐに使いきりましょう。

ドロドロしたら使えない?

外袋開封後は、中に入っているカップを密閉容器に入れて保存しましょう。1カ月ほどすると水分が蒸発し、ドロリとすることもありますが、品質上は問題ありません。溶けにくい場合は、よくかきまぜてから使いましょう。

バター　開封後賞味期限日まで

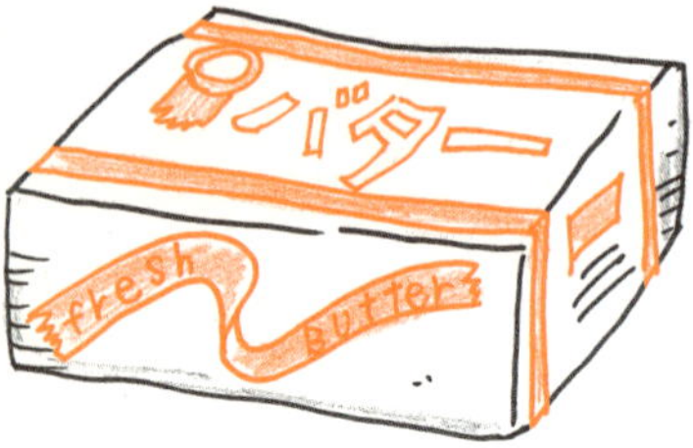
バター
fresh Butter

市販品の表示

賞味期限

6カ月

保存温度

10℃以下

「雪印乳業㈱」が教えてくれた

開封後に使用できる期間

賞味期限日まで

開封後の保存方法

10℃以下で冷蔵

Q　(箱入りの)バターは開封してから何日くらい使っていますか？

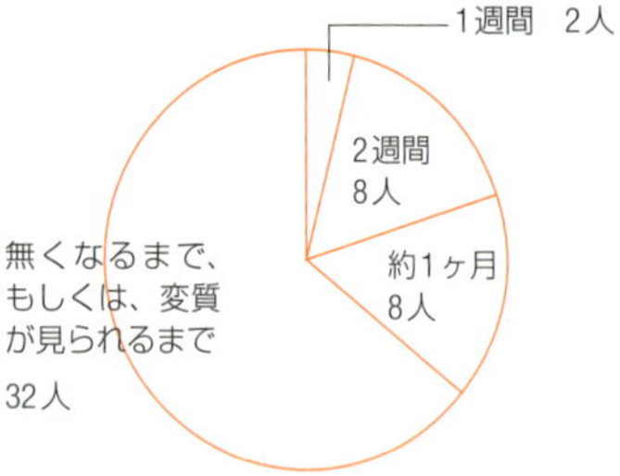
1週間　2人
2週間
8人
約1ヶ月
8人
無くなるまで、
もしくは、変質
が見られるまで
32人

空気に弱く、開封後は冷蔵でも2週間を過ぎたら風味が失われていきます。ラップかアルミ箔でぴったり包むのが保存のポイント。無塩バターは加塩バターよりいたみやすいので、早めに使いきって。

パン屑は入れないように！

開封したバターやマーガリンに、パン屑が混じるとカビの原因に。バターナイフを入れたまま保存せず、毎回新しいものを使いましょう。また室温に放置すると結露し、これもカビの原因になるので、使用後はすぐに冷蔵庫へ。

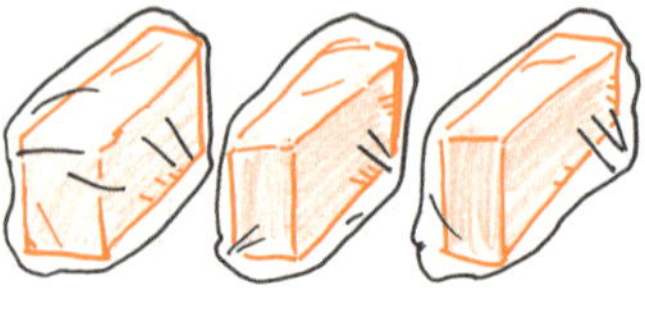

小分けにして冷凍すると
1年間保存可能♪

マーガリン

注意！ 開封後1カ月

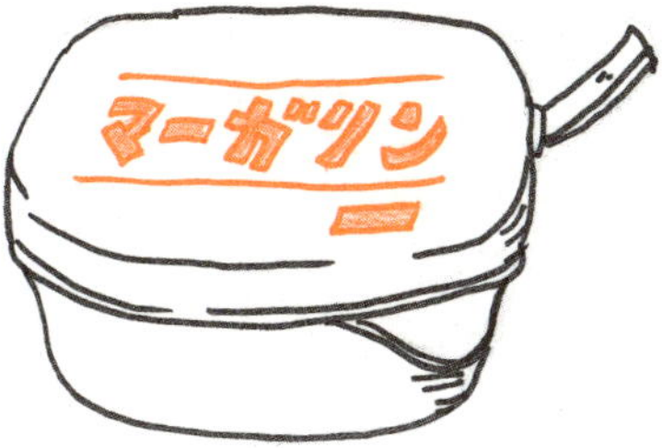
マーガリン

市販品の表示

賞味期限
6～10カ月

保存温度
10℃以下

「日本マーガリン工業会」が教えてくれた

開封後に使用できる期間
1カ月

開封後の保存方法
10℃以下で冷蔵

開封後は1カ月以内に使いきります。使いかけを保存する際は、ふたをしっかり閉めて、使ったらすぐに冷蔵庫に戻してください。室温では、溶けて乳化し品質が落ちたり、結露によってカビが生えたりし、劣化を早めます。表面が黄色く変色することがありますが、これは乾燥により水分がなくなり色が濃く見えるためなので味、品質ともに問題ありません。

原料は植物の油

バターは牛乳の乳脂肪分を分離して固めたものですが、マーガリンは植物性の油脂などから作られています。冷凍すると内部の水分が固まって、油と分離するので避けてください。チルド室やパーシャル室での保存も不向きです。

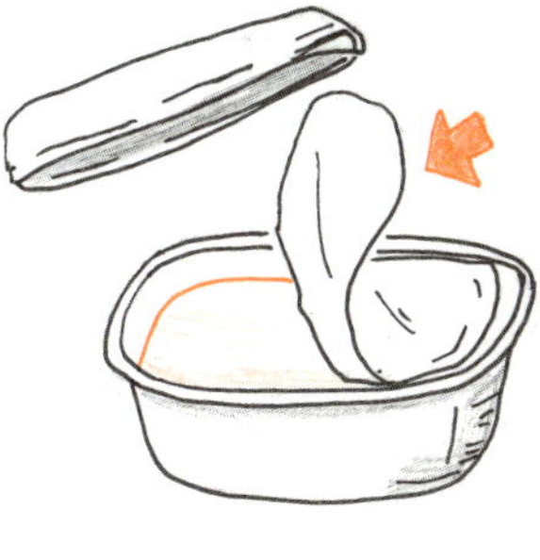
シートをはがしても
品質に影響なし！

プレーンヨーグルト 開封後2〜3日 注意！

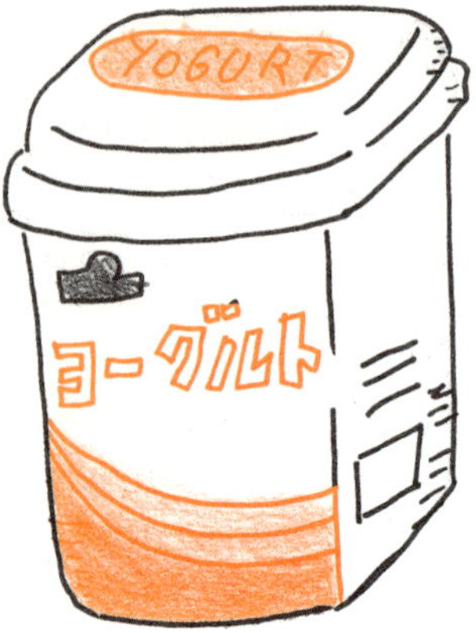
YOGURT
ヨーグルト

市販品の表示

賞味期限

15日

保存温度

10℃以下

「メグミルク」が教えてくれた

開封後に食べられる期間

2〜3日

開封後の保存方法

10℃以下で冷蔵

乳酸菌だけを使って生乳などを発酵させたのがプレーンヨーグルト。開封後はふたをしっかり閉めて保存し、2日以内に食べるのがめやすです。冷凍保存もできますが、解凍するときにヨーグルトの組織が壊れ風味が損なわれますので、冷凍するときは、砂糖や泡立てた生クリームを入れて混ぜ、フローズンヨーグルトとして楽しむのがよいでしょう。

上に溜まる液体は捨てないで

プレーンヨーグルトの上部に透明な水分が溜まってくることがあります。これは乳清（ホエー）というもので、タンパク質やミネラル、ビタミンなど栄養分がたっぷり。捨てずに、よくかき混ぜて食べましょう。

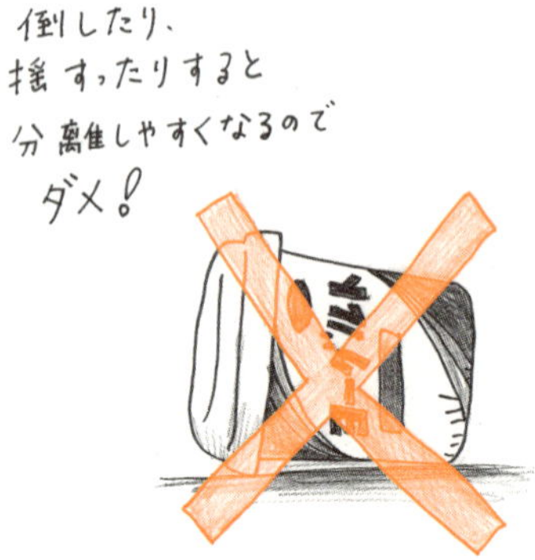
倒したり、
揺すったりすると
分離しやすくなるので
ダメ！

カップヨーグルト（飲むヨーグルト） 開封後食べきり

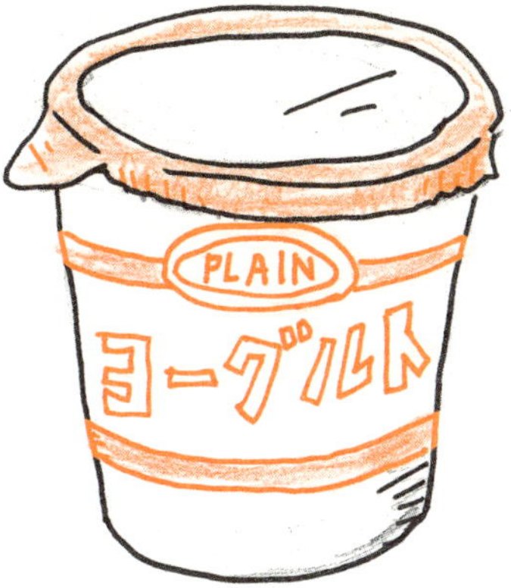

市販品の表示

賞味期限
18日

保存温度
10℃以下

「メグミルク」が教えてくれた

開封後に食べられる期間
1回で食べきり

開封後の保存方法
10℃以下で冷蔵

カップヨーグルトは、ヨーグルトに甘味をつけて、固めたり柔らかくしてあります。食べきれるように小さな容器に入っているので、朝食やおやつに、手軽に食べることができます。飲むヨーグルトはヨーグルトをよく混ぜて組織を細かくし、液体状にしてあります。タンパク質やカルシウムなどの成分は、ほかのヨーグルトとほとんど変わりません。

賞味期限はタイプごとに違う？

カップヨーグルトには、ゼラチンなどで固めた「ハードヨーグルト」と、果物などが入った「ソフトヨーグルト」がありますが、賞味期限は18日程度と変わりはありません。製造日から日数がたつほど発酵が進み、酸味が増します。

のむヨーグルトも成分は同じ!

飲みきりパックがオススメです。

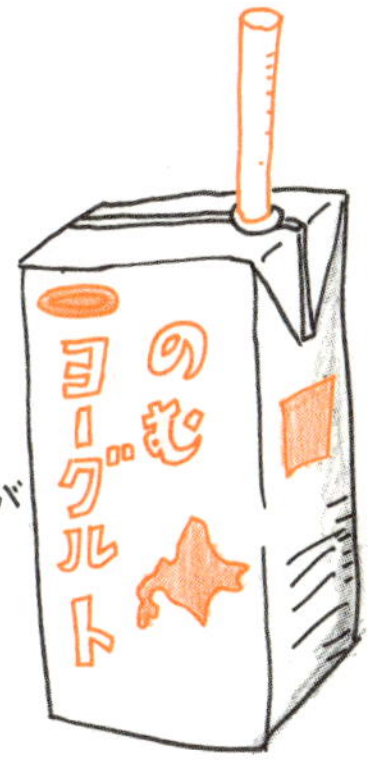

牛乳　開封後 賞味期限日まで

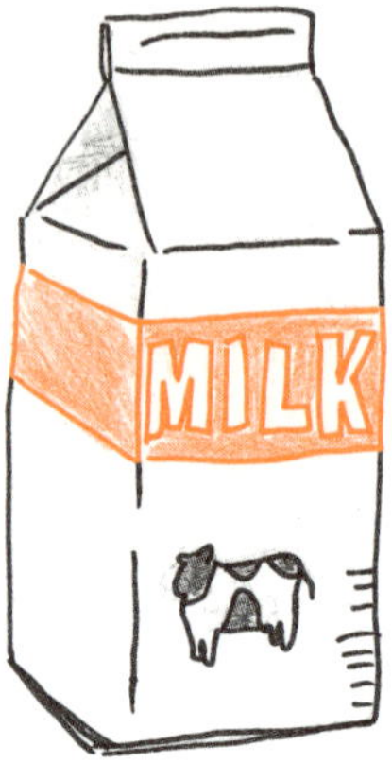
MILK

市販品の表示

賞味期限

約10日

保存温度

10℃以下

「牛乳関連団体」が教えてくれた

開封後に飲める期間

賞味期限日まで

開封後の保存方法

10℃以下で冷蔵

牛乳の期限表示のほとんどが「賞味期限」ですが、「消費期限」と書かれた「低温殺菌牛乳」もあります。低温殺菌牛乳とは、タンパク質の熱変性やビタミンの分解を防ぐため、60～70℃（通常は130℃）で殺菌処理した牛乳のこと。耐熱性の高い細菌は生き残っているため、劣化が早く消費期限になっています。賞味期限表示の牛乳と違って、未開封で保存していたものでもその日付までに飲みきりましょう。

Q 牛乳の飲み残しは開封後、何日で捨てますか？

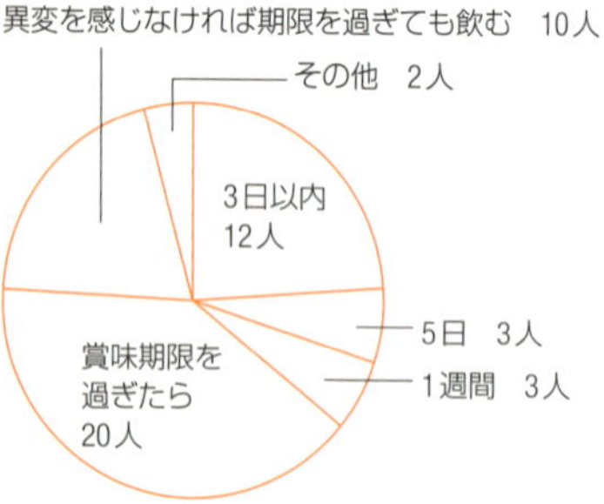
異変を感じなければ期限を過ぎても飲む　10人
その他　2人
3日以内
12人
5日　3人
1週間　3人
賞味期限を
過ぎたら
20人

ペットボトル入り牛乳はない？

ほとんどの飲料がペットボトルに入って売られているのに、牛乳は紙パックかガラス瓶入りのもののみしか売られていません。その理由は、口をつけて飲むペットボトルは、細菌によっていたみやすい牛乳には向かない、常温での持ち運びには不向きだからです。

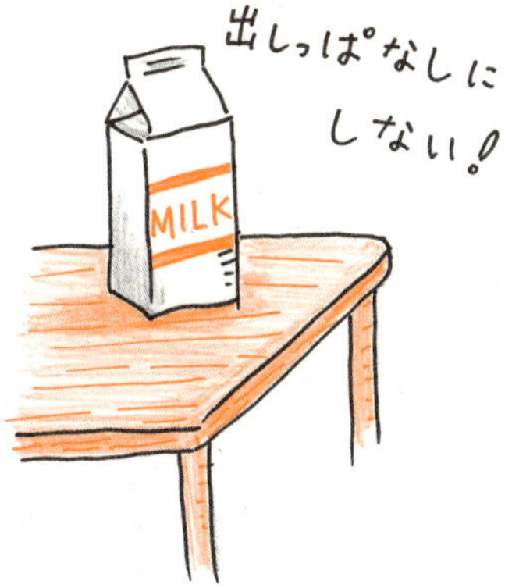
出しっぱなしにしない！
MILK

こうなった牛乳は危険！

牛乳の表面にブツブツが出ている、酸味・苦味、異臭などは古くなったサインですが、微妙な変化はわからないもの。不安なときは、鍋に入れて沸騰させましょう。固まりができたり分離したら腐っている証拠です。

おいしく飲める保存方法

においがうつりやすいので、開封後もしっかりと口を閉じます。冷蔵庫内でもにおいの強いものから遠ざけて保存しましょう。脂肪分が分離するため冷凍保存はできませんが、ホワイトソースなどに利用して冷凍すると便利です。

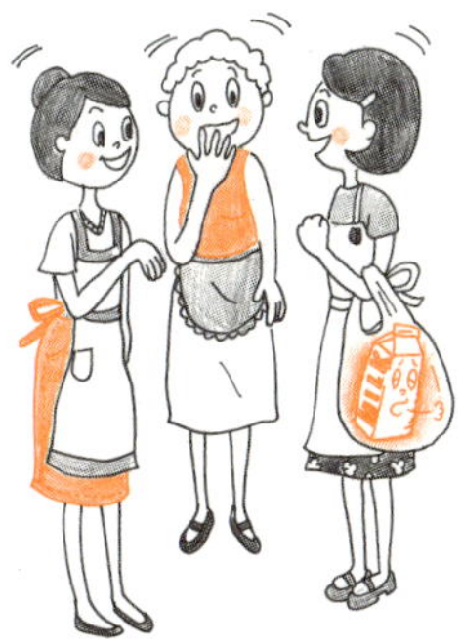
寄り道している間にも
牛乳は弱っていきます・・・。

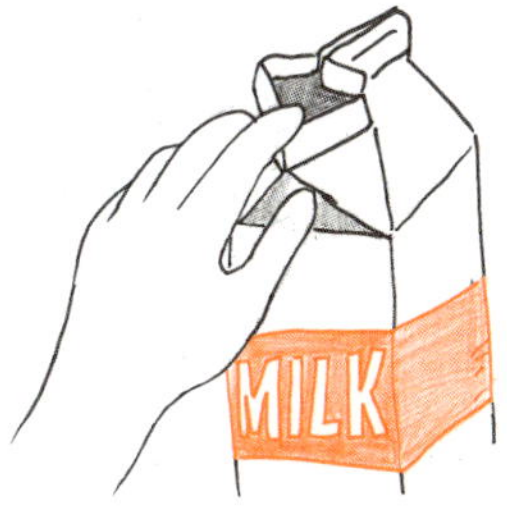
MILK
指や爪で触れると
細菌が侵入します！

上手なパックの開け方は

パックを開けるとき、注ぎ口に指や爪を引っ掛けていませんか？清潔に開けるには、開け口を広げ、後方に押しつけるようにします。そして左右から押さえながら手前に引くと注ぎ口に触れずに開けることができます。

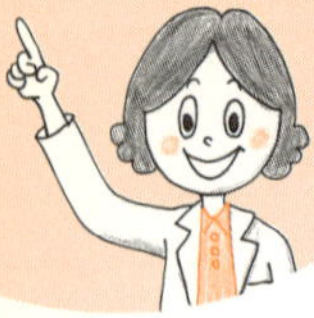

賞味期限が長い牛乳 ロングライフミルクってどうなってるの？

市販されている普通の牛乳は、未開封で冷蔵しても10日間ほどしかもちません。ところがロングライフミルク（以下、LL牛乳）は常温で約2カ月間保存可能。

牛乳は冷蔵保存が常識なはずなのに、どうして？　もしかして、保存料をたくさん使って腐らないようにしているの？　そんなことはありません。その秘密は、殺菌方法にあります。多くの牛乳の「120～130℃で1～3秒」という殺菌方法に対して、LL牛乳は「135～150℃で1～4秒」という超高温加熱殺菌。そして、容器も滅菌して無菌状態のものを使います。また、LL牛乳は無菌充填という方法で紙パックに詰めますが、この紙パックはポリエチレンの間に紙とアルミをはさんだ5層構造。この構造によって、光や酸素を遮断し、品質が落ちるのを防いでいるのです。

製造工程が違うだけで、保存料も使わず栄養価も同じ。ぜひ、レジャー用や非常用に用意してみてください。

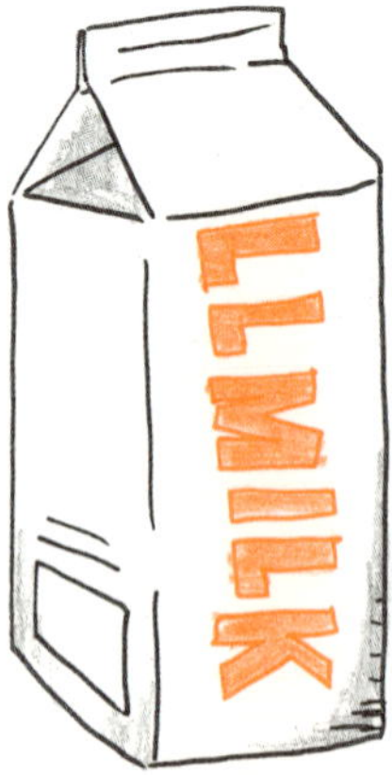

紙パックの5層構造

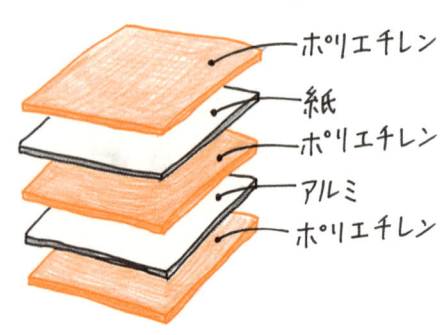

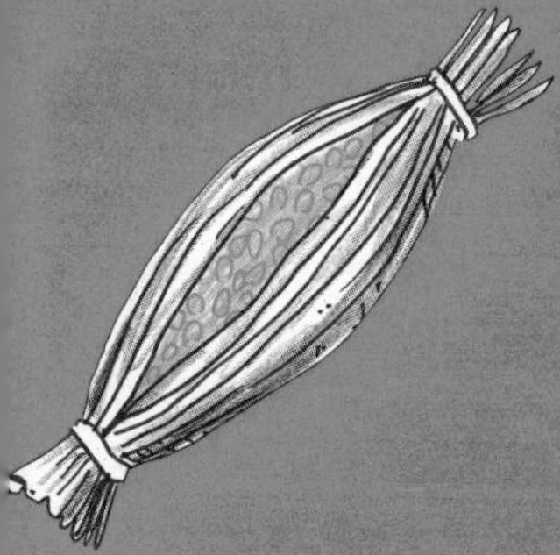

第３章
大豆製品

豆腐はみずみずしさを保って、揚げた製品は
酸化に気をつけるのが上手な保存のコツ

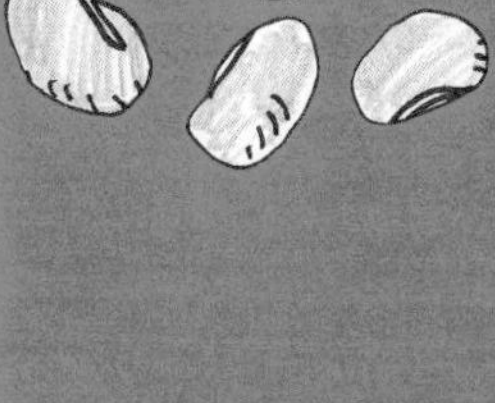

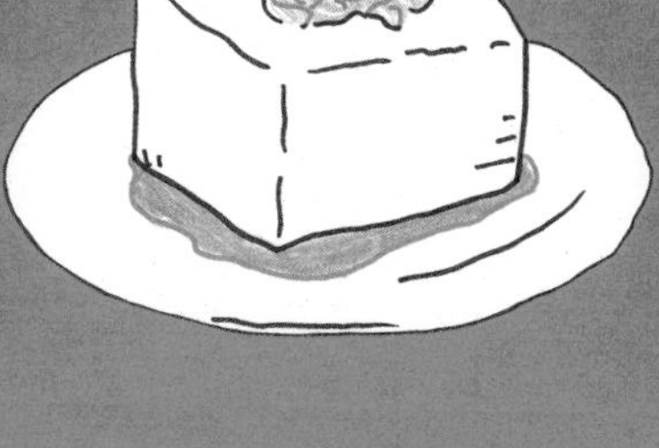

注意!

豆腐

開封後1～2日

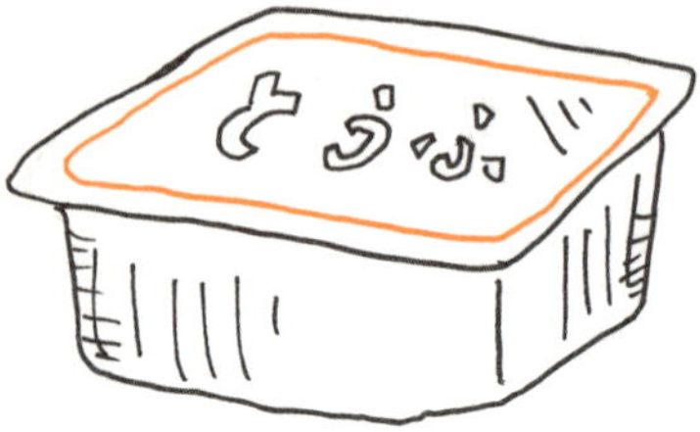

市販品の表示

賞味期限

1週間～10日

保存温度

10℃以下

「日本豆腐協会」が教えてくれた

開封後に食べられる期間

1～2日

開封後の保存方法

10℃以下で冷蔵

夏なら買った当日、それ以外の季節でも2日以内に食べてしまうのが無難。パック入りのものは、そのまま保存しないで密閉容器やボウルにうつし、ひたひたにきれいな水を張って冷蔵します。パックの中の水は豆腐が崩れないように入れてあるだけですから、捨ててしまってもかまいません。なかには、充填豆腐のように未開封で60日保存できるものもあります。

冷凍すると「高野豆腐もどき」になる

豆腐は冷凍に向かないといわれています。なぜなら解凍したときにスポンジのようになってしまうから。でもそれを高野豆腐のつもりで使うのならOKです。パックのまま水だけ捨てて冷凍してかまいません。また「いり豆腐」を作って冷凍する手もあります。鍋やフライパンに油を敷き、豆腐をほぐし入れて水気をよく飛ばしてから凍らせてください。これはそのまま麻婆豆腐や味噌汁などに使えます。どちらにしても豆腐は冷凍後1週間以内に食べるのがいいでしょう。

＊豆腐を冷凍加工したものを「凍り豆腐」といい、その中でも高野山で作られたものを「高野豆腐」と呼びます。

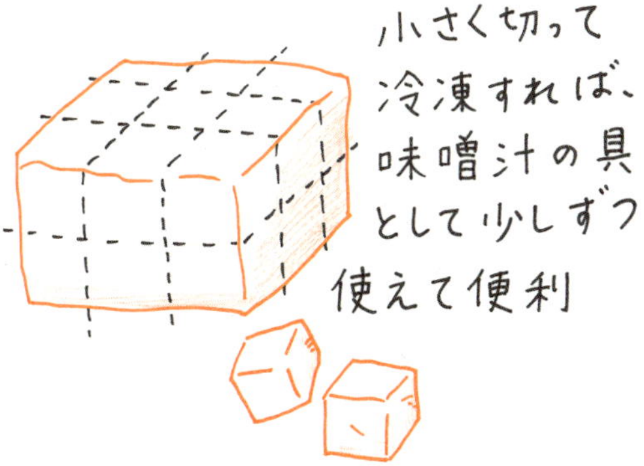
小さく切って
冷凍すれば、
味噌汁の具
として少しずつ
使えて便利

豆腐屋さんの豆腐

豆腐屋さんで購入するときは、その日のうちに使う分だけを買いましょう。保存する場合は密閉容器にうつし替えきれいな水に浸しましょう。豆腐が悪くなると水がぬめぬめしてきたり、酸っぱいにおいがして味も変わります。

きれいな水がポイント!

豆腐を長もちさせるためには、まず、浸ける水を毎日取り替えるのがポイント。スーパーなどから買ってきたら、パックからうつしかえ冷たいきれいな水に浸し、密閉容器に入れるかもしくはラップをかけて冷蔵保存しましょう。

おからは冷凍保存できる

おからはそのままだといたみやすいので、なるべく調理した日のうちに食べてしまいましょう。ただ冷凍すれば1カ月ぐらいもちます。生のおからの水をよく絞って、あるいは調理してから冷めたものを冷凍しましょう。

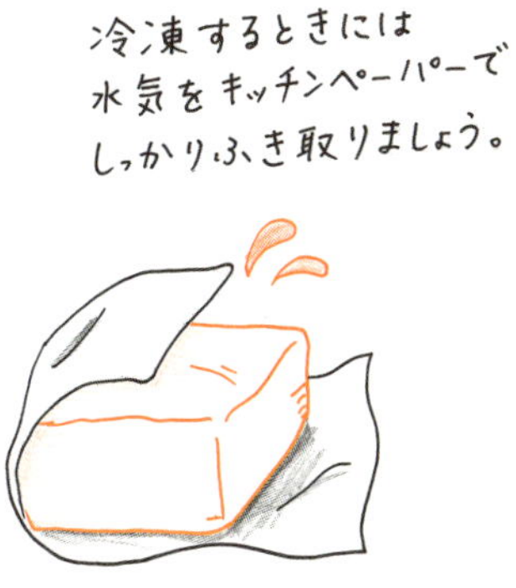
冷凍するときには
水気をキッチンペーパーで
しっかりふき取りましょう。

厚揚げ・油揚げ　開封後 賞味期限日まで

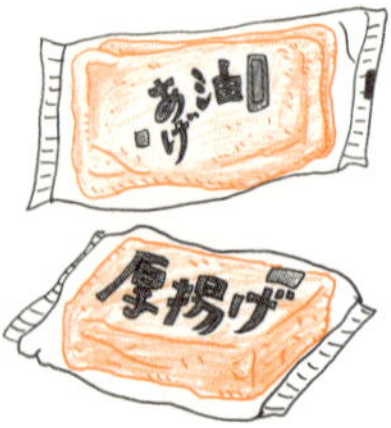

市販品の表示

賞味期限

3～6日

保存温度

10℃以下

「厚揚げ・油揚げメーカー」が教えてくれた

開封後に食べられる期間

賞味期限日まで

開封後の保存方法

10℃以下で冷蔵

厚揚げは冷蔵庫で3～6日、油揚げは冷凍で14日ほど。賞味期限を過ぎるとカビが生えることもあります。何枚かをまとめてパックしてある油揚げは、一度パックを開封し、1枚ずつ別にラップでしっかりくるんでから保存します。

冷凍するときのコツは？

未開封の油揚げは、袋のまま冷凍保存することもでき、2週間くらいは大丈夫。また、開封した油揚げは、油抜きして刻んでから冷凍すると味噌汁などにそのまま入れられるので便利です。

高野豆腐　開封後 1カ月

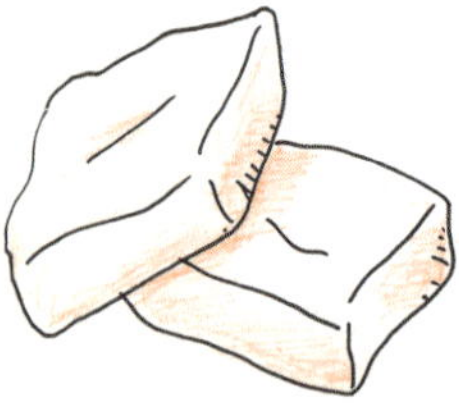

市販品の表示

賞味期限

6カ月

保存方法

冷暗所

「高野豆腐関連団体」が教えてくれた

開封後に食べられる期間

1カ月

開封後の保存方法

冷蔵

かなり長もちする保存食というイメージがありますが、賞味期限は6カ月程度。保存は冷暗所でしましょう。賞味期限をあまり過ぎたり開封後時間がたつと、褐色に変色したり、香りが飛んでいやなにおいが出ます。そうならないうちに調理を。

封を切ったら早く使う

高野豆腐にはたくさんの穴があり、周囲のにおいを吸着しやすい性質があります。開封した後はにおいの強いものに近づけないようにし、密封保存して早めに使いきるようにしましょう。

豆乳

注意！

開封後4〜5日

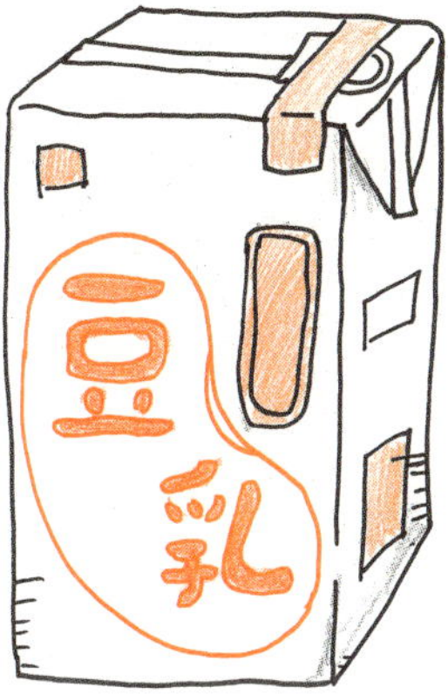

市販品の表示

賞味期限

約50日

保存方法

冷暗所

「日本豆乳協会」が教えてくれた

開封後の賞味期限

4〜5日

開封後の保存方法

10℃以下で冷蔵

スーパーなどで販売されているパッケージ入りの市販品の他にも、豆腐屋さんでも新鮮な豆乳を売っていますが、十分な加熱殺菌がされていない場合があるので保存には不向きです。パッケージ入りの市販品も、開封したら冷蔵庫で4〜5日以内に飲みきりましょう。開封前によく冷やしておくと日もちがよくなります。

沈殿物があるけど大丈夫？

「無調整豆乳」は沈殿物ができることがあり不安に思った方もいるのでは？ しかし、これは大豆の成分なので、飲んでも問題ありません。また、白いものが浮くこともありますが、こちらは大豆の脂肪分。振ってから飲みましょう。

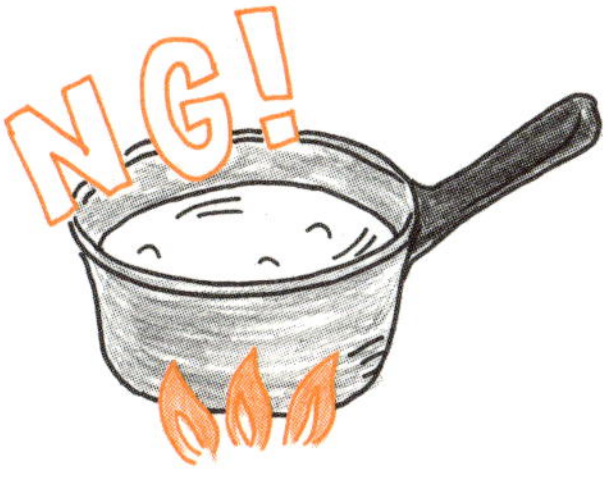

豆乳プリンにしたり
加熱加工しても、
保存期間は延びません。

納豆

冷凍で3カ月

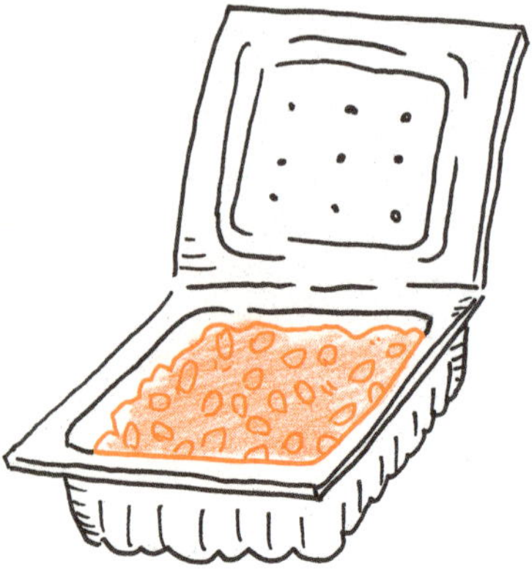

市販品の表示

賞味期限

1週間～10日

保存温度

3～5℃

「全国納豆協同組合連合会」が教えてくれた

未開封の納豆を食べられる日数

購入後2週間

未開封で冷凍した納豆を食べられる日数

購入後すぐに冷凍すれば約3カ月

納豆は賞味期限より長く保存するとアンモニア臭がきつくなったり、表面が溶けたようになったり、大豆の粒が赤黒くなってきて、おいしくなくなってしまいます。賞味期限が来る前であっても、常温で放っておいたり、冷蔵庫をひんぱんに開け閉めするのはやめましょう。冷蔵庫の温度が上がってしまうため、発酵がさらに進んで食べごろを通り過ぎてしまいます。

少しずつ白くなってきたら？

新鮮な納豆は表面が白く、少し経つと茶色、しばらく経つともう一度白くなります。この白さはチロシンというアミノ酸の結晶によるものです。体に害はありませんが、発酵が進みすぎて食感が変わる可能性があります。

豆が"白い"けど大丈夫？

納豆のパックを開けてみたら豆の表面が粉をふいたように白かったということはありませんか？　これは「被り」と呼ばれるもので、納豆菌がイキイキと働いている証拠なんです。体には無害ですから、食べても大丈夫です。

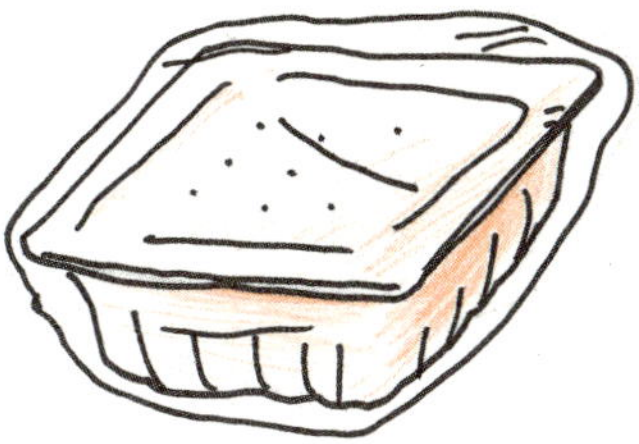

冷凍用パックが無い場合はラップにくるんで冷凍してもOK!

冷凍しても食べられる？

冷凍は可能です。買ったら新鮮なうちに冷凍室へ。においが移らないように冷凍用パックに入れます。やや柔らかくはなりますが、2～3カ月もちます。レンジで解凍すると味が落ちてしまうので、冷蔵庫内で自然解凍します。

納豆は腐ってるの？

納豆は納豆菌の作用を利用した発酵食品。菌の種類は違いますが、味噌や醤油、チーズやヨーグルトなども同様です。「腐る」というのは人間が食べられない状態になることをいいます。ですから納豆が腐っているというのは間違いなのです。

ひきわりは長もちしない？

ひきわり納豆は、割った大豆を使い皮も付いていないので発酵が進みやすいのは事実です。でも保存期間は普通の粒納豆とほぼ変わりません。賞味期限を見ても、多くの製品は10日間程度で普通の納豆と同じになっています。

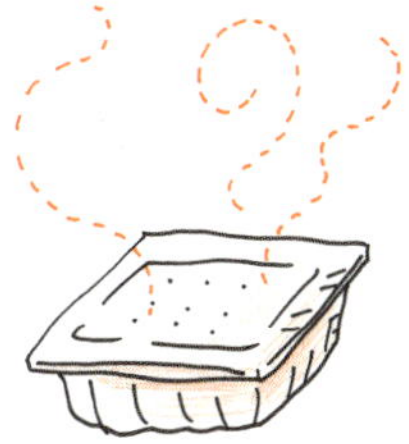

冷蔵庫に入れ忘れてしまったときは臭いをチェックしましょう。アンモニア臭がしたらおいしさが失われている合図です。

コラム

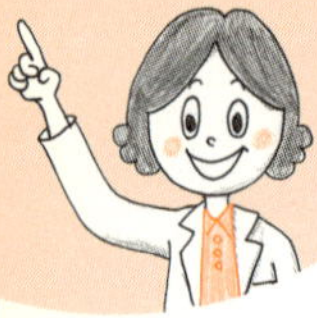

納豆はもともと腐っているから、賞味期限を過ぎても大丈夫？

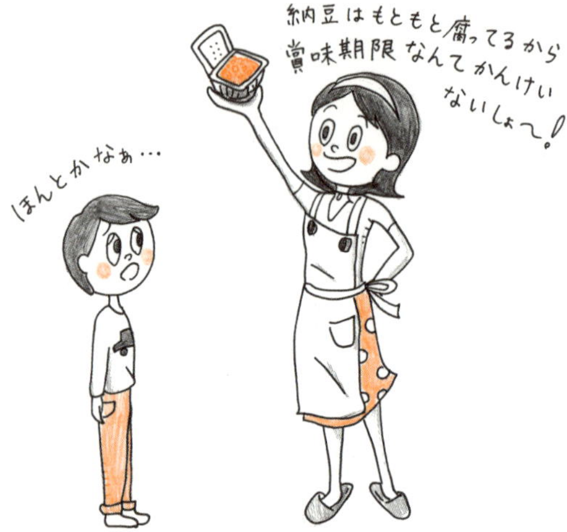
納豆はもともと腐ってるから
賞味期限なんてかんけい
ないしょ〜！
ほんとかなぁ…

「納豆は大豆の腐ったもの」と言っているのを聞くことがありますが、これはまったくの誤解。微生物などの作用が人間にとってありがたくない場合を「腐る」と言います。味噌やヨーグルトのように人間にとってありがたい場合は「発酵」で、納豆は納豆菌による発酵食品。だから腐っているわけではありません。「もともと腐っているから賞味期限を過ぎてもずっと食べられる」などというのも大きな間違い。賞味期限が切れた後は確実に味が落ちます。食べごろを過ぎると臭いがきつくなったり、糸引きが弱くなったりします。そして放っておくと、雑菌などが繁殖し、本当に腐ってしまいます。豆の表面に白い粒が付くことがありますが、これは、大豆の成分・アミノ酸が結晶化したものですから、体に害はありません。

納豆もやはり「冷蔵で賞味期限までに」が基本です。

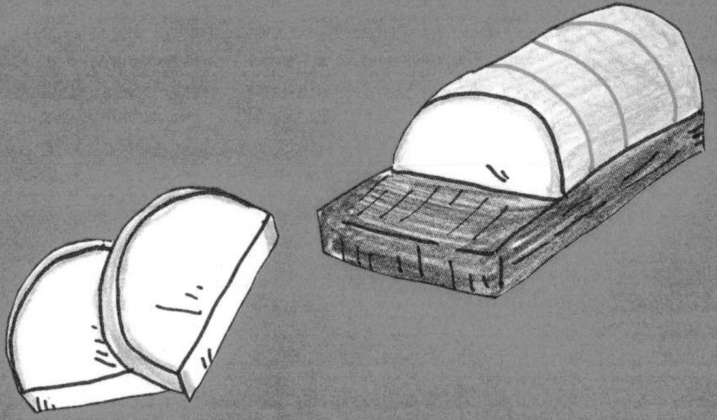

第4章
こんにゃく・練り製品

一度には食べきれない。放っておくとヌルヌルするし……。
上手に保存する方法は？

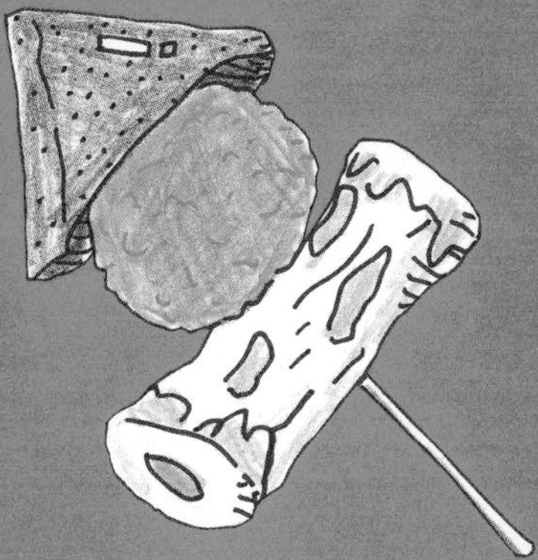

こんにゃく

注意!

開封後2〜3日

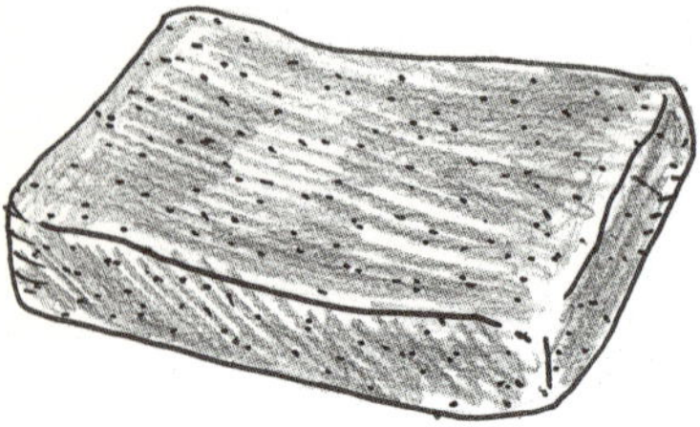

市販品の表示

賞味期限

1〜3カ月

保存方法

冷暗所

「日本こんにゃく協会」が教えてくれた

開封後に食べられる期間

2〜3日

開封後の保存方法

冷蔵

未開封のこんにゃくは、2カ月程度もちますが、一度に使いきれなくて残ってしまっても水の中に入れておけば数日間冷蔵できます。冷凍は、中の水が固まって食感がまったく変わってしまうので不向き。なお、こんにゃくは古くなるにつれて、水分が抜けて全体が小さくなる「離水」といわれる現象が起こります。表面が突っ張り食感が固くなるので、こうならないうちに早めに食べましょう。

パック内の液体は何？

買ったときにパックに入っている水は、実は石灰水です。これがこんにゃくやしらたきを長もちさせているのです。普通の水だと水を吸ってふやけてしまいます。なるべく開封せずに石灰水に入れたまま保存しましょう。

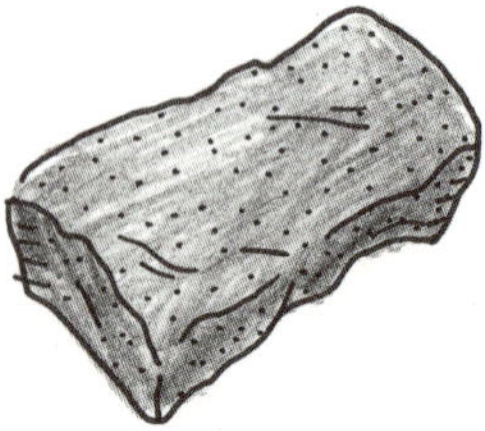

そのまま置いておくと縮んで、やがて水に溶け消滅する。

かまぼこ・ちくわ

注意!

開封後1〜2日

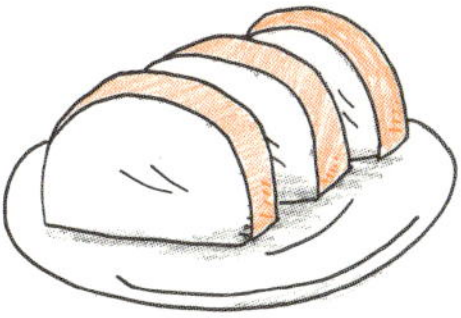

市販品の表示

賞味期限

10日〜2週間

保存温度

10℃以下

「全国蒲鉾水産加工業協同組合連合会」が教えてくれた

開封後の賞味期限

1〜2日

開封後の保存方法

ラップにくるんで0℃以下で冷蔵

かまぼこは冷蔵で1週間保存できますが、真空包装だと2週間、ケーシング詰(高温高圧力加熱殺菌製品)という長期保存向きの商品は常温で1カ月。ちくわの賞味期限は1週間ほどで、真空包装だと約2週間保存できます。

包丁を熱湯消毒しておこう

切り口からいたむので、切る前に包丁に熱湯をかけて消毒しておくと安心。家庭での冷凍は、水分が氷の結晶になり解凍時にはスが入り食感がボソボソになるため向きません。

はんぺん

注意!

開封後当日のみ

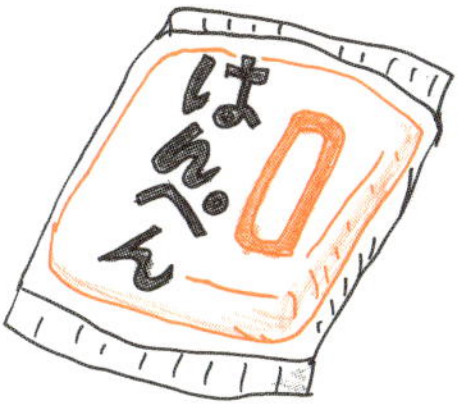

市販品の表示

賞味期限

約1週間

保存温度

10℃以下

「全国蒲鉾水産加工業協同組合連合会」が教えてくれた

開封後に食べられる期間

当日のみ

開封後の保存方法

10℃以下で冷蔵

はんぺんのヌルヌル感は原材料の山芋からくるもの。腐っているわけではありません。しかし、白身魚のすり身、卵白、山芋を原材料とし、開封後はいたみやすいので、ラップに包んでからポリ袋に入れて冷蔵するようにしましょう。

冷凍で賢く保存

はんぺんは冷凍保存が可能。小さく切って冷凍しておくと便利。汁の実や煮物に使う際は凍ったまま、サラダやおひたしに使う場合は、冷蔵庫で自然解凍してからが旨みがにげなくて◎。

注意！

さつま揚げ　開封後2〜3日

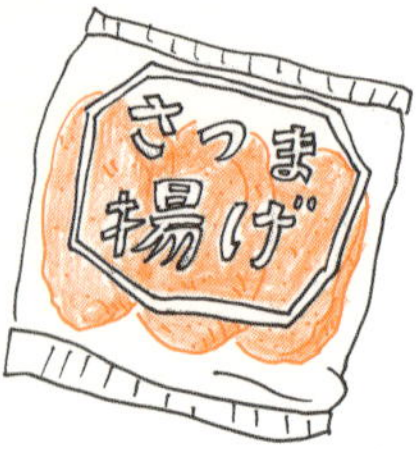

市販品の表示

賞味期限
6日

保存温度
0〜10℃

「さつま揚げメーカー」が教えてくれた

開封後に食べられる期間
冷蔵で2〜3日
冷凍で賞味期限後9日

開封後の保存方法
10℃以下で冷蔵、または冷凍

さつま揚げは一度低温（約120℃）で揚げた後に、表面をカラッとしあげるために、再度高温（約180℃）で揚げています。そのため、ほかの練り製品より若干長もちします。余ったらラップに包みポリ袋に入れて冷蔵しましょう。

切って冷凍すると便利

切って冷凍すると、そのまま取り出して加熱調理可能です。保存期間のめやすは賞味期限後9日。ラップに包んで冷凍用パックに入れます。切らずにそのまま冷凍用パックに入れてもOK。

魚肉ソーセージ　開封後当日のみ

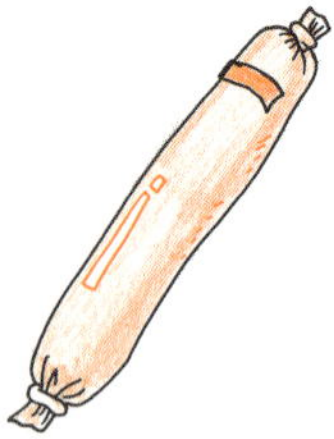

市販品の表示

賞味期限
3カ月

保存温度
常温

「魚肉ソーセージメーカー」が教えてくれた

開封後に食べられる期間
当日のみ

開封後の保存方法
10℃以下で冷蔵

魚肉ソーセージは常温保存が基本です。冷蔵庫でも保存できますが、でんぷんが老化してしまい風味が落ちてしまいます。ただし、「開封後」は冷蔵庫に保存しましょう。開封当日のみですが、冷蔵保存することでおいしさを保つことができます。

フィルムごと凍らせると？

フィルムごと冷凍することもできますが、一度冷凍してしまうと、味や風味が落ちてしまいます。できるだけ常温で保存して、賞味期限内に本来の味を楽しむようにしましょう。

第５章
肉

色々な種類のお肉。
いたむ順番に法則があるのを知ってますか？

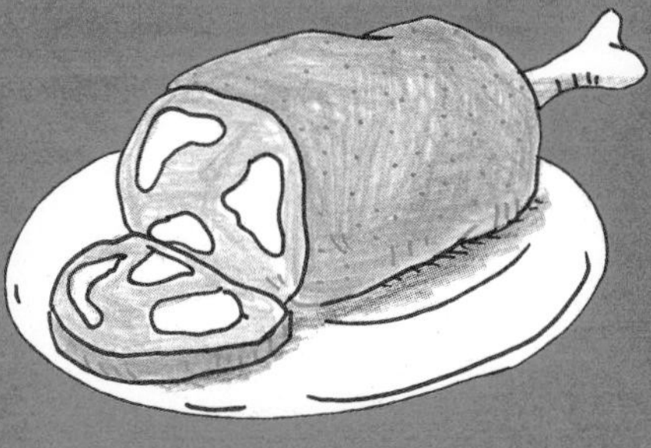

注意！

精肉

肉を新鮮に保存するには、空気にふれないようにさせるのがポイントです。買ってきたら、すぐにラップで包んで冷蔵庫に入れましょう。そのように保存前にきちんと処理しておくと長もちしますし、後で料理するのも楽になります。

空気に触れないように密封して保存する

肉は種類や形態によっていたみ方が違うことを、知っていましたか？ 牛、豚、鶏を比べると一番いたみやすいのが鶏で、次が豚、最後が牛の順。これは水分を多く含むほど悪くなりやすいからです。また酸化するといたみが進むので、空気に触れやすいひき肉が最も保存に向きません。空気に触れる面が少ないブロック肉は、ほかに比べて長もちするといえます。買ったときに入っているトレーから出して、ラップでぴったり包むのが肉を保存するときの基本。冷蔵時はなるべく温度の低いパーシャル室かチルド室、または庫内上段に入れましょう。

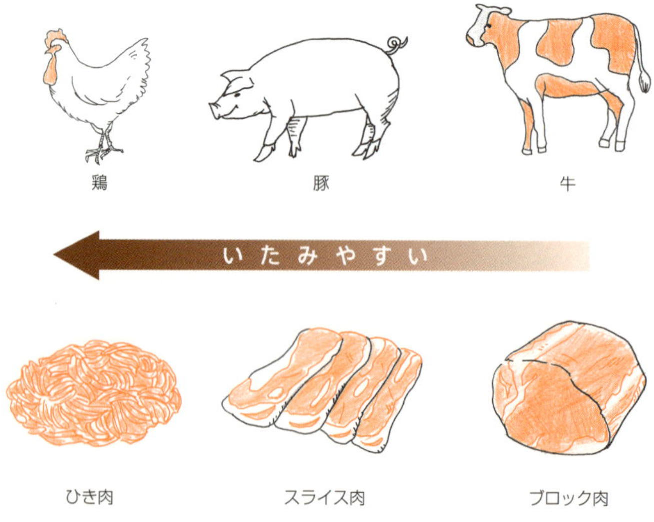

肉はトレーのまま保存しないで、
ペーパータオルに包み、さらに
ラップでくるんで密閉冷蔵しましょう。

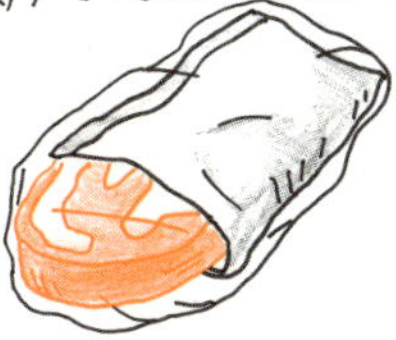

保存前に下ごしらえを

厚切り肉は家で味噌漬けにすると長もちします。全体に味噌を塗って2、3日冷蔵。その後ラップに包んでポリ袋に入れるだけ。4、5日もちます。薄切り肉はたまねぎのスライスと油漬けにするともちがよくなります。

ラップでピッチリ包んで空気を遮断

肉の冷凍は、前段階の処理が勝負。厚切り肉も薄切り肉も1枚ずつぴったりペーパータオルとラップに包んでポリ袋に入れてから。鶏のももや胸肉も同様です。薄切り肉は1回分ずつラップで包みますが、広げて少しずらして並べると解凍時の取り出しが楽になります。ひき肉も小分けにしてラップで包んでからポリ袋へ。ブロック肉はまるごとだと冷凍に時間がかかるので、5、6センチの厚さに切ってから厚切り肉と同じく処理します。なお金属バットやトレーを使うと早く冷凍できます。冷凍した肉の保存期間は2～3週間程度。解凍はできれば冷蔵室でしましょう。

味が落ちない“冷凍技”

肉の味が落ちない冷凍方法を教えましょう。まず肉を塩水か氷水に入れ、すぐに取り出します。そしてまたラップをして、ポリ袋に入れて冷凍します。そのようにすれば、肉の表面を氷が覆うので酸化しにくくなるというわけです。

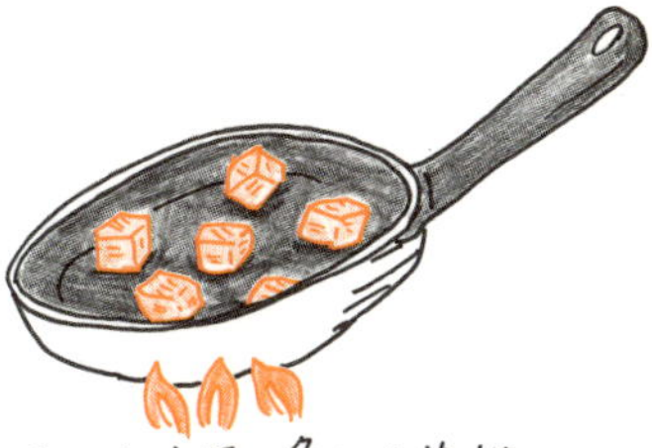

カレーやシチュウ用の角切り肉は、
フライパンで表面だけ焼いた
後に冷凍すれば、肉の旨み
たっぷりの汁を逃しません。

レバー

下処理をして冷凍なら3週間

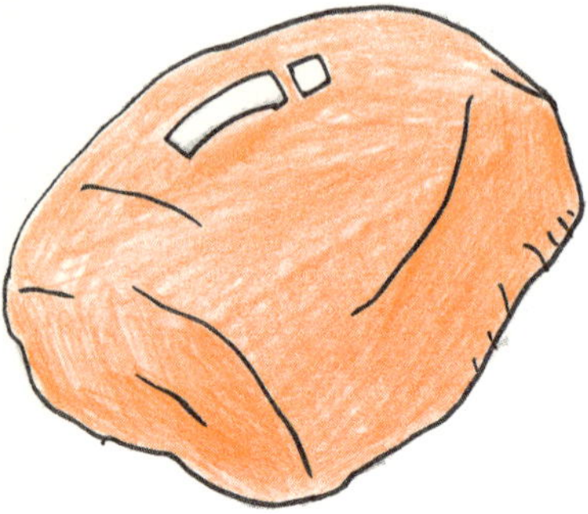

市販品の表示

選び方

2〜3日

選び方

レバーはまず色をチェックしましょう。鮮やかな赤みがさし、ぷりぷりしているものは鮮度のいい証拠です。反対に、白く濁っているものは古くなっている可能性があります。また、スライスされたものよりブロックのレバーの方が長もちします。

内臓は普通の肉よりもいたみやすいので、基本的には保存に向きません。たとえばレバーはその日食べるにしても、持ち帰ったらすぐに水洗いをして、水に1時間ほど浸けて血抜きをします。途中で1、2度水を替えてください。どうしても保存するなら、水分をぬぐって袋に入れて冷蔵庫へ入れましょう。おいしく食べるには、チルド室やパーシャル室でも2〜3日、冷蔵室では1〜2日が限度です。

タレごとなら冷凍も可能

レバーはそのままだと冷凍に向きませんが、血抜きの後にしょうが醤油に漬けてそのまま袋に入れ、3週間冷凍できます。ローリエなどの香草と一緒に牛乳に20分漬けてもまた違った味に。この場合は牛乳から取り出して冷凍します。

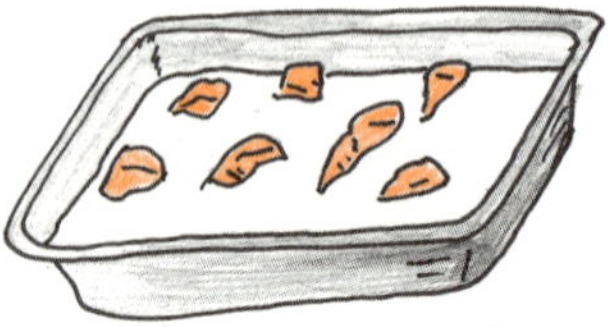

血抜きしてタレや牛乳に漬けたり、加熱調理すれば冷凍できます。

ハム

開封後2～3日 注意!

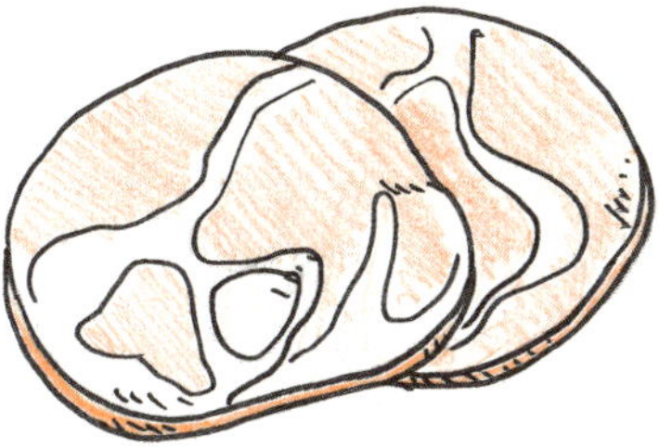

市販品の表示

賞味期限

15～50日

保存温度

10℃以下

「ハムメーカー」が教えてくれた

開封後に食べられる期間

冷蔵で2～3日
冷凍で1カ月

開封後の保存方法

10℃以下で冷蔵、もしくは冷凍

加工肉は処理方法や添加物の有無などによって、もちぐあいがかなり違ってきます。ただ空気と触れるのを嫌がるのは生肉と同じなので、開封後はラップで包んで冷蔵するのがおすすめです。スライスハムは空気が入らないよう互いにぴったり重ねてからラップをかけましょう。こうして冷蔵で2～3日が保存期間のめやすとなります。

ハムの冷凍テクニックは？

塊のハムは、早く冷凍するために数センチの厚さに切ります。スライスハムはラップでぴったり包みラップを敷いた金属トレーの上で1枚ずつ凍らせ、冷凍保存。1カ月もちます。凍らせる前に日本酒を塗ると味もちします。

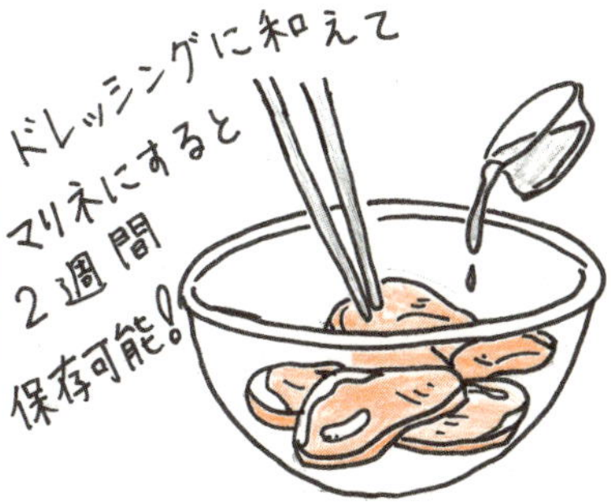
ドレッシングに和えてマリネにすると
2週間
保存可能!

ベーコン

注意！

開封後2～3日

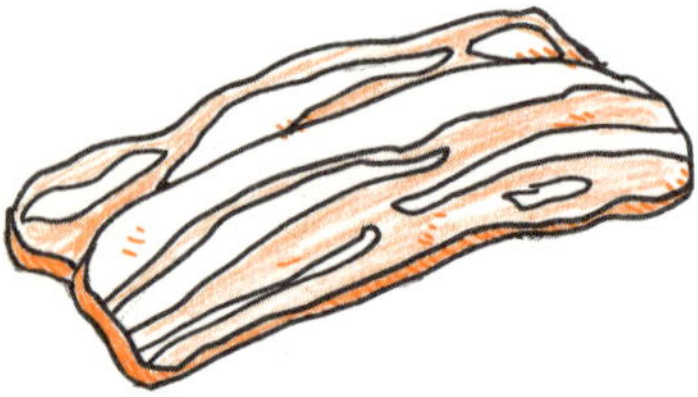

市販品の表示

賞味期限

15～50日

保存温度

10℃以下

「ハムメーカー」が教えてくれた

開封後に食べられる期間

冷蔵で２～３日
冷凍で１カ月

開封後の保存方法

10℃以下で冷蔵、もしくは冷凍

燻製で長もちしそうですが、脂が多いので酸化しやすいベーコン。開封したら2～3日で使いきるのがいいでしょう。「ラップでぴったり包む」という肉類の保存の基本に従って冷蔵します。加熱処理すれば2週間程度冷蔵できます。2～3センチ幅に切ってフライパンで火にかけると、自然に脂が出てやがてカリカリベーコンに。保存容器などで冷蔵して料理に使うことができます。

半分に切るか丸めて冷凍

冷凍するときは、解凍後使いやすいように半分の長さに切っておきましょう。またクルクル丸めると互いに重ならず保管に便利です。冷凍用パックに入れてなるべく空気を抜いておきます。冷凍したベーコンは1カ月もちます。

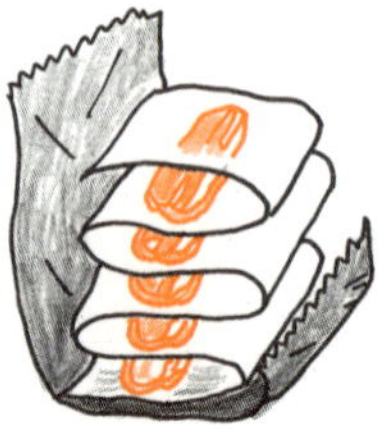

１枚ずつ包むと手間がかかるので重ならないように並べてたたむと便利！
アルミで包めば完璧！

ソーセージ

注意！ 開封後2～3日

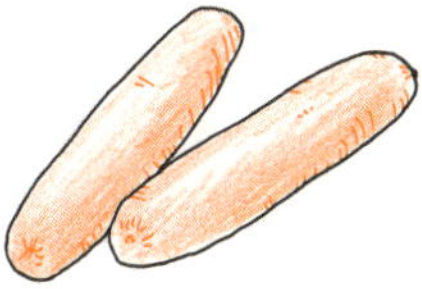

市販品の表示

賞味期限

15～50日

保存温度

10℃以下

「ハムメーカー」が教えてくれた

開封後に食べられる期間

冷蔵で2～3日
冷凍で1カ月

開封後の保存方法

10℃以下で冷蔵、もしくは冷凍

開けたら2～3日以内に食べきりましょう。ポリ袋にうつして冷凍バッグに入れて冷凍すれば1カ月もちます。大きいものは切り口にラップを。空気に触れて変色すると、細菌の作用で粘りが出て、カビが発生します。変色を腐敗のめやすに。

保存の裏技

ハムやソーセージはラップをして保存しても、雑菌の繁殖により、ヌメリが出るもの。ラップをする前に酢を含ませたペーパータオルで表面を拭いておくと、酢の殺菌効果がヌメリを防止。

生ハム

注意！ 開封後5日

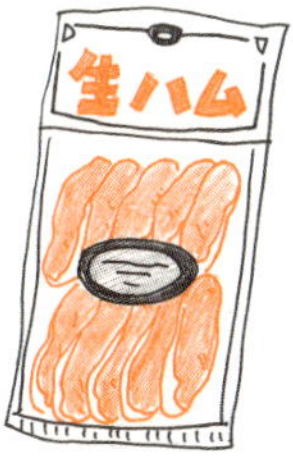

市販品の表示

賞味期限

1カ月～45日

保存温度

10℃以下

「信州ハム」が教えてくれた

開封後に食べられる期間

5日

開封後の保存方法

10℃以下で冷蔵

真空パックの生ハムは冷蔵（未開封）で1カ月程度もちます。塊のものは冷蔵し、食べる分だけスライスします。なお骨つきの1本ものは常温保存です。生ハムは加熱処理が行われていないので切り分けたらすぐに食べましょう。

ラップで包んで冷凍室へ

生ハムは製造過程でほとんど加熱しないため、冷凍してもそれほど味が落ちませんが少し塩っぽくなります。一気に解凍すると水っぽくなるため、解凍は冷蔵室でゆっくりと時間をかけて。

サラミ

開封後1週間

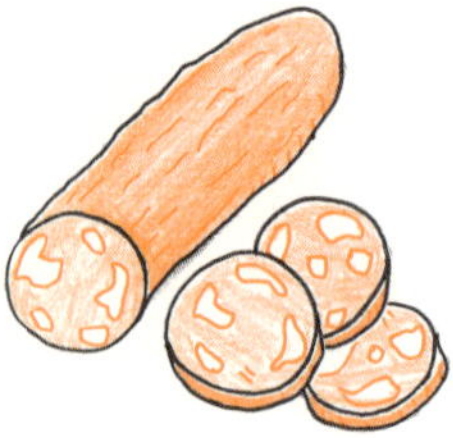

市販品の表示

賞味期限
3カ月

保存温度
常温

「信州ハム」が教えてくれた

開封後に食べられる期間
1週間

開封後の保存方法
10℃以下で冷蔵

　サラミと一口にいっても、実はいろんな種類があります。保存期間もまちまちで、開封後冷蔵で1カ月もつものもあれば、1週間程度しかもたないものもあります。未開封の場合は常温保存でかまいませんが、低温の場所に置けば風味を保てます。

古くなったサラミの見分け方

長期保存ができる乾燥ソーセージのことをサラミと呼びますが、湿気の高いところや温度の高いところで保存すると、サラミの切り口が黒っぽく変色しはじめます。そうなってしまったら、食べるのは控えましょう。

注意!

ジャーキー

開封後1週間

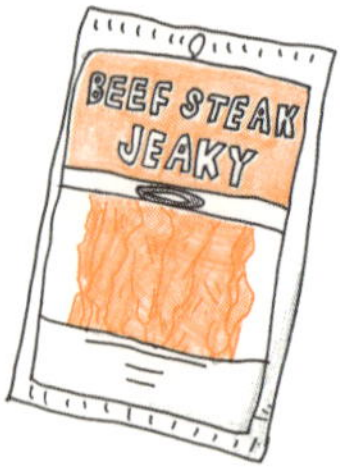

市販品の表示

賞味期限
1年

保存方法
冷暗所

「鈴商（テング）」が教えてくれた

開封後に食べられる期間
1週間

開封後の保存方法
密封して冷蔵

　保存食として作られたジャーキーは多くの香辛料や調味料のエキスに漬け込まれた肉を、水分が約3分の1から4分の1になるまで約8時間じっくり乾燥させます。水分活性が0.86以下になり菌の増殖がなくなり、腐敗しないようになっています。

スープの具としても食べられます

ジャーキーは酒の肴というイメージが大きいですが、お湯に入れて煮込めばだしが出ますので、スープの具としても使えます。また保存容器に脱酸素剤を入れて湿気に注意すれば、清潔に保存できます。

第6章
魚介類

なかなか処理の仕方がわからない魚介類。
下処理の仕方を覚えて新鮮さをキープ

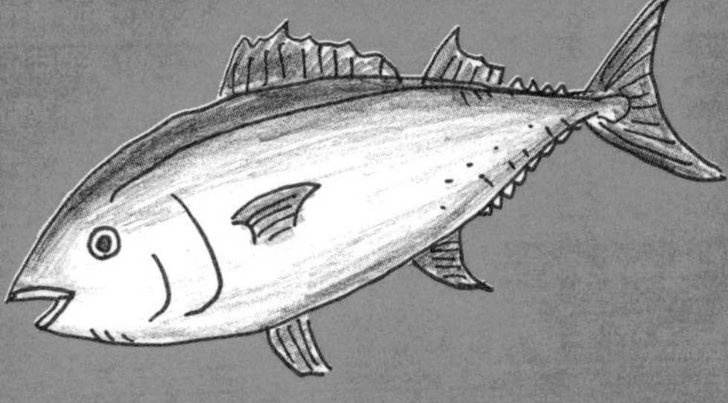

魚

鮮度が落ちるのが早い生魚において、いちばん大切なことは新鮮なものを見分けることです。買ってきたらなるべく早く処理し、全体を水洗いして水気をふきとります。その後で料理するか、保存するならラップでぴったり包んでおきましょう。

魚の鮮度はここを見るとわかる！

新鮮な魚は、いやな魚臭さがなく色つやがよいです。アジやイワシ、サンマなどの一尾ものは、目が澄んでいて白くにごったり赤くなっていないものを選びます。また新鮮なものはエラの色が赤く鮮やかで、はらわたの部分を押すと張りがあり、うろこが落ちずに光っています。

切り身は、弾力があり切り口がなめらかで、トレーに汁や血が出ていないものが新鮮。切り身のよごれは水洗いせずペーパータオルでふきます。消費期限表示の日付はもちろん、品名に「解凍」の表示がないかどうかも確認を。産地を見て近海ものなら冷凍も可です。

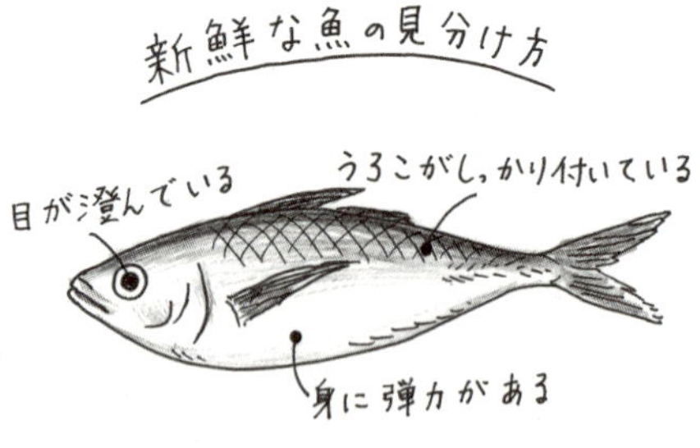

新鮮な魚の見分け方
目が澄んでいる
うろこがしっかり付いている
身に弾力がある

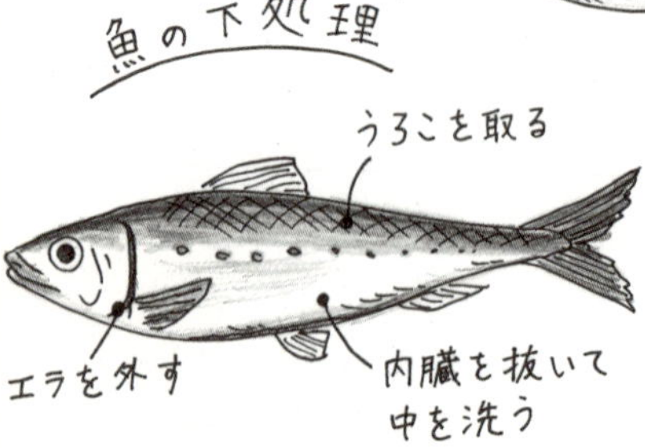

魚の下処理
うろこを取る
エラを外す
内臓を抜いて
中を洗う

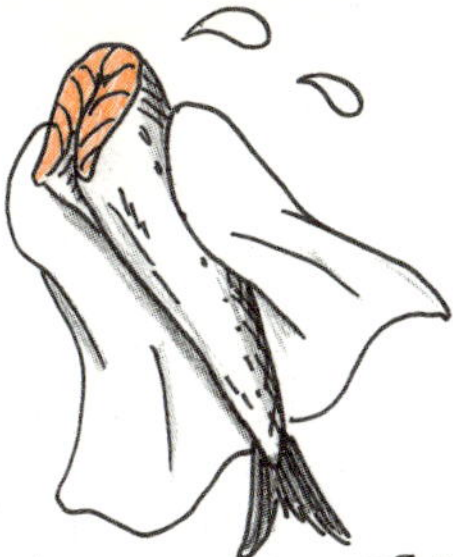

冷凍するときは頭を取り、
水気をふいてラップでくるみ
さらに冷凍袋に入れましょう。

半冷凍で10日前後がめやす

冷蔵室で2～3日、パーシャルで10日前後が鮮魚の保存期間のめやす。イワシはこれより短めに。サバは切り身にしてしまうと早くいたみます。なお解凍ものは、再び冷凍すると味の変化以前に、衛生面に問題があるため厳禁です。

煮魚は煮汁ごと冷凍

煮魚を保存するときは、保存容器で密封してから、冷蔵庫に入れましょう。1～2日でしたら、あまり味を損なうことなく食べられます。また、汁ごと保存容器に入れれば冷凍することもできます。解凍も煮汁ごとでOKです。

焼き魚がお茶漬の具に！

冷凍保存も可能ですが、解凍して温め直したときに、身のプリプリした食感が失われ、べちゃっとしてしまいます。骨を外して身をほぐしてから冷凍すれば、お茶漬けの具として、形を変えて味わうこともできます。

うなぎ蒲焼も冷凍できる

お店でそのまま売っているうなぎの蒲焼は、ぴったりラップをして冷蔵で2～3日もちます。冷凍も可能で、約1カ月保存できます。パック入りのものは賞味期限に合わせます。真空パックだと常温で1カ月ぐらいは大丈夫です。

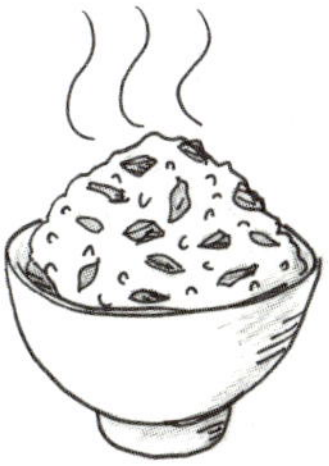

余った焼き魚は身を
ほぐして冷凍保存。
解凍してごはんに混ぜる
と美味しい♪

刺身

購入日に食べきり

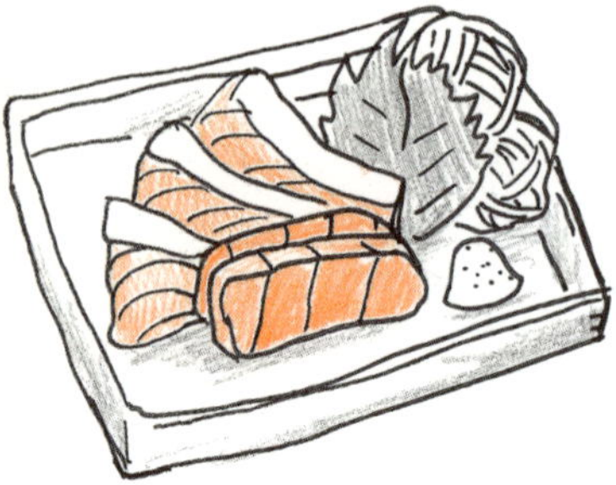

選び方

身の形がしっかりとして弾力があり、色があせていないことが大切です。買うときのトレーにドリップ（汁）が出ていないものが新鮮です。まぐろの赤身なら、筋目が横に入っているのが高級品。白身魚は身が透明な感じのものを選びます。

生食なので、買ったその日のうちに食べきるのが基本。カットした刺身は、空気と触れる面が多く臭みが早く出ます。その日のうちに食べるために処理した商品と思ってください。

サク（薄く切り分ける前の状態）で買ったものはすぐトレーから出してラップをし、チルド室かパーシャル室で2～3日まで。冷凍保存するなら、最初から凍ったものを買ってくるようにします。

お寿司の賞味期限は？

お寿司の消費期限は「12時間」とか「その日のうち」。殺菌効果のある葉でくるんだ柿の葉寿司や塩漬けの魚を使った押し寿司は、冷蔵で3日程度は大丈夫。容器ごと新聞紙に包んで保存すれば、冷蔵庫にいれてもお米が硬くならなくて◎。

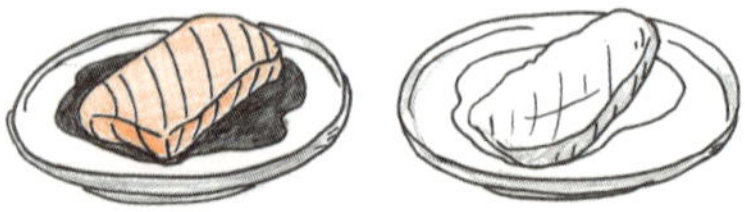

赤身は醤油漬け、白身は酢漬けにすると翌日もおいしく食べられます。

イカ

加熱調理で3日

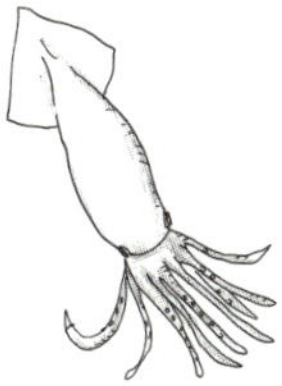

選び方

干物や煮物にすることが多いスルメイカは、身が透明で光沢があり、胴の表面が濃い茶色のものを。また目が飛び出していて体が丸い方が新鮮です。刺身や寿司によく使われるモンゴウイカは、身に弾力と厚みがあるものの方がいいでしょう。

保存方法

生のイカをおいしく食べるためには、即日食べきる。魚と同じように持ち帰ったらすぐに下処理をしましょう。内臓と軟骨、吸盤を取って水洗いし、ラップに包んで冷蔵庫に。刺身で食べるなら当日中に、加熱調理するなら3日以内に。

煮込むほどに柔らかくなるタコとは反対に、イカは火が通りやすく、加熱するほど固くなってしまいます。調理は手早く進め、加熱する前に、包丁で切れ目を入れて、短時間で味をしみこませるのがコツ。

フライ用に冷凍もできる

イカは冷凍すると1カ月保存可能。胴体と足、エンペラを別々にしてラップでぴったり包み保存袋に入れます。皮をむいておくと後で料理が楽です。衣を付けておけば冷凍したまま揚げられます。

タコ

ゆでて4〜5日

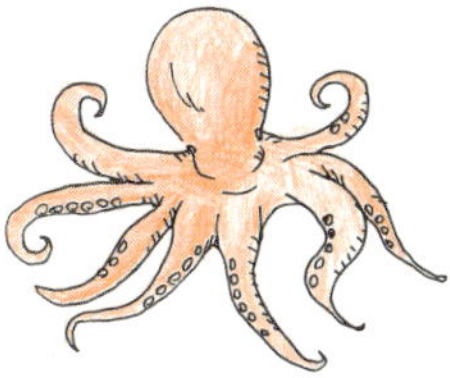

選び方

噛めば噛むほど味が出てくるタコですが、あまり大きいものは味も大味です。ユデダコは身がしまっていて鮮やかなあずき色のもの、皮がはがれていないものを選びます。また足が内側に巻いていて、ぬめりがない方がいいでしょう。

保存方法

残ったら密閉容器に入れて冷凍保存。冷凍する前にお酒を少しふっておくと、臭みを消すことができます。
タコの足がくっつかないようにするため、1本1本切り取ってから水気をよくふき取り、保存袋に入れ冷凍しましょう。

普通売っているのはユデダコ。鮮度がわかりにくいので注意を。軽く湯通しするか熱湯をかけてから余熱をとって冷蔵庫へ入れましょう。生のタコはゆでて冷蔵保存を。4〜5日なら大丈夫です。

自然解凍後に刺身にできる

ボイルしたタコは、足を1本ずつラップするか、食べる大きさに切り小分けにして冷凍します。冷蔵庫で自然解凍すると、そのまま刺身や酢の物にできます。冷凍保存期間は1カ月です。

かに

ゆでて2日

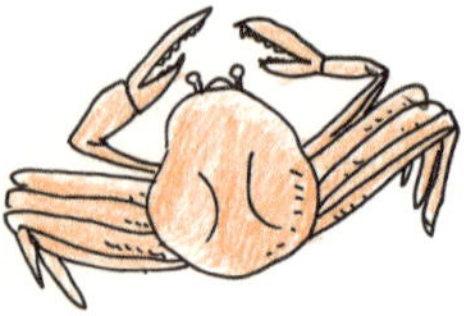

選び方

いくつか種類がありますが、総じて甲羅が固くてずっしりと重量感のあるのがおいしいかにです。毛がには、足の付け根近くを押してもへこまないものが、身がしっかり詰まっています。生で買うなら、足をばたばたさせるぐらい元気なものを。

保存方法

活がには購入したらすぐに食べきるのがいちばん。残っても生食はさけ、火を通して食べ、火を通したあとは2日以内に。ボイルしたかには、すぐに食べないなら冷凍庫で保存。1週間はおいしく食べられます。冷凍してあるかにの再冷凍はNG。

活がにはすぐに食べるか、保存するなら家でボイルして。ただ実際はゆでた冷凍品を解凍して売っていることが多いのです。

冷凍保存は1週間まで

活がには冷凍できないのでボイルして、足1本ずつにラップをかけ保存袋に入れて冷凍室へ。身をほぐして冷凍しても便利。1週間もちます。解凍して売っているかには再冷凍できません。

エビ

生で2日

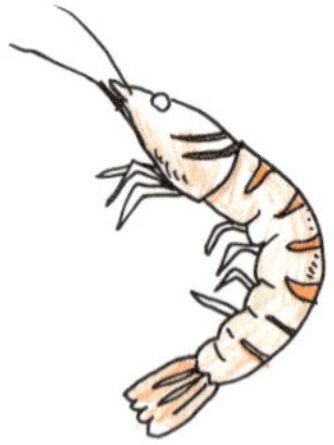

選び方

有頭エビは頭のみそや尾が黒ずんでいないもの、頭とからがしっかり身についているものを。頭がないものは、からの縁が黒くなっていたら鮮度が落ちています。むきエビは冷凍品がよく、解凍してあれば水が出ていないものにします。

保存方法

市販のエビは冷凍か解凍したものが多いですが、生で購入したものを冷凍するなら洗って背わたを取れば、むき身でもからつきでも冷凍が可能。密閉容器にいれて冷凍すれば1カ月はおいしく保存できます。生のままなら、ラップをかけて冷蔵で2日。

冷凍されたエビを解凍するときに出る臭みは、スーパーなどで売られている調理用の吸水シートで挟んで解凍することでカットできます。吸水シートは、解凍だけでなく、冷蔵保存するときにも効果的です。

エビの頭は汁物のだしに

エビは凍ったままフライや天ぷらにできます。エビフライを作るときの要領でころもを付けて冷凍しておけばOK。また甘エビの頭も冷凍しておくと、味噌汁においしいだしがとれます。

イクラ・すじこ

冷凍で3カ月

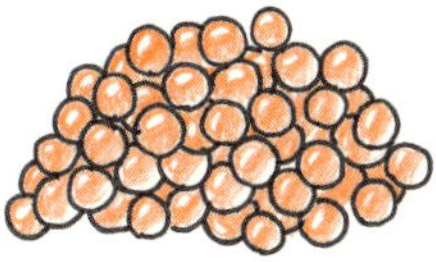

市販品の表示

消費期限・賞味期限

3日（イクラ）
7日（すじこ）

保存温度

10℃以下

「イクラ販売会社」が教えてくれた

開封後に食べられる期間

冷蔵で3日（イクラ）
冷蔵で7日（すじこ）
冷凍で3カ月（イクラ、すじこ）

開封後の保存方法

冷蔵または冷凍

味付けしてある製品は冷蔵しておけば、開封後でも3日ぐらい食べられます。生のすじこは、その日のうちに醤油漬け（酒やみりんも入れるとおいしい）や塩漬けにすると、冷蔵で7日はもちます。

冷凍で3カ月までもつ

新鮮なイクラやすじこは、粒がはっきりしていて張りがあり、色も鮮やか。冷凍は1回食べる分ずつ小分けにして。イクラもすじこも2〜3カ月ぐらいもちます。

たらこ・明太子

開封後8日

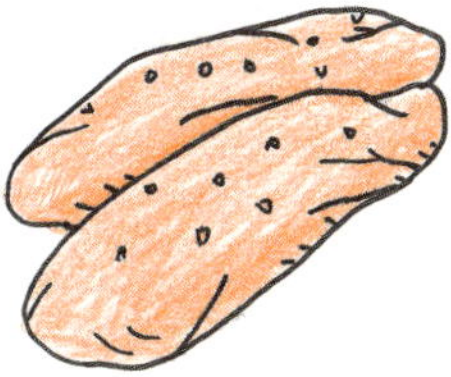

市販品の表示

賞味期限

10〜14日

保存温度

10℃以下

「明太子関連団体」が教えてくれた

開封後に食べられる期間

冷蔵で8日
冷凍で1〜3カ月

開封後の保存方法

10℃以下で冷蔵または冷凍

スケソウダラの卵巣の塩漬けがたらこ、それをさらに辛味のあるタレに漬けたのが明太子。どちらも保存期間は、ラップにひと腹ずつ包んで冷蔵で1〜2週間です。

焼いても冷蔵・冷凍できる

生のまま密閉容器で冷凍すると1〜3カ月もちます。皮が剥がしやすいので料理に使うのが楽です。凍ったまま焼いてもOK。焼いたたらこや明太子も生と同様に冷蔵・冷凍ができます。

貝

アサリは3日

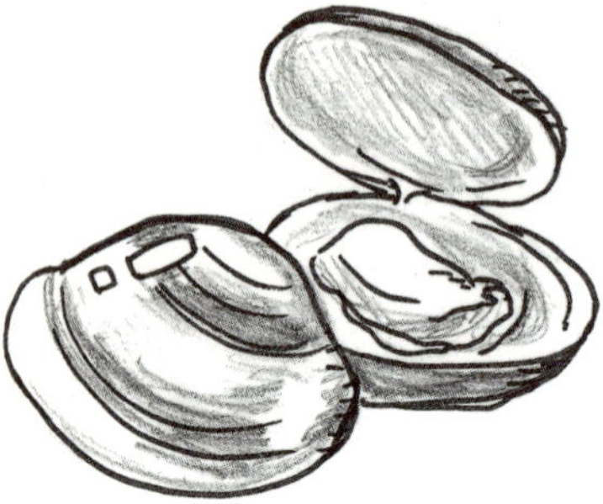

選び方

二枚貝は、口をしっかり閉じているか触るとすぐ口を閉じるものが新鮮。塩水に入れて水管を出さないものは、あまり鮮度がよくありません。はまぐりはからにつやがあり、二つの貝を当ててみて澄んだはっきりとした音が出るものを選びます。

からつきのアサリは、薄い塩水で30分ぐらい砂抜きを。そのまま冷蔵室か野菜室に入れて、毎日塩水を交換すれば3日ぐらいもちます。チルド室やパーシャル室には入れません。あまり冷やしすぎない方がいいからです。はまぐりの場合も同じように保存を。しじみは真水で冷暗所に置いて砂抜きし、冷蔵で2日間。むき身は塩水で洗って熱湯を通して冷蔵で保存し、翌日までに食べます。

貝つきのまま冷凍できる

砂抜きしたアサリはそのまま冷凍できるんです。水気をふいて冷凍袋に入れ、中の空気を抜いて密封したら冷凍室へ。凍ったままで料理でき、ちゃんと口も開きます。むき身のものも冷凍可。いずれも保存期間は1カ月までです。

生かきは表示を見て選ぶ

生かきには消費期限のほかに「生食用」か「加熱調理用」かを表示してあります。生で食べるなら「生食用」をその日のうちに。加熱するなら塩水が入ったパックのままで3～4日保存可能。冷凍はボイルなど加熱をしてからにしましょう。

ウニ

購入日に食べきり

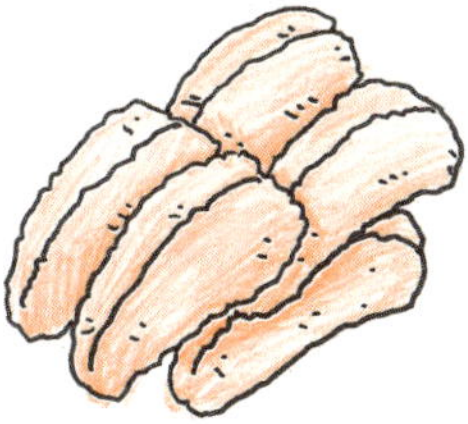

選び方

赤みがかった色のものは甘味が強く、白っぽいものはあっさりしていますが、どちらも色がはっきりしたものを。茶色くなり始めたら、鮮度は落ちています。形がしっかりしてやや盛り上がった感じのものは新鮮です。

保存方法

生ウニはでデリケートな食品なので、その日のうちに食べきるのが鉄則。瓶詰や塩漬けは製法や商品によって期限が異なるのでそれぞれの表記をしっかり確認しましょう。

刺身と並んで売っている生ウニはその日のうちに食べます。瓶詰や塩水に漬けたものは、賞味期限を参考に。冷凍ものの中には半年保存できるものもあります。

無添加のウニがおいしい

身が溶けやすいウニは乾燥させないことが大切。ミョウバンを添加して崩れるのを防いでいる市販品もありますが、苦みがあり味が落ちます。添加物表示を確認するといいでしょう。

スモークサーモン

開封後5日

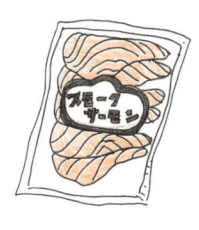

市販品の表示

賞味期限

1週間

保存温度

10℃以下

「カネハチフーズ」が教えてくれた

開封後に食べられる期間

5日

開封後の保存方法

10℃以下で冷蔵

パッケージのまま冷蔵して5日から1週間保存できます。開封後は冷蔵で5日以内に。冷凍品を-18℃で保存した場合の賞味期限は、1カ月から長いものは10カ月と幅があります。

半解凍でスライスできる

冷凍品は冷蔵庫で自然解凍が基本。塊のものは半分解凍したところでスライスすると切りやすいのですが、解凍してから切るのと比べて切り口が少し粗くなります。

わかめ（生・塩蔵・乾燥）

塩蔵なら開封後 10日

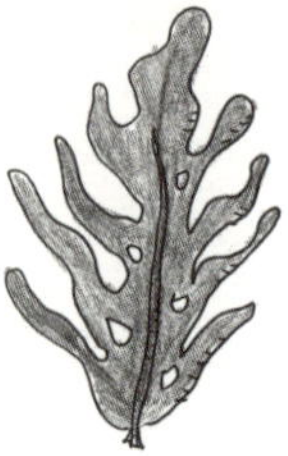

市販品の表示

消費期限　賞味期限

3〜5日（生）、60日（塩蔵）、1年（乾燥）

保存温度

冷蔵（生、塩蔵）、常温（乾燥）

「日本わかめ協会」が教えてくれた

開封後に食べられる期間

賞味期限日まで（生）
10日（塩蔵）、半年（乾燥）

開封後の保存方法

冷蔵（生、塩蔵）、冷暗所（乾燥）

生わかめは劣化が進むと柔らかくなってきたり、ベタついたりします。生魚などの生鮮食品と同じと考え、なるべく早く食べきりましょう。また、乾燥わかめのおいしさを保つには、冷暗所に保存し、湿気を避けることが大切です。

3種のわかめを使い分け

加工方法により色々な種類があるわかめ。一番使い勝手がいいのは乾燥のカットわかめですが、生わかめを使い本来の歯ごたえを楽しむのもいいですね。また、塩蔵わかめは塩漬けの作用で、比較的長く保存可能。

昆布（塩蔵・乾燥）

乾燥なら開封後 10カ月

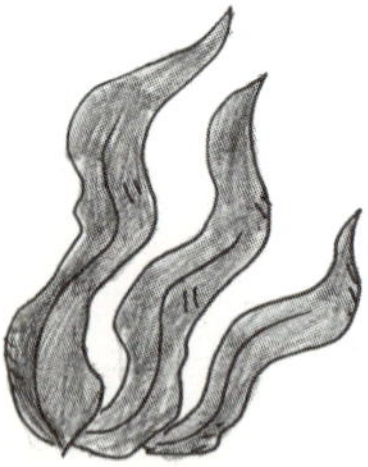

市販品の表示

賞味期限

2カ月（塩蔵）、1年（乾燥）

保存温度

冷蔵（塩蔵）、常温（乾燥）

「昆布関連団体」と「日本昆布協会」が教えてくれた

開封後に食べられる期間

賞味期限日まで（塩蔵）
10カ月〜1年（乾燥）

開封後の保存方法

冷蔵、冷凍（塩蔵、乾燥）

塩蔵昆布は冷凍保存も可能です。-15℃以下で、約1年保存することができます。また、開封後の乾燥昆布はビニール袋などに入れて冷蔵庫か冷凍庫に入れましょう。時々、天気の良い乾燥した日に半日ほど日に当てるとより長もちします。

だしをとった昆布も冷凍保存

乾燥ものは缶や密封容器に入れて保存しましょう。昆布は5〜10センチぐらいの幅に切っておくと使いやすくなります。なおだしをとった後の昆布は冷凍保存できます。料理に使ったり、まとめて佃煮に。

第7章
野菜・果物

野菜は購入するときが勝負!
新鮮なものの見分け方を知って上手に付き合いましょう

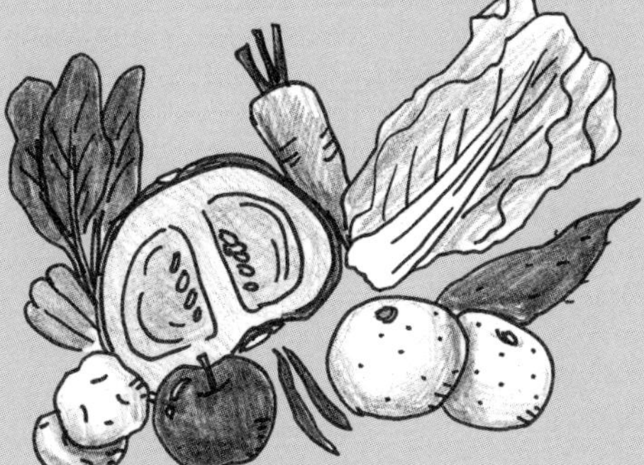

長もちする野菜

長もちする野菜には水分が少なめで土のついたものが多いのが特徴。下記にあげた日数はどれもカットなどせずにまるごと保存した場合。根菜は立てて、畑に生えている時に近い状態で保存しましょう。

かぼちゃ	2～3カ月	新聞紙に包んで涼しいところに置いておけばOK。
たまねぎ	2カ月	風通しのいいところにネットで吊るしておけば常温保存可能。
白菜（冬もの）	1カ月以上	冬の白菜は室内でも長もち。夏は野菜室に入れて4～5日中に。
にんにく	1カ月以上	ネットに入れて冷暗所に吊るすか、新聞紙に包んでチルド室に。

この他1カ月程度もつ野菜

じゃがいも	**さつまいも**	**ねぎ（泥つき）**
にんじん	**ごぼう（泥つき・土に埋めて）**	**さといも**

いたみやすい野菜

上の野菜のように長もちするものもあれば、こちらの野菜のように1～2日でいたんでしまう野菜も少なくありません。まとめ買いは向きません。下記の野菜はどれも野菜室で1～2日までです。

もやし	安いので余分に買いがちですが、1日で急激に鮮度が落ちてしまいます。
水菜	水分が蒸発しいたみやすい。できればその日のうちに使いたい。
モロヘイヤ	葉だけをつまんで密封すれば、多少はもちがよくなります。
えだまめ（枝からはずしたもの）	味が落ちるのが非常に早いのでその日のうちに。なるべく枝つきで買いましょう。

この他1週間程度で悪くなる野菜

とうもろこし	**きのこ類**	**なす**
おくら	**さやいんげん**	**ほうれん草**

野菜が好きな温度と湿度ってどのくらい？

野菜の保存で大切なのは温度と湿度の管理です。できるだけ野菜にやさしい環境に近づけて保存しましょう。よく食卓に上がる野菜の最適な温度と湿度をまとめました。保存に適した温度が0℃なら冷蔵庫へ、10℃前後なら野菜室に保存してください。

	[温度(℃)]	[湿度(%)]
おくら	10～12	90～95
かぶ	0	90～95
キャベツ	0	90～95
きゅうり	10～13	90～95
さつまいも	13	85～90
じゃがいも(早生)	10～13	90
しょうが	14	65
セロリ	0	95～98
大根	0	90～95
トマト(完熟)	2～7	85～90
なす	8～10	90
にら	0	90～95
にんじん	0	90～95
にんにく	0	65～70
白菜	0	95～98
パセリ	0	95～98
ピーマン	7～10	90～95
ブロッコリー	0	95～98
ほうれん草	0	95～98
レタス	0	95～98

低温障害を起こしやすい野菜・果物

低温障害を起こしやすいもの

なす、さつまいも、トマト、きゅうり、バナナ、パパイヤ、パイナップル

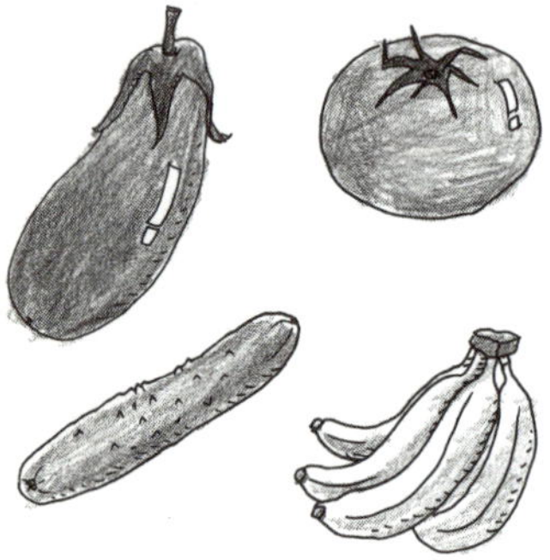

涼しい場所がないなら

野菜類の保存に適した涼しい場所が室内に見当たらないなら、断熱性に優れた発砲スチロールで保存してみて。野菜が呼吸できるように、2センチ四方の穴を二つほど開ければ完璧。

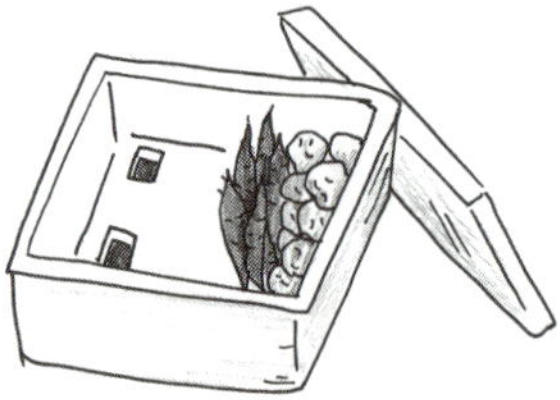

冷蔵に向かないものもある

野菜や果物は、買ったらとりあえず冷蔵庫へ入れるのが正解、と思っている人も多いはず。しかし、なかには「寒いのは苦手!」というものもあるのです。これらの食品を冷蔵庫に入れると、「低温障害」にかかってしまいます。これは、人間で言えばしもやけのようなもの。きゅうりは皮がベトベトする、トマトは身が柔らかくなるなど、そのほかにも斑点が出るなど、その症状はさまざま。

冷蔵庫に入れると色が黒くなり、早くいたんでしまうバナナはその代表的な例。バナナと同じくパイナップルやパパイヤなど熱帯地域でとれるものの多くは、冷蔵庫での保存は向きません。しかし食前の数時間だけ冷やしておくなら大丈夫。

エチレンガスってなに？

エチレンガスを多く放出する野菜・果物

りんご、もも、メロン、アボカド、ブロッコリー

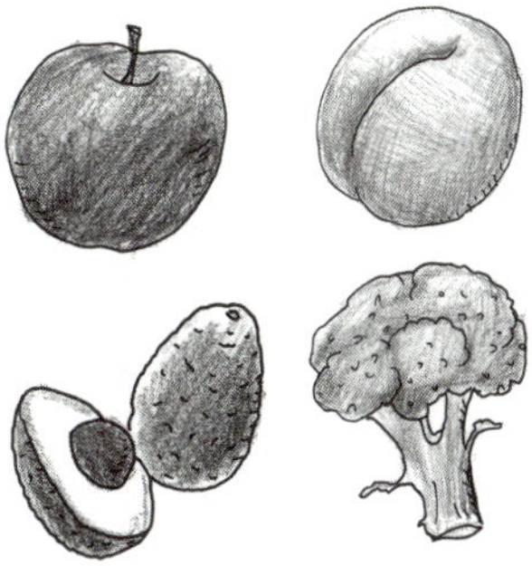

りんごは袋の口を閉めて

エチレンガスを多く放出するりんごを冷蔵庫で保存するときは、ポリ袋に入れて口をしっかり閉めるのが基本です。ただ、りんご自身の老化も進むので、食べごろに注意してください。

エチレンガスのダメージを受けやすい野菜・果物

きゅうり、ブロッコリー、さやいんげん、トマト(青いもの)、パセリ、キウイフルーツ、柿

エチレンガスってなに？

野菜や果物は収穫後も呼吸を続けています。そのときに放出されるのが「エチレンガス」です。野菜や果物の成熟・老化を進める働きがあります。特にりんごはこのガスを多く放出します。冷蔵庫の中で野菜や果物をりんごと一緒に保存すると、縮んだり、いたみやすくなってしまいます。

でも、このガスを利用することもできます。熟していないキウイや柿をりんごと一緒にポリ袋に入れれば、通常よりも早めに、熟した状態で食べられます。

最近は、スーパーなどでエチレンガスを吸収してくれるシートなどのグッズが売られています。こういったものも上手に活用して、いつも新鮮な野菜や果物を食べたいですね。

トマト

野菜室で2週間

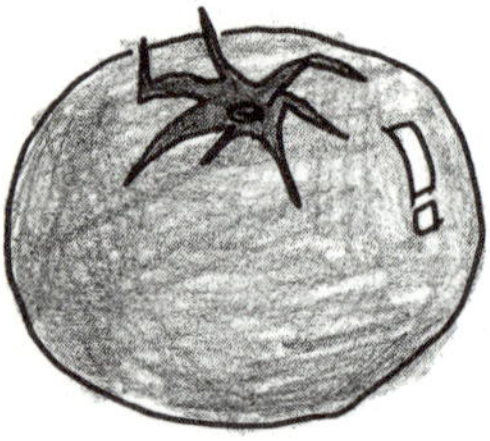

選び方

赤みが濃いものには、抗酸化作用をもつリコピンが豊富に含まれています。ずっしり重みがあり形は丸みを帯びているのがよく、そうでないものはタネの部分に隙間があったりします。ヘタの周囲の身が割れていたら避けましょう。

保存方法

青いものは室温で保存して、熟してからポリ袋に入れて冷蔵庫の野菜室へ入れます。暑い時期でなければ熟したものをそのまま冷暗所に置いても大丈夫。ヘタを下にして並べ、重ならないように保存しましょう。

トマトが余ってしまったら？

トマトが柔らかくなったり、べちゃべちゃしたりして余ってしまったら、細かくカットしたり、煮てトマトソースにして冷凍すると長もちします。旬の夏にまとめ買いして冷凍すると、いろんな料理に重宝します。

きゅうり

野菜室で2〜3日

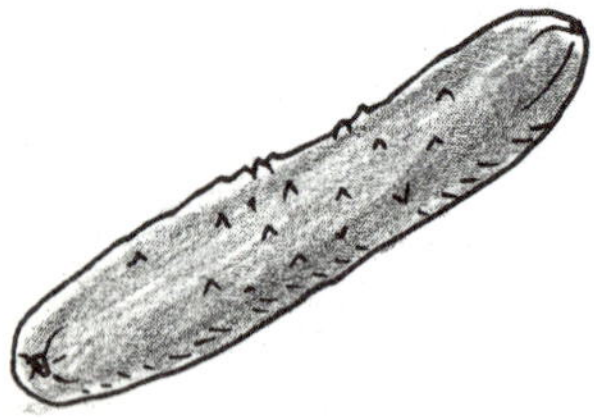

選び方

緑色が均一に鮮やかで、皮のトゲが痛いほどとがっているものが新鮮。溝があったりくぼんでいるのは避けます。曲がっていても味に関係ありません。太さはそろっている方がいいですが、あまり大きいと中の種が大きくて味がよくありません。

保存方法

袋に入れ、野菜室でヘタを上に立てて保存します。2、3日は新鮮。ただ、温度が低すぎると低温障害で腐りやすくなるので注意。水分がつくといたみやすいので、いったん袋から出して拭き取っておきましょう。

しなびてしまう前に浅漬けに

冷蔵庫の中で半分だけしなびていたりすることもありますが、そうなってしまったら食べられません。多く残りそうなときは、1/4ほどに切り、塩でもんでビニール袋に入れておけば、浅漬けのようにして食べられます。

たまねぎ　吊るして2カ月

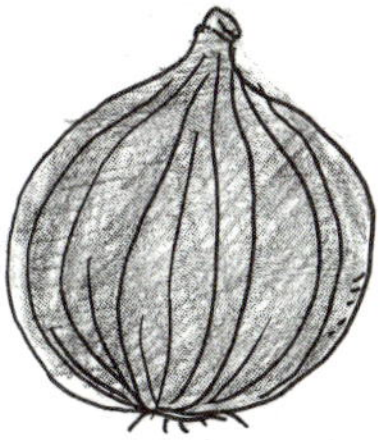

選び方

皮が乾いていて、頭が柔らかくないものを選びます。芽が出ていたり、根が伸びているものを買わないように。水分が抜けている場合があり、日もちもしません。表面の薄皮が透明でつやのある茶色のものは、新しいたまねぎです。

保存方法

日陰で湿気のない風通しのいい場所でネットに入れて吊るせば、常温でも約2カ月大丈夫。使いかけは密閉容器で冷蔵すれば2週間は食べれます。春の新たまねぎは水分が多くいたみやすいので野菜室で2週間。

たまねぎから芽が出てきたら？

たまねぎから芽が出ることがあります。芽が出始めたら窓辺など日の当たる場所に移し、10〜15センチほど伸びるまで育てましょう。育った芽は炒め物や味噌汁の具に使えます。このとき、下の部分は食べられません。

なす　野菜室で2〜3日

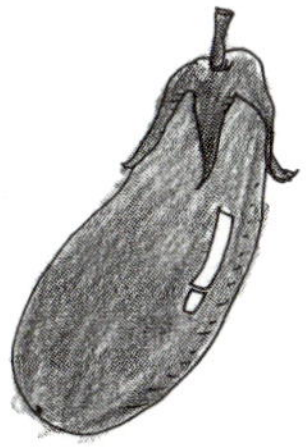

選び方

黒っぽいヘタに刺さるくらい固いトゲがあるのは、新鮮ななすの証拠です。ヘタが茶色になると、切り口も古くなっています。全体の色は濃い紫で、表面にヒビやしみ、傷がないものを選びます。旬の6月から9月には、質のいいものが買えます。

保存方法

低温や乾燥に弱いので、室内の冷暗所か、冷蔵庫の野菜室で保存袋に入れて保存しましょう。それでも2〜3日しかもたないので早めに食べきります。凍ると茶色くなったりスが入り味が落ちるので、冷凍保存は向きません。

なすの変色を防ぐ方法

切るとすぐに断面が変色し、味噌汁に入れると黒っぽくなってしまいます。しかし、油で炒めると味がよくなり、変色もしなくなります。炒めて味噌汁に入れるとあく抜きをしなくてもおいしく食べられます。

にんじん

冬なら1週間

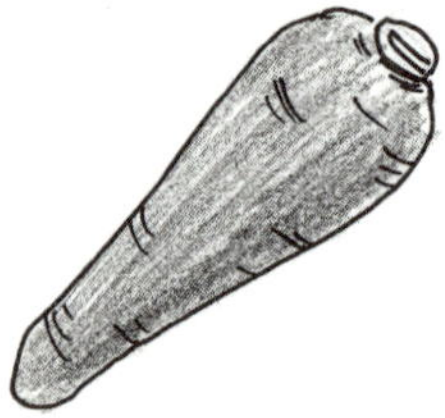

選び方

色がきれいで表面がなめらか、くぼんでいないものを選びます。葉を落とした切り口は小さいもの、ひげ根は少ないもの、首のところが青かったり黒ずんでいないものを選びましょう。またあまり太いと中に固い部分ができているので避けましょう。

保存方法

葉がついていたら落とします。水分を嫌うので、濡らさないように保存を。ポリ袋やラップ、あるいは新聞紙に包んで野菜室で冷蔵します。冬は室内の冷暗所で、1週間ぐらい保存できます。

固ゆでにして冷凍しよう

冷凍するときは、使い方に合わせて細切り、薄切り、乱切りなどにします。固めにゆでてから冷凍用パックに入れて冷凍すると2カ月ぐらい保存でき、凍ったまま火にかけられて便利です。

大根・かぶ

野菜室で10日

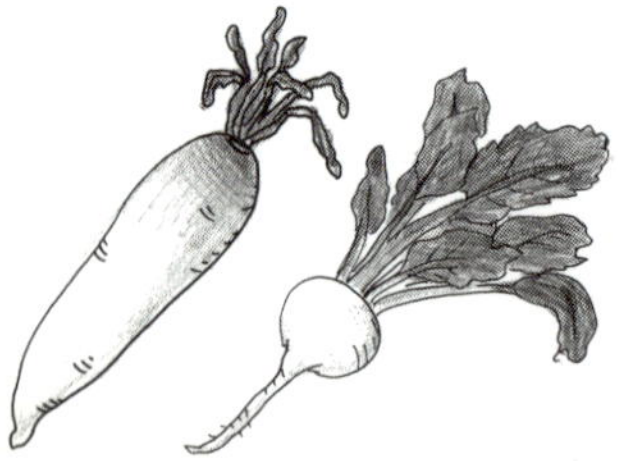

選び方

ずっしりした重みがあり、色が白くてつやがあるものを。ひげ根が長いとか大きいくぼみがあるのはやや育ちすぎです。かぶはひび割れや傷がなく、たまごより少し大きいぐらいの大きさがよく、葉は色が揃って真っ直ぐ伸びているものを選びます。

保存方法

葉がついたものは切り離して、白い部分と葉を別々にポリ袋に入れるか、新聞に包んで野菜室で保存すれば10日ぐらいもちます。大根は立てておく方が新鮮さが長もちします。使いかけは切り口にラップをかけておきます。

葉や大根おろしは冷凍可

栄養分の多い葉の部分はゆでて水気を絞り、小分けにしてラップで包み保存袋で凍らせて保存できます。大根おろしも冷凍できます。葉の部分はお総菜になりますし、大根の汁は免疫力を高めてくれます。

ごぼう

土に埋めて1カ月

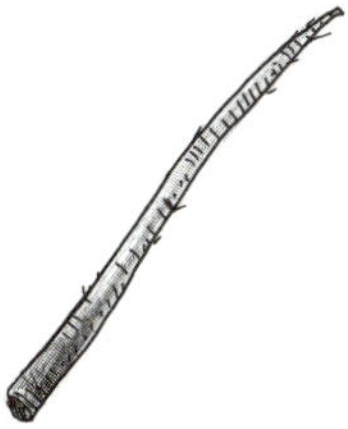

選び方

泥付きを選ぶ方がずっと長もちします。形は真っ直ぐで太さが均等、やや細めのものがいいでしょう。太いと中にスが入っていることがあります。首が黒ずんでいたりひび割れがあるものは避け、ひげ根の少ないものを選ぶようにします。

保存方法

泥付きは買ったときのポリ袋に入れたままか新聞紙に包んで、室内の冷暗所で2週間保存可能。庭がある家なら土に埋めておくと1カ月以上もちます。洗いごぼうはポリ袋に入れ野菜室で保存し、1週間以内に消費しましょう。

冷凍きんぴらでもう一品

洗った後、濡れた新聞紙にくるみラップをして、野菜室で1週間ほど保存できます。きんぴらを冷凍パックに入れて凍らせておけば、お弁当に使えて便利。また、ごぼうは皮に旨みがつまっています。薄く剥きましょう。

かぼちゃ

冷暗所で2〜3カ月

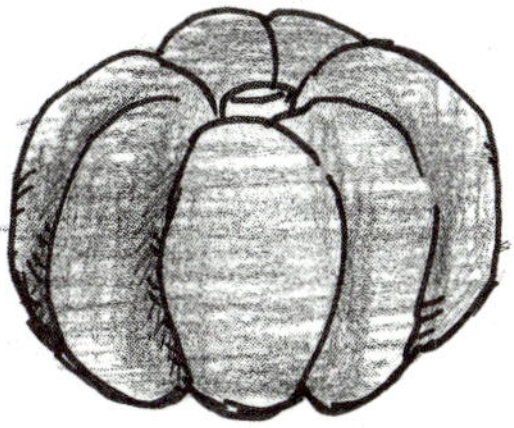

選び方

大きさに対して重量感があり、濃い緑色をしているもの、包丁でもなかなか切れないぐらい固いものがいいかぼちゃ。ヘタの切り口が乾いてくぼんだものは完熟しています。ひび割れがあるのは避けます。カットしてあるのは黄色が濃いものを。

保存方法

まるごとのかぼちゃは、新聞紙に包んで室内の風通しのいい冷暗所に置くと2〜3カ月保存できます。切ったものは種とわたを取り出してから、ラップに包んで野菜室へ入れておくとより長もちします。

切ったら野菜室で1週間

カットしたかぼちゃは冷蔵で1週間もちます。切り口がしなびたり内部が変色したら、その部分を切ったり取り除いて使っても大丈夫。冷凍する時はゆでるか電子レンジで加熱してからが原則です。

もやし

開封後翌日まで

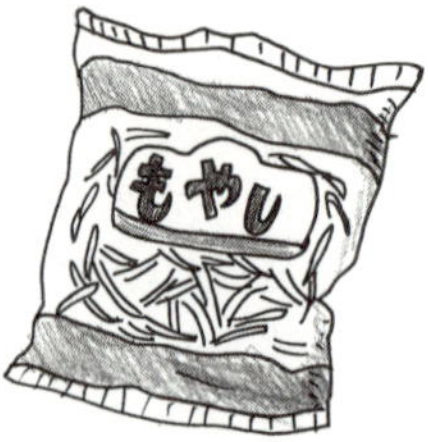

選び方

色が白っぽくて茎が太めのものが新鮮です。ひげ根が取ってあるものもありますが、そうでないのにひげ根がないのは古くなっている可能性が。黄色や茶色に変色したものも避けます。真空パックの方が保存状態はいいといえるのでおすすめです。

保存方法

なるべく当日使う分だけを買うようにします。もし保存するなら密閉パックかポリ袋の口をしっかり閉めて冷蔵室に入れ、翌日までに使いましょう。多少においがするぐらいは、変色したひげ根を取ればまだ食べられます。

熱湯をかけると5日もつ

湯にくぐらせるか熱湯をかけ、あるいは電子レンジで少し加熱して密閉保存すると5日ぐらい保存可能です。加熱後に冷凍も可能ですが、味が落ちてしまうので食べきってしまいましょう。

キャベツ

濡らしたティッシュを使って2週間

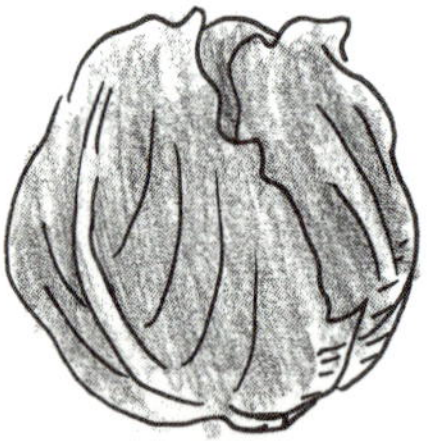

選び方

芯を見て切り口が変色していないもの、外葉の緑色がはっきりしたものを選びます。特に春キャベツは色が濃い方がいいでしょう。冬キャベツで一部紫色になっているのは寒さに触れたためで、むしろ味はよくなっています。

保存方法

カットすると切り口が黒ずみ悪くなりやすいので、長もちさせるならまるごと1個買ってきます。ラップを外してポリ袋に入れ、葉を1枚ずつはがして使います。芯が変色したら、そこだけそぎ落としていくと鮮度が保てます。

芯をくり抜くと長もちする

キャベツがいたむのは切り口や傷、芯のところから。そこで買ったらすぐ芯をくり抜いてしまいます。そこに濡らしたティッシュやペーパータオルを詰めておくと、2週間は新鮮さを保てます。

レタス（サニーレタス・サラダ菜） 小麦粉を塗って1週間

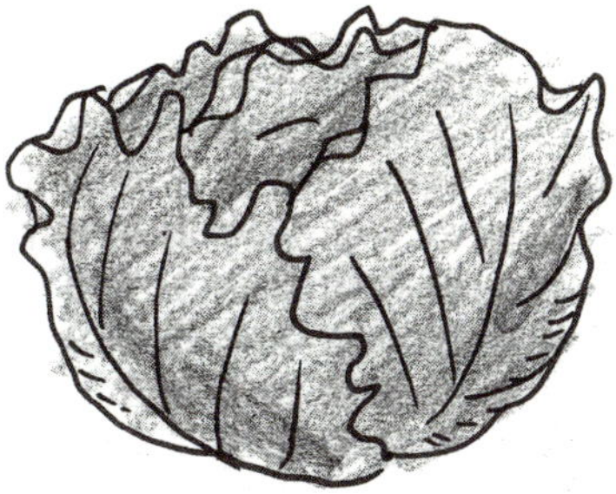

選び方

丸くて軽いのが味がよいレタスです。芯の切り口は10円玉ぐらいで小さく白いものを。重いものや芯の切り口が大きいのは、収穫時期が遅くて、葉が固く、苦みがある場合もあります。形のよくないもの、切り口が変色したものは避けましょう。

レタスはいたみやすい野菜なので、冷凍も向きません。買ってきたらまず、外の葉が折れたり破れていたら取り除き、ラップにもう一度包んで野菜室に入れます。販売されていた時に使われていたラップはレタスの保存に向いているので、このラップをもう一度使いましょう。置くときに芯を下にします。保存期間は4～5日程度。たくさん残りそうなら、炒めたりスープに入れたりします。

芯を外すか小麦粉を塗る

芯から悪くなるので、茶色くなったら少しずつ切り落とすか、最初に芯ごと外してしまいます。また少量の小麦粉を芯の切り口に塗ると、水分が抜けないのでスカスカになりません。1週間ぐらいたっても新鮮なままおいしく保存できる裏技なので使ってみてください。

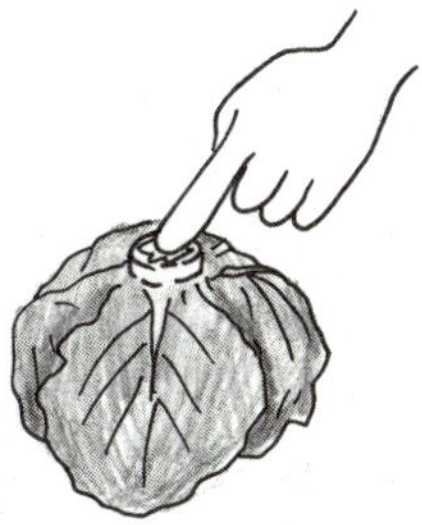

買ってきたレタスの芯に小麦粉を塗ってポリ袋に入れてから冷蔵庫に入れると長もちします。

青菜（ほうれん草・小松菜・春菊）　ゆでて冷凍すれば1カ月

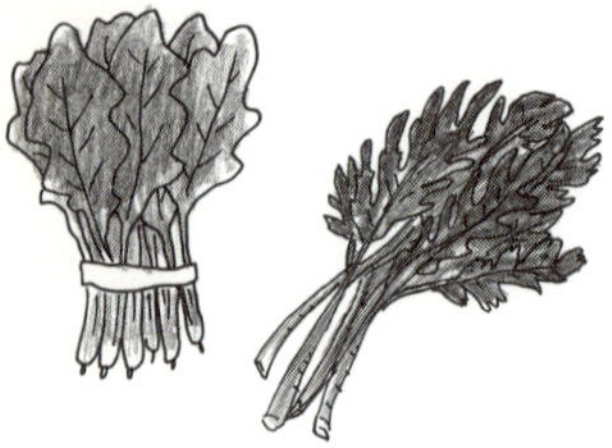

選び方

ほうれん草は濃い緑色で株が赤くて太いものを選びましょう。根の赤みが強いものは新鮮な証拠です。小松菜もほうれん草と同じように、茎が太いものを選びます。春菊は茎がしっかりとして短いものの方が、食感がいいものです。

保存方法

葉ものはなるべく立てて保存するともちがよくなります。袋に入ったものは中から取り出し、ひもがかかっていたらそれも外して、濡れた新聞紙に包んで野菜室へ。1週間ぐらいもちます。蒸れるといたむので密閉は避けます。

葉ものは最初に水をやると長もち

最初に水を張ったボウルなどに浸けて、根から水分を補給すると長もちします。すぐ使わないなら買った日のうちにさっとゆでて冷凍に。おひたしなどに使えて便利です。1カ月ぐらいはおいしく保存できます。

モロヘイヤ　野菜室で1〜2日

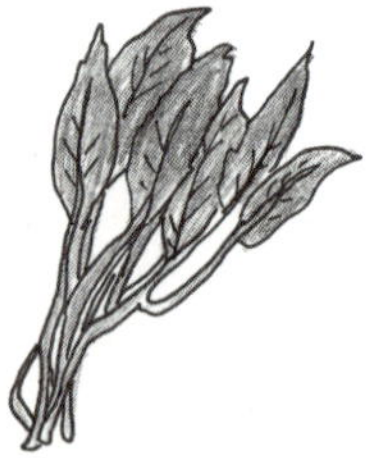

選び方

葉や切り口が変色していたり、葉が固いものは鮮度が落ちています。葉の長さが5〜6センチ程度で、葉先の方までピンとしっかりしたものを選びましょう。茎が手で折れるぐらい柔らかいものであれば新鮮な証拠です。

保存方法

ポリ袋に入れて野菜室に置きますが、日もちが悪く1〜2日しか保存できません。葉だけをつまんで冷たい水にサッと通し、水気をよく切ってから密封容器に入れて冷蔵すれば若干もちがよくなります。

ゆでて刻んで冷凍する

長く保存したいなら冷凍がいちばん。軽くゆでてから細かく刻み、小分けにして保存袋かラップに包んで冷凍室へ。凍ったまま取り出して電子レンジなどで加熱して使います。

白菜

冬の冷暗所なら1カ月

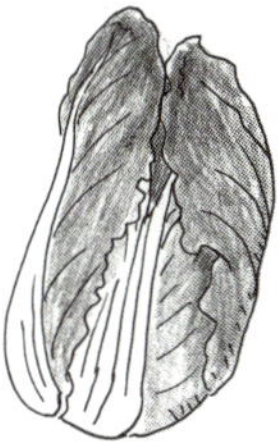

選び方

外皮が乾いていたら水分が抜けはじめているので避けた方がいいでしょう。また切り口が割れていないものを選びます。いい白菜は葉先までしっかり巻きついていて、ずっしり重い感じがします。黒い斑点があっても特に問題はありません。

保存方法

冬の白菜はもちがよく、室内保存ができます。湿らせた新聞紙で全体をくるみ、芯を下にして冷暗所に置けば1カ月以上大丈夫。1枚ずつ葉を外して使い、残りをまた新聞紙に包んでおきます。夏は冷蔵で4～5日がめやすです。

断面が平らなものを選ぶ

カットしたものを買うときは、断面が膨らんでいないのが新鮮。ラップで包んで野菜室で立てて保存します。できれば5日以内に使います。また食べる大きさに切って生でも冷凍できます。

水菜

ゆでて冷蔵なら2日

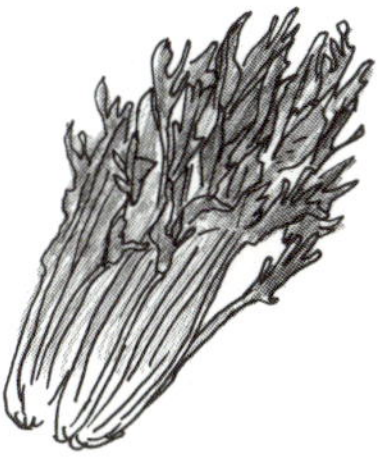

選び方

根からいたむので、根は白くてきれいなものを。茎も真っ白で細くて、葉は緑色でみずみずしく、白い茎と色の対比が鮮やかなものを選びます。また一つの株が大きいものがよいので、手に持って見た目より重い感じがするものを選びましょう。

保存方法

濡らした新聞紙に包んでからポリ袋に入れて野菜室に置くか、またはゆでてから密封容器に入れて冷蔵すれば劣化のスピードをやわらげられます。それでも2日以内をめやすにして食べるようにしましょう。

生のまま切ってから冷凍

冷凍するなら、生のまま切って小分けにして保存袋に入れます。調理の際は、凍ったまま加熱して使います。ゆでてからも冷凍保存できますが、筋が口の中に当たる感じが強くなるのでおすすめできません。

ピーマン

野菜室で1週間

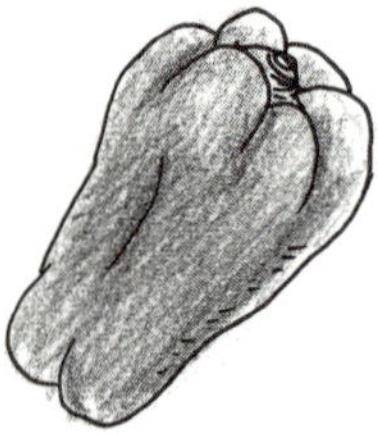

選び方

ヘタがピンと立っていて、切り口が古くなっていないかを調べます。果肉の表面はつやのあるものがよく、しわがあったら鮮度が落ちています。形が悪かったりへこんでいても味には関係ありませんが、持って軽い感じがするものは避けましょう。

保存方法

穴開きのポリ袋に入っているものは、そのまま野菜室に入れて1週間もちます。ただし水気が苦手なので、出し入れのときに濡らさないように注意。なお、普通のポリ袋で口をゆるく閉じて保存しても大丈夫です。

ピーマンが黒ずんできた？

部屋に置いたピーマンが黒くなることがありますが、黒くなったところだけ切り落とせば残りの部分は食べられます。冷凍は、細切りにしてラップに包み保存袋に入れます。自然解凍でも、凍ったまま炒めても可。

パプリカ

野菜室で10日～2週間

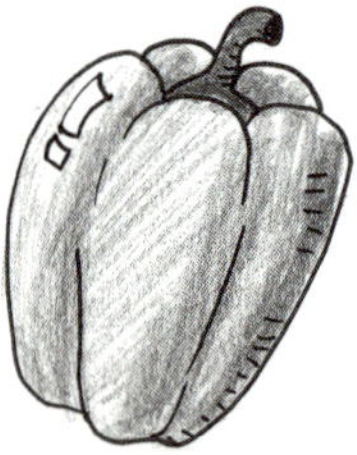

選び方

赤や黄色、オレンジなどのものがありますが、いずれも色が鮮やかで濃く、表面につやがあるものを選びます。ヘタの緑色も鮮やかなものを選び、ヘタの切り口が茶色くなっていたり、しぼんでいたら古いものですから避けてください。

保存方法

ピーマンより肉厚で、サラダで食べると甘味があります。ポリ袋に入れて口を軽く閉じ、野菜室で冷蔵します。比較的保存がきく野菜で、10日から2週間程度は大丈夫です。

皮を取るには表面を焼く

皮むきの際に、コンロの火で表面に焼き色が付くくらいまで焼いてください。黒くなっちゃったけど大丈夫？　と思うかもしれませんが、冷ましてから皮をはがすときれいにむけて、鮮やかな色が戻ります。

ねぎ

刻んで冷凍なら1カ月

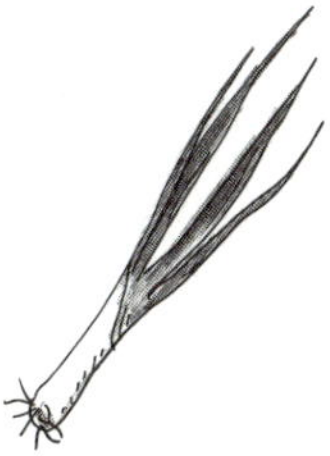

選び方

白い部分が固くてしっかり詰まっているものを選びましょう。ふかふかしたものは水分が少なく味がはっきりしません。緑色の部分は、葉先まで緑が鮮やかで茶色の部分がないものを。万能ねぎも、葉先まで緑色でしおれていないものが新鮮です。

保存方法

泥付きを買うと長もちします。そのまま新聞紙で包むか空き箱などに入れて立てた状態で、冷暗所で1カ月ぐらいは大丈夫。洗ったものは半分か3分の1ぐらいの長さに切り、ラップでぴったり包んで野菜室で冷蔵します。

万能ねぎは冷凍が便利

万能ねぎは、新聞紙に包んで冷暗所か冷蔵庫の野菜室に置くと新鮮さが保てます。また小口切りにして小分けに冷凍すると1カ月はおいしく保存できます。薬味や料理にそのまま使えるので便利です。

にら

野菜室で3〜5日

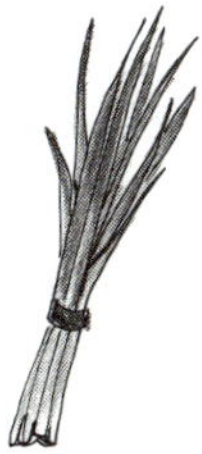

選び方

緑色が濃くて葉の肉が厚く、葉先までしっかり真っ直ぐに伸びているものがいいでしょう。一度しおれると水につけても戻らないので、しおれてクタッとしていたり、枯れて色が変わっているものは避けてください。

保存方法

食べる分だけ買うのが一番ですが、冷蔵もできます。最初に根から水を吸わせ、濡らした新聞紙で包み、さらにポリ袋で密封して野菜室で保存すると3〜5日ぐらいもちます。包むときに葉先を折らないよう注意しましょう。

熱湯をかけて冷凍する

冷凍するときは、切って熱湯をかけてから。ややしんなりしたらやわらかくなりすぎないうちに水気を切り、冷まして小分けにして冷凍パックに入れるかラップに包んで冷凍室へ入れます。2カ月ぐらい保存可能です。

にんにくの芽

野菜室で1週間

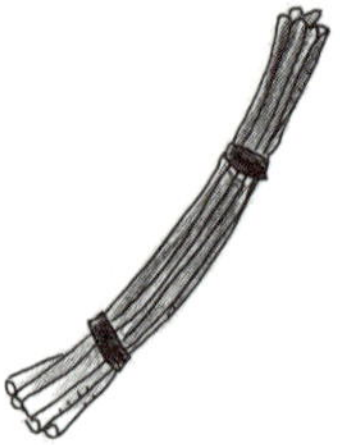

選び方

買うときは切り口が固くなっていないかどうかを見ましょう。固いものは採ってから時間がたっています。真っ直ぐで太さと長さがそろっているもの、触ってみて柔らかく弾力があるものを選ぶと食感もよく、おいしいです。

保存方法

冷凍で売っているものが多いですが、味は生の方がよく、筋っぽい感じがしません。保存期間は野菜室でラップをして1週間程度。塩を少し入れた湯でゆでてから、ラップをかけて冷凍するとおいしく保存できます。

「芽」ではなく本当は茎

「芽」といっても、実はにんにくの茎。炒めものやあえものにしたり、火を通してからサラダにします。やや固いと思ったら、生のままラップにくるみ電子レンジで1分ほど加熱するとよいでしょう。

ししとう

野菜室で4〜5日

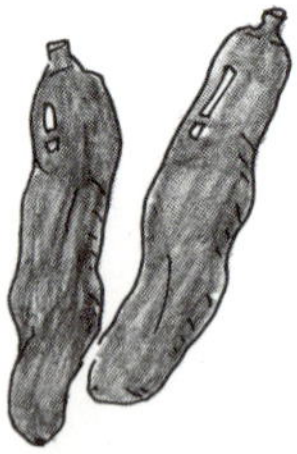

選び方

皮が固くなく、ツルツルしていないものがいいでしょう。少ししわがあるぐらいの感じのものの方が、柔らかくて食べやすいです。色は濃い緑色がよく、ヘタの切り口がきれいなものを選びます。ヘタが黒ずんでいるものはよくありません。

保存方法

水がつくのを嫌うので、湿気ないように穴開きのポリ袋に入れて野菜室で保存します。買ったときのパックのまま冷蔵してもかまいません。4〜5日ぐらいもちます。ヘタが黒くなってきたら、その部分を切り取って使えます。

調理中の“爆発”に注意

そのまま加熱すると中の空気が膨らんで破裂することがあります。炒めものや揚げものをする前には、かならずあらかじめ串で穴を開けたり、包丁で切れ目を入れて破裂を防止しましょう。

おくら　野菜室で5日

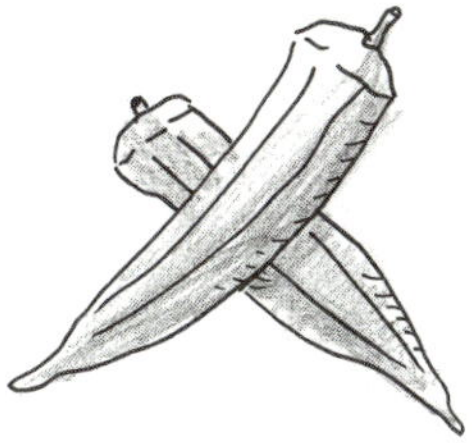

選び方

新鮮なものは表面にうぶ毛がびっしり生えています。また全体に緑色が濃く、先の方も緑のものを選びます。角が茶色いものや大きすぎるのは育ちすぎです。ヘタの切り口が乾いていたら、もう新鮮さが失われたものです。

保存方法

いたみやすい野菜なのでなるべく2～3日で食べきります。野菜専用の保存パックに入れてファスナーを閉め、野菜室で保存すると5日ぐらいはおいしく保てます。低温は苦手なので、冷やしすぎないように注意しましょう。

小口切りで冷凍保存

乾燥と低温に弱く5℃以下では低温障害を起こします。でも冷凍保存は可能。さっとゆでるか、後で加熱するなら生のまま小口切りにして、冷凍用パックに入れます。約1カ月使えます。

ブロッコリー・カリフラワー　野菜室で4～5日

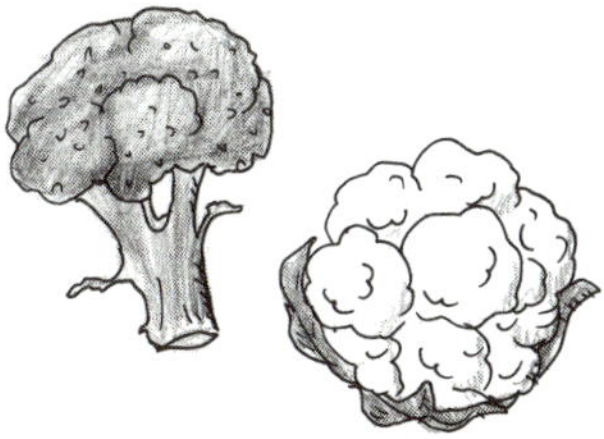

選び方

鮮度のよいブロッコリーは濃い緑色で、一つ一つのつぼみ（花蕾）が硬く締まっています。黄色や茶色になっているのは古いものです。カリフラワーも花蕾が締まったものがよく、外側の葉は元気でしおれていないものを選びます。

保存方法

ラップをかけて野菜室で冷蔵します。軸を下に向けて置きましょう。4～5日保存できます。房ごとに切り分けて固めにゆでて、ポリ袋か容器で密閉保存しても、2～3日なら大丈夫です。

ゆでて冷凍する

小房に分けて固ゆでにしたものは冷凍できます。水気をよく取ってから凍らせ、冷凍用パックに入れて空気をなるべく抜きます。サラダなら自然解凍で、加熱するならそのまま使えます。

さやいんげん・さやえんどう

野菜室で1週間

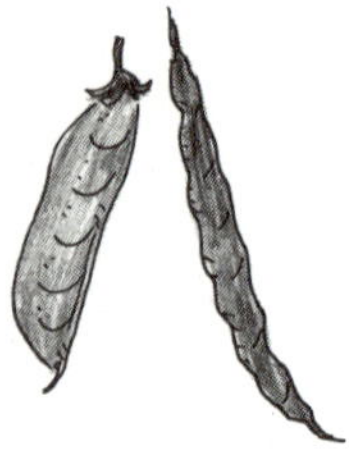

選び方

どちらも曲げるとポキッと折れるような固さのものが新鮮です。さやいんげんは肉厚で中の豆の粒がそろっており、さやが乾いていないものを選びます。さやえんどうは中の豆が小さく、ヘタやしっぽのひげが白いものがいいでしょう。

保存方法

ポリ袋に入れて野菜室で冷蔵保存すると1週間もちます。乾燥を避けるため、新聞紙でくるんでからポリ袋に入れるといいでしょう。ゆでたものはラップで包むか密閉容器に入れて冷蔵室へ。2～3日なら味が落ちません。

水気を取ってから冷凍

たくさん余ったら冷凍保存します。筋を取って固めにゆで、冷凍用パックに入れて冷凍庫へ。水気をよくふいておくと互いにくっつかずばらばらに凍結し、小分けにして使えて便利です。

アスパラガス

野菜室で2～3日

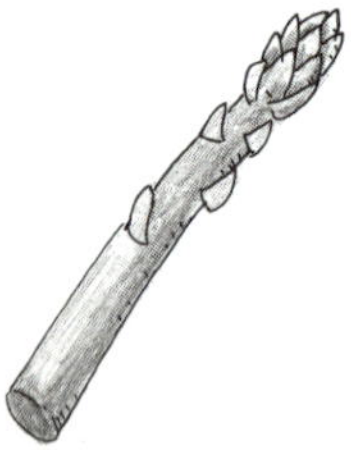

選び方

穂先がつぼんでいて、茎の太さが一定のものがいいでしょう。あまり太すぎるものではなく、中太ぐらいのものが味はよいとされています。切り口が乾いていたり、色が変わっているもの、茎にしわが寄っているものは味がよくありません。

保存方法

根元の固いところと、はかま（表面の三角の部分）は取り除いておきます。水気が逃げないようポリ袋に入れ、立てて野菜室で冷蔵しますが、2～3日しかもちません。早めに食べるようにしましょう。

保存するならゆでて冷凍

固めにゆでて冷凍すれば歯ごたえを失わずおいしく保存できます。よく水気を取って食べやすい大きさに切り、小分けにして冷凍用パックで冷凍します。加熱調理なら凍ったままでOKです。

れんこん

カット前なら1週間

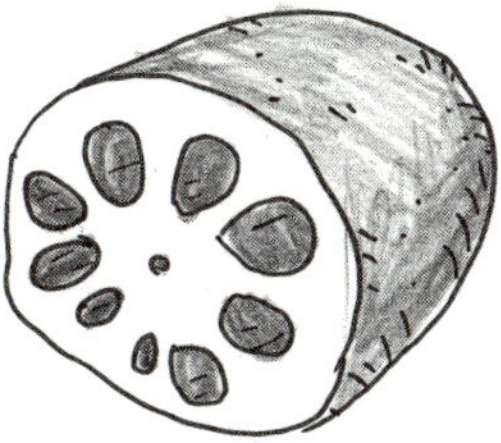

選び方

太く真っ直ぐで形がよく、皮が薄茶色でみずみずしいものを選びます。穴は小さくて内側が白いものがよく、中に泥が入っていたり黒くなっているものは避けます。また、節でつながっているなら、先の方に付いているものがおいしいものです。

保存方法

カットしていなければ室内の冷暗所で1週間もちます。冷蔵庫では、乾燥しないよう新聞紙に包むかポリ袋の口を開けた状態で野菜室へ。塩水につけてから切り口にラップをかぶせて冷蔵すれば、変色を防げます。

冷凍は加熱調理してから

冷凍するときは、先に輪切りや乱切りにして軽くゆで、冷めたら保存袋に入れて冷凍庫にしまいます。使うときは凍ったまま火にかけられます。甘辛味に炒めたキンピラの状態で冷凍しておけば一品プラスが楽チンに。

にがうり（ゴーヤ）

冷暗所で1〜2週間

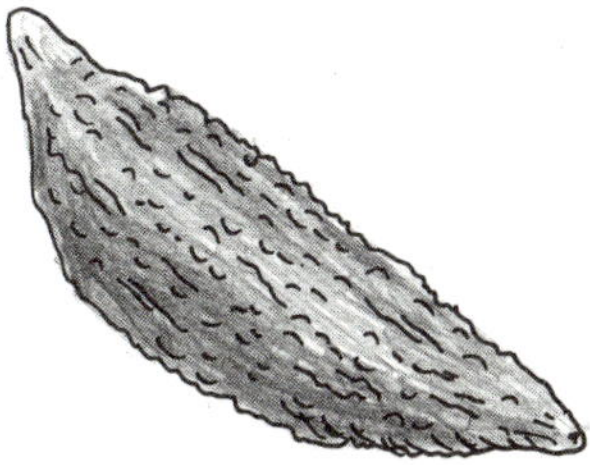

選び方

根元が膨らんでいたり、持って軽い感じのするものはあまりよくありません。太さが均一でずしりと重いものを選ぶといいでしょう。イボが多くてハリとつやがあり、皮に弾力があることも、いいにがうりであることを示しています。

保存方法

1本丸ごとなら2日ぐらいは常温保存可能。濡らした新聞紙に包んで冷暗所に置くと1〜2週間もちます。使いかけは種とわたを取り、濡らしたキッチンペーパーで巻いてラップにくるみ野菜室へ。1週間程度なら大丈夫です。

塩揉みで苦みを抑える

苦みを抑えたいなら、薄切りにして塩揉みにし、5分ほど置きましょう。また、薄切りにしたものを冷凍用パックに入れて冷凍しておくと、約3カ月保存できます。使うときは解凍せずそのまま加熱します。

セロリ

野菜室で3〜5日

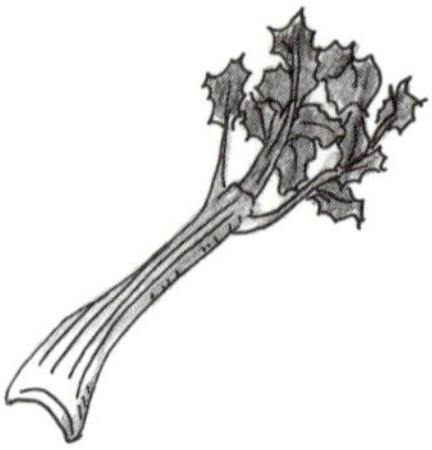

選び方

茎が肉厚で固く、縦の筋がはっきり入り、でこぼこしているようなものが新鮮です。そういったセロリは切り口が丸まっていて、水気が十分にあります。外側の葉は濃い緑のものを選びましょう。根元が割れているものはあまりよくありません。

保存方法

買ったらすぐに葉を切り取り、茎をキッチンペーパーで包んでラップを巻くと、野菜室で3〜5日ぐらい保存可能。なるべく立てて入れます。キッチンペーパーを濡らし根の部分に当てると、よりみずみずしさが保てます。

葉は香味野菜になる

葉の部分は捨てないで、洋風料理の香りづけに使いましょう。冷凍用パックに入れて冷凍し、袋に入れたまま揉み砕いて使います。スープや炒めものなどに少し加えると、ひと味違った味わいになります。

かいわれ

野菜室で1週間

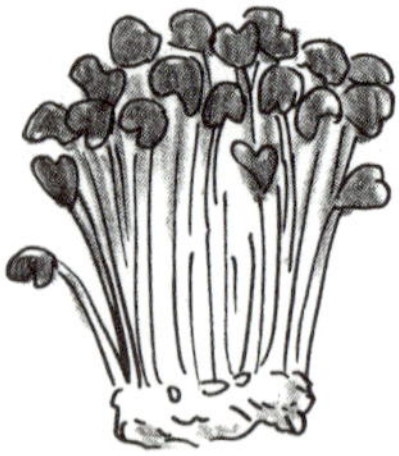

選び方

葉の色が緑色でみずみずしく茎は白いもの、そして軸がしっかりと立っているものが新鮮です。茎がパッケージよりも伸びているものは育ちすぎておいしくありません。葉が黄色くなっていたりするものも避けた方がいいでしょう。

保存方法

スポンジに植えられ透明容器に入った、買ったままの状態での保存が一番長もち。上にラップをして野菜室で1週間もちます。食べる前に使う分だけ取ります。なるべくスポンジが乾かないように水をさすといいでしょう。

生か最小限の加熱で

ビタミンC・鉄・カルシウムが豊富なかいわれ。ビタミンCは流れやすいので、水洗いはさっと済ませます。栄養を保つためには加熱は最小限にとどめましょう。汁の実なら最後に入れればOK。

たけのこ

冷蔵庫で1週間～10日

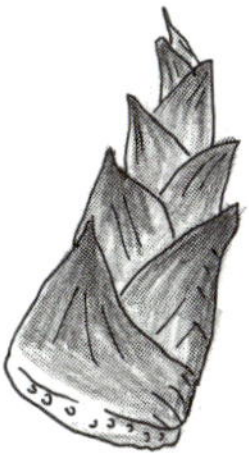

選び方

弾丸のような形をしてずんぐりと太く、皮が湿ってつやのあるものがいいでしょう。根元に赤い斑点が多かったり、先の部分が黄色く開いているもの、また緑色のものは、育ちすぎだったり古くなっていておいしくないので避けましょう。

保存方法

生のたけのこをゆでたものは、密閉容器で水に浸けて冷蔵庫で保存。毎日水を替えて、1週間から10日ぐらいもちます。真空パックや缶詰のものも同様にして保存します。残ったらラップに包んで冷蔵し早めに使います。

生のたけのこはすぐゆでる

生は時間が経つとアクが強くなるので、早めにゆでます。皮つきで全体がひたるよう水を張り、ぬかと赤トウガラシを入れて落としぶたをし、約1時間弱火でゆでます。そのまま一晩置いてから使いましょう。

とうもろこし

野菜室で1週間

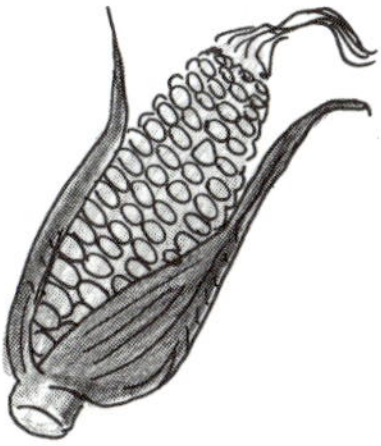

選び方

なるべく緑の皮付きのものを買いましょう。ひげと実の数は同じなので、茶色のひげがふさふさしているものは実も豊かです。干からびた感じのものはおいしくありません。皮がむいてあるものは、弾力があり重みのあるものを選びます。

保存方法

鮮度を考えれば、すぐにゆでて食べるのが一番。余ったら冷ましてからラップをして密閉容器に入れ、翌日までに食べます。味は落ちますが、皮付きのまま1本ずつ新聞紙で包み、野菜室で立てておくと1週間は食べられます。

粒にして冷凍する

ゆでた状態で冷凍することもができますが、そのままだと場所を取るので、粒にして保存しましょう。市販の冷凍コーンのように料理に使えますが、固まってしまわないよう小分けで冷凍を。約3カ月保存可能です。

じゃがいも

野菜室で1カ月

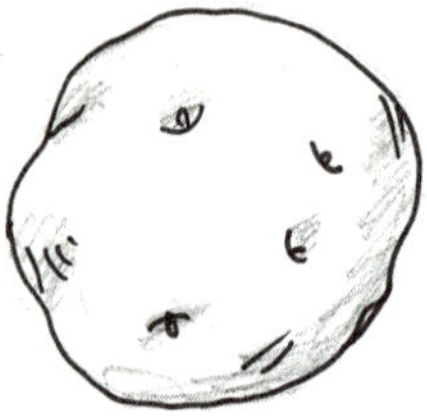

選び方

味がよいのはあまり大きすぎないものです。でこぼこしていなくて、皮が黄色くしわがないもの、重みのあるものを選びます。緑色をしていたり大きいものは日が当たりすぎて味が落ちています。もちろん芽が出たりキズがあるものは避けます。

保存方法

光に当たると発芽するので、新聞紙か紙袋に入れて冷暗所で保存します。夏は冷蔵庫の野菜室へ入れましょう。新聞紙で包んでからポリ袋に入れて冷やしすぎを防ぎます。1カ月は保存可能です。

マッシュポテトで冷凍を

使いかけはラップをして野菜室へ。そのままでの冷凍はパサパサになってしまうのでできませんが、電子レンジで加熱してマッシュポテトを作り冷凍すると1カ月保存できます。コロッケにもすぐ使えて便利です。

さつまいも

冷暗所で1カ月

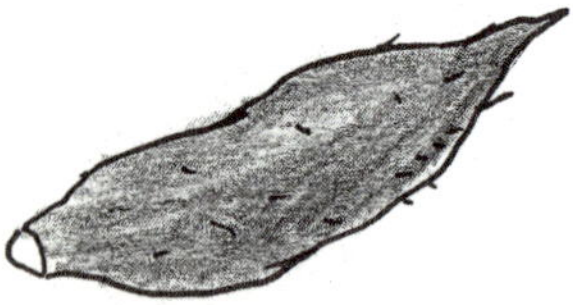

選び方

種類により多少色は異なりますが、大きさは中ぐらいで丸くふっくらして、でこぼこやひげ根が少ないものを選びます。毛穴が深いものは筋が多いのであまりおいしくありません。黒い斑点や変色した部分があるものは避けます。

保存方法

13～15℃での保存が向くので、新聞紙に包んで冷暗所に置くだけで1カ月は大丈夫。冷蔵庫には入れません。ビニール袋に入っているものは、出さないとむれていたみやすくなります。使いかけはラップをかけて野菜室に。

採りたては甘くない？

さつまいもは冷暗所などに保存しておくと水分が抜け、でんぷんが糖分に変わり甘みが増します。冬場は外に置くと低温障害を起こすので、室内で保存します。また、傷をつけたり濡らすといたむので注意しましょう。

さといも

冷暗所で1カ月

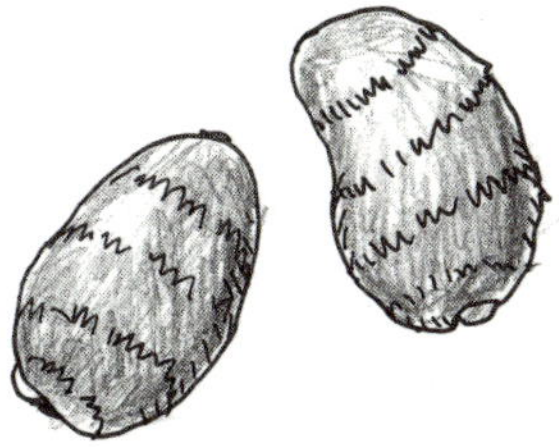

選び方

泥付きでも乾燥に弱く、表面にヒビが入ったりします。泥が付いて湿っているものがいいでしょう。形の悪いものは味が落ちることがあるので、丸い形のものを選びましょう。緑色や赤黄色になったものはおいしくありません。

保存方法

長くもたせるなら泥付きで、まとめて新聞紙で包むかザルなどに入れて冷暗所に置きます。これで1カ月はもちます。土に埋めて保存しておくと、より長く鮮度が保てます。低温を嫌うので冷蔵庫には入れないようにします。

冷凍は火を通してから

電子レンジで加熱するか、固めにゆでてから冷凍します。凍ってもくっつかないので、冷凍パックから一つずつ取り出せます。料理の際は、凍ったまま加熱調理を。煮物など味付けしたものも冷凍可能です。

やまいも

冷凍で1カ月

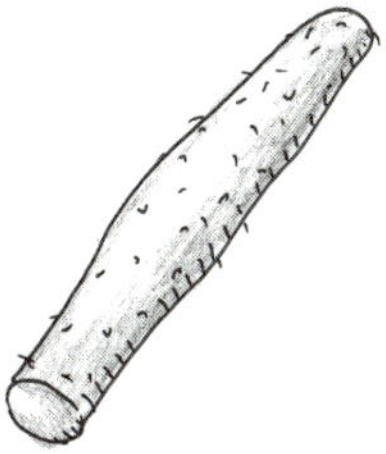

選び方

やまいもの中でも長芋は、あまり細くなく、ひげ根が多い方が味がよいです。いちょうの葉の形をした大和芋は、ひげ根が少なくて薄茶色のものがおいしいので確認しましょう。どちらも皮に張りがあり、傷がないものを選びます。

保存方法

いもの中ではいたみやすい方ですが、カットする前の皮がついたものなら室内で2週間保存が可能。新聞紙に包んで冷暗所に立てておきます。使いかけはラップに包みポリ袋に入れ、野菜室へ入れれば1週間ぐらいもちます。

冷凍なら1カ月大丈夫

おろして冷凍しておくと、自然解凍してすぐ食べられます。細切りなどにカットしたものも冷凍可能。こうすることで1カ月もつようになります。ただし、小さくカットしていないままの大きい状態は冷凍には向きません。

にんにく

醤油漬けなら1年

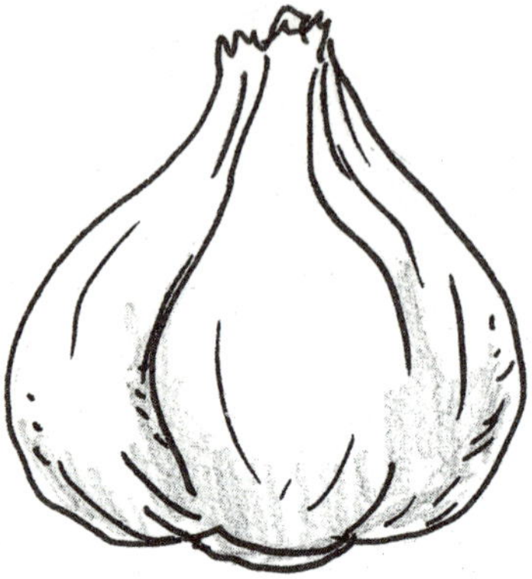

選び方

皮が白く、実が締まっていて大きさのわりに重みがあるものが味や香りが優れています。乾燥しすぎて実が縮んでいるものはよくありません。芽が出たり、出かかっているものも避けます。

ネットに入れて冷暗所に吊るしておくと1～2カ月もちますが、保存に最適なのは、－3℃で湿度70％前後の暗くて風が通るようなところ。冷蔵庫に入れるときは、新聞紙に包んでチルド室に入れるとよいでしょう。なおしぼんだり芽が出たら、味が落ちてしまっているので料理に使ってもおいしくありません。

醤油漬けで1年保存可能

冷凍するときは皮をむき、スライスしたり細かく刻んでから。1カ月はもちます。また醤油漬けにすると常温で1年もちます。食べごろは漬けて2、3カ月してから。香りがうつったにんにく醤油も調味料として重宝します。

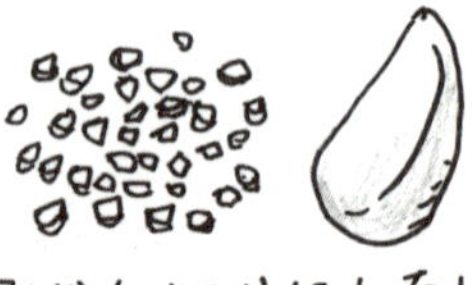

みじん切りにしたり、一かけずつ皮をむいてから冷凍すると、解凍後の使い勝手がよくて◎

薬味いろいろ　みつばは冷凍で1カ月

わさび　冷蔵で1カ月

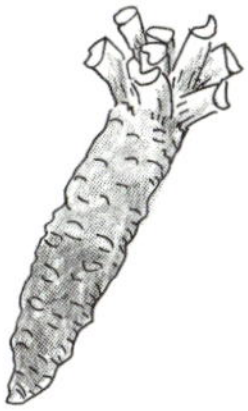

選び方

よいわさびは緑色が鮮やかで茎が太く、全体的にほぼ太さが同じものです。手にとって重量感のあるものは、水気を多く含んでいて新鮮です。

保存方法

ラップでぴったり包み、さらにポリ袋に入れて冷蔵庫に保存すると1カ月は保存可能。表面が黒くなっても問題ありません。表面を削るとうま味や辛味も失われるので、そのままに。ラップに包んで冷凍してもOK。そのままおろすことができます。

しょうが　冷凍で2～3カ月

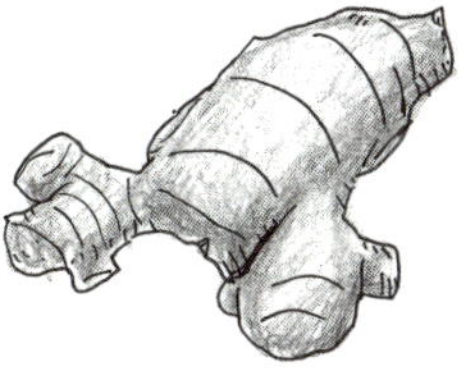

選び方

実が詰まっていて、張りとつやがあるものがよいです。厚みがあり、しわやキズがなく、全体に黄金色だとなおいいでしょう。乾燥したものは避けます。

保存方法

常温で1週間、ラップに包んで冷蔵で2週間保存できます。冷凍する場合は、細切りやおろししょうがにしてラップで包むか冷凍パックに入れます。2～3カ月使えます。まるごとでも冷凍できますが、解凍せずに凍ったままおろしましょう。

みょうが　冷蔵で1週間

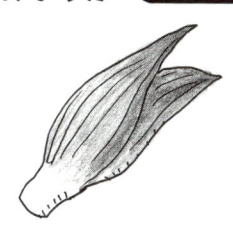

選び方

中身がしまって固く、丸みがあり、色つやがいいものを選びます。花が出ていたりスカスカなものは苦みがあったりして、味や香りがよくありません。

保存方法

庭先でも見かけることがある香味野菜。乾燥すると香りが抜けるので、湿った新聞紙で包みポリ袋に入れ野菜室で保存します。それでも冷蔵で1週間、少しずつ買って使いきるのが基本。余ったら刻んでから冷凍用パックにまとめて入れて冷凍します。

みつば　冷凍で1カ月

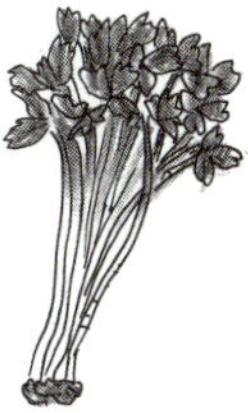

選び方

香りが命なので、まずは香りが落ちていないか調べます。葉と茎がみずみずしくて張りがあり、鮮やかな緑色をしているものならば新鮮です。

保存方法

乾燥すると香りがなくなるので、新聞紙で包んでポリ袋に入れて野菜室に保存。または水の入ったコップに立てて入れ、全体をラップで包んで冷蔵室へ。1週間ぐらいもちます。軽くゆでて切り冷凍したみつばは1カ月使え、そのまま料理に入れられますね。

しいたけ

カサを下にして1週間

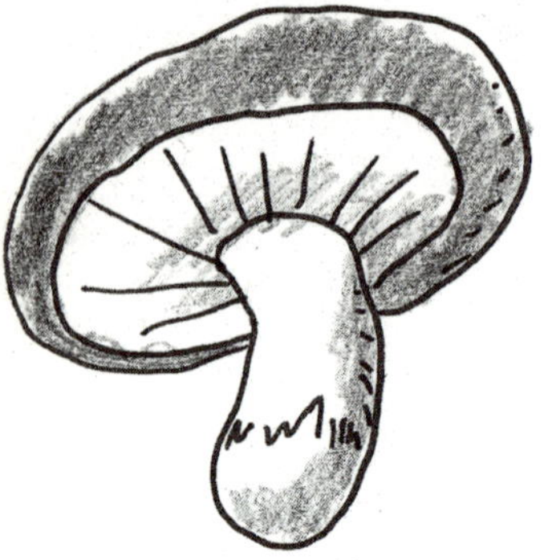

選び方

軸の部分が太く、カサの表は茶褐色、裏は白くてひだがきれいなものを選びます。肉厚でカサが開いていないものの方が新鮮です。カサが開ききってしまっていたり、カサに切れ目があるものは避けます。

買ったときの袋のままか、ネットに入ったものは乾燥しないようにラップに包むかポリ袋に入れて野菜室で保存します。このときカサの方を下にして置くこと。軸の方を下にすると胞子が落ちてカサの色が黒ずんでしまいます。これで1週間保存できますが、水分に弱いのでラップやポリ袋の中にできた水滴で濡れないように注意します。

きのこは冷凍保存に向く

そのまま冷凍用パックに入れて冷凍できます。軸を取ってスライスしてから冷凍するのも便利。まるごとの場合はやはりカサを下に向けて冷凍します。加熱調理は凍ったままでしましょう。ほかのきのこ類も同様に冷凍保存ができます。

干ししいたけの大敵は湿気

干ししいたけは常温保存で賞味期限が1年間のものが多いですが、湿気で悪くなるので一度封を切ったら密封容器に入れて冷暗所へ。水に浸けたままでも冷蔵庫で4～5日もつので、使う予定があれば早めにもどしても大丈夫です。

きのこいろいろ　野菜室で5日

エリンギ　野菜室で5日

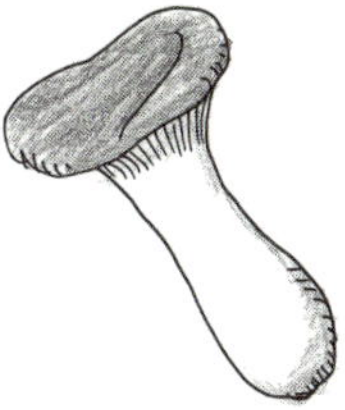

選び方

カサがあまり開いてなく、ふちが巻き込んでいるぐらいのものが新鮮です。軸は固くて白く、弾力があるものを選びます。綿のようなものは食べても大丈夫。

保存方法

野菜室で5日もちます。洗うと味が落ちるのでそのまま調理し、使い残しはラップにくるんで野菜室へ。買ったときのパックで保存可能ですが、水滴がつかないよう穴を開けて湿気を調節します。きのこ類は水を嫌うので濡らさないように。

えのき　野菜室で5日

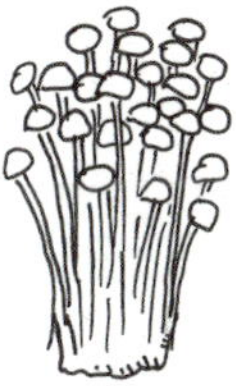

選び方

カサが固めで小さく、大きさがそろっていて、全体にピンとした感じのものがよいでしょう。白いものほど新鮮です。変色していないか確認を。

保存方法

買ったらすぐに野菜室へ。5日は新鮮です。使いかけは水分を取りポリ袋に入れて保存します。根元の部分は食べるまで取る必要なし。生でもゆでてからでも冷凍できますが、炒めて冷凍するとすぐ食べられ、生で冷凍するよりも長もちします。

しめじ　野菜室で5日

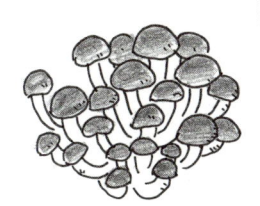

選び方

カサが小さくて茎は白く太く、全体的に量感があるものがいいでしょう。多少の色の違いは問題ありませんが、黒褐色に変色したものは味が落ちています。

保存方法

パックのまま野菜室で5日ぐらいもちますが、包装を1カ所開けて中に湿気がたまらないようにするとさらに長もち。使い残しは水気を取り、石づきは取らずにラップに包むかパックに戻します。調理しても生のままでも冷凍で1カ月は保存可能。

なめこ　冷凍で2週間

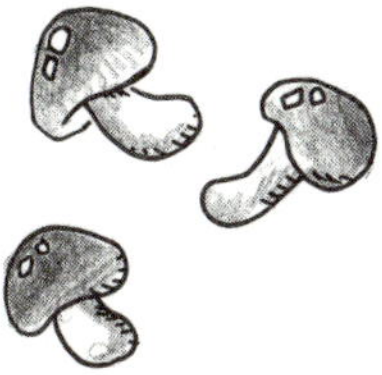

選び方

袋入りは、袋自体が膨らんでいないもの、中が濁っていないものを選びます。根付きのものは色が薄く、カサが閉じていてぬめりが少ないものを。

保存方法

きのこの中ではもちが悪い方で、未開封のまま冷蔵しても5日まで。袋入りのものは袋ごと冷凍でき、根付きのものは洗って湯通ししてから冷凍袋で冷凍。どちらも2週間程度保存できます。食べるときは凍ったまま味噌汁などに入れて加熱解凍を。

まめいろいろ

えだまめ　野菜室で翌日まで

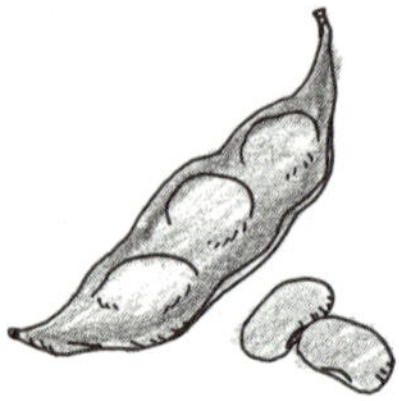

選び方

枝付きで買うのが基本。豆のさやが短く枝に密集したものがよいでしょう。枝やさやが茶色くなっているものは避け、緑色が濃いものを選びましょう。

保存方法

鮮度が落ちやすいので、枝つきで買いすぐ塩ゆでにして食べるか、枝を1～2センチ残したまさやを外してポリ袋に入れ野菜室へ。翌日中に食べきります。保存するなら固めにゆでて水気をとり冷凍するのが一番。冷凍用パックで2カ月もちます。

そらまめ　ゆでて冷蔵で3日

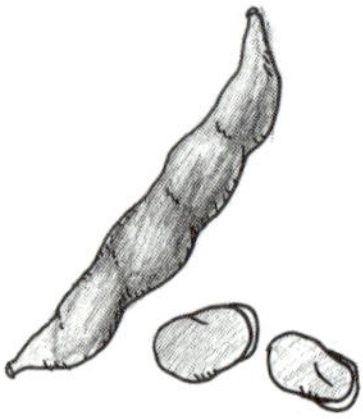

選び方

さやの緑色が鮮やかで、一つのさやに3個以上豆が入ったものを選ぶとよいでしょう。背筋が茶色くなっているものは鮮度が落ちています。

保存方法

さやから出すと鮮度が落ち固くなるので、なるべくさや入りで買い、そのままビニール袋に入れて冷暗所か野菜室で保存。すぐに豆を出してゆでれば、袋に入れて冷蔵庫で3日程度もちます。固めにゆでたものを冷凍すれば、2カ月は食べられます。

大豆　乾燥豆なら1年

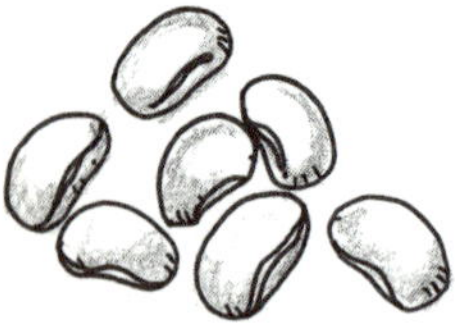

選び方

豆類は形が整っていて全体的に粒がそろったものを選びます。大豆の場合はこのほかに、皮の色つやがよくて張りがあるものがよいでしょう。

保存方法

乾燥豆は長もちしますが湿気と暑さに弱く、虫がつくことも。缶や密閉容器に入れて冷暗所に置いておくのが基本。冷蔵庫で保存してもかまいません。大豆の場合は油分が多く油が劣化して味が落ちるので1年以内をめやすに使うのがいいでしょう。

あずき　冷暗所で2年

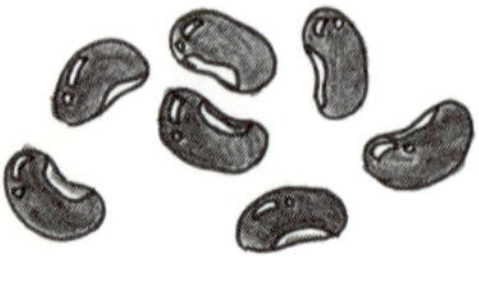

選び方

皮が薄くて赤色が濃く、色つやがいいのがいいあずきです。さらに大きめでふっくらした感じのものであればOK。色が黒ずんでいるのは固くなっています。

保存方法

皮が固く、2年ぐらい保存しても大丈夫。缶や密閉容器に入れて冷暗所に。乾燥剤も一緒に入れておくとなおよいでしょう。あまり古くなると渋みが出て味が落ちます。あずきは煮る前に水にひたす必要はなく、さっと洗ってすぐ煮るようにします。

カット野菜

開封後**当日のみ** 注意!

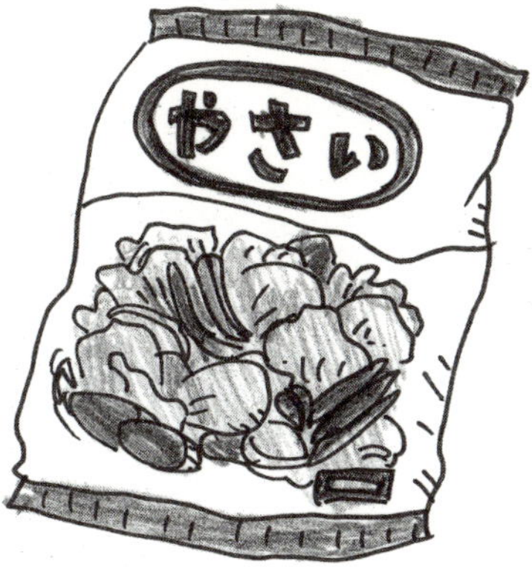

市販品の表示

消費期限

2～4日

保存温度

10℃以下

「野菜加工メーカー」が教えてくれた

開封後に食べられる期間

当日のみ

開封後の保存方法

10℃以下で冷蔵

スーパーなどで売っているカット野菜は、10℃以下での保存を条件に「消費期限」が2～4日のものが多くなっています。しかし生野菜なので、一度封を開けたら冷蔵庫に入れてその日のうちに食べきるのが基本です。食べきるための食品と考えて使うのがいいでしょう。

手間いらずで野菜をとる

献立に合わせて複数の野菜をそろえたものから単品まで、カット野菜にはたくさんの種類があります。ほとんどのものはカット後に洗浄して水切りしてあり、すぐに調理したり生で食べられるのでとても便利です。

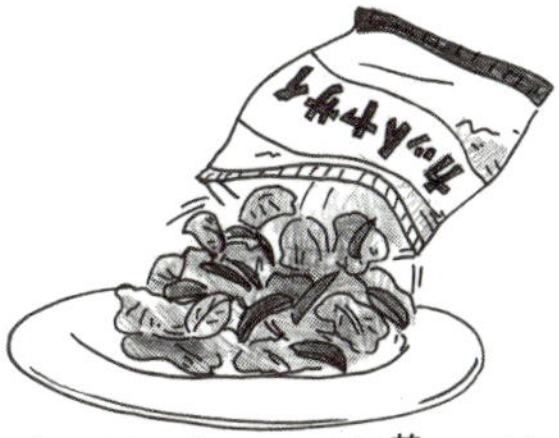

丸ごと売りの野菜に比べ、3割程度ビタミンなどが消失しています。栄養のことを考えて量を多くして食べましょう。

漬け物　開封後 賞味期限日まで

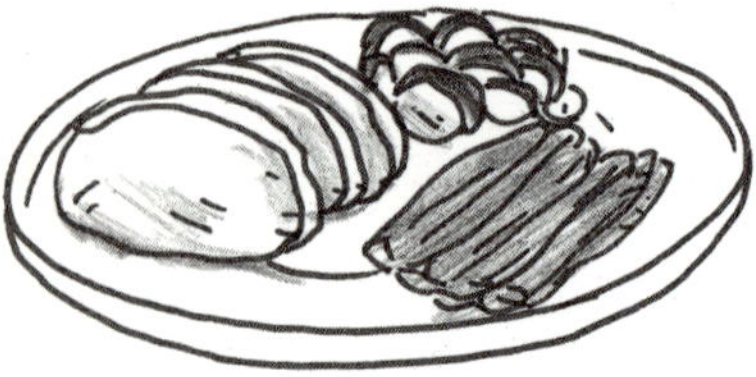

市販品の表示

賞味期限	1～2カ月
保存温度	常温

「漬け物メーカー」が教えてくれた

開封後に食べられる期間	賞味期限日まで
開封後の保存方法	冷蔵

保存用に塩漬けにしたのが始まりですが、今では低温流通・保存を前提に浅漬けや減塩ものが多く出回っています。賞味期限は10日から2カ月などまちまち。たとえば浅漬けなら常温保存は無理で冷蔵庫で5日間まででです。漬け物を買ってきて開封したら、つけ汁ごと密閉容器にうつして冷蔵保存します。食べる直前に冷蔵庫から出して、食事が済んだらなるべく早くしまうようにしましょう。

家でぬか漬けを作るには

家でぬか床ごとぬか漬けにしたものは、室温で置いておいて問題ありません。ただ何も漬けていないときも、夏は朝と夜1回ずつ、冬も1日1回かき混ぜるようにしましょう。そうしないと空気が入らずに発酵が止まってしまいます。

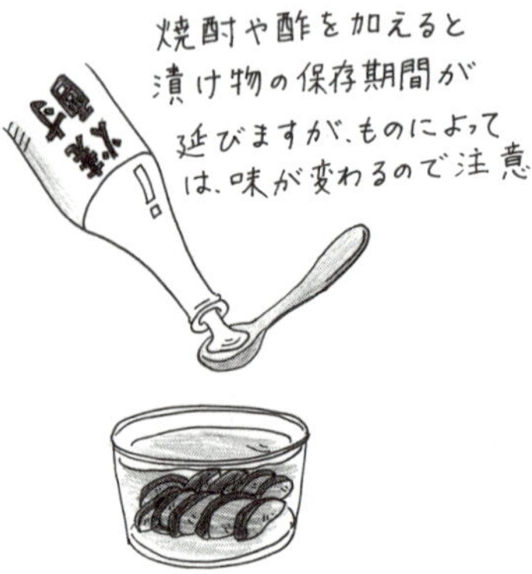
焼酎や酢を加えると
漬け物の保存期間が
延びますが、ものによっては、味が変わるので注意

梅干　開封後製造日から3年

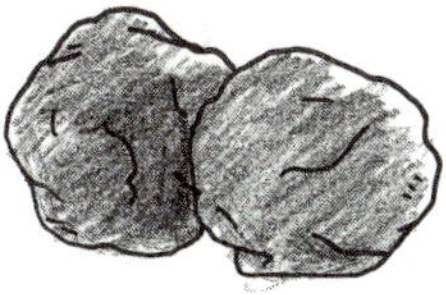

市販品の表示

賞味期限

1年（白干し梅干）

保存温度

常温

「丸惣食品」が教えてくれた

開封後に食べられる期間

製造日から3年
（白干し梅干）

開封後の保存方法

冷蔵

梅干は大きく、白干しタイプと調味タイプに分けられます。白干し梅干は、塩だけで漬けたもの。腐らないため、何年でも保存がききます。一方で塩分を落とした調味梅干は白干しほど日もちしません。賞味期限をよく確認しておきましょう。

冷凍保存はダメ

「梅干は腐らない」というのは、きちんと冷暗所に保存していた場合の話。高温・多湿などの状況下ではカビが生えてしまいます。また、繊維がこわれてしまうため、冷凍も禁止です。

キムチ　浅漬けキムチは1～2週間

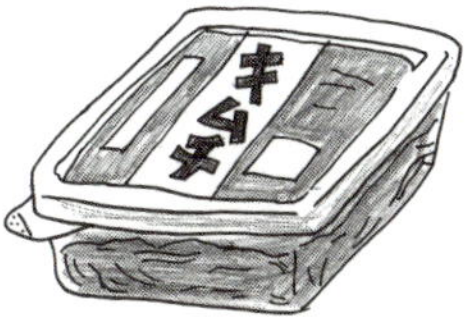
キムチ

市販品の表示

賞味期限

1～2週間

保存方法

10℃以下で冷蔵

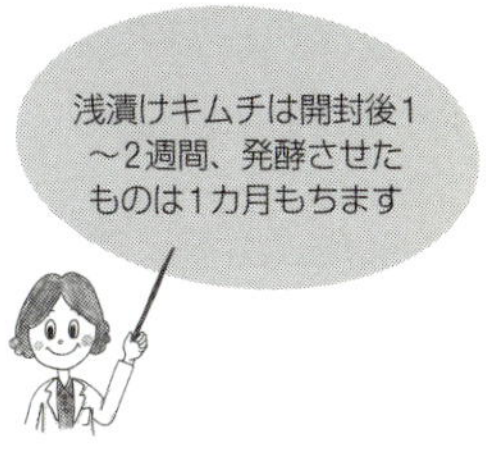
浅漬けキムチは開封後1～2週間、発酵させたものは1カ月もちます

キムチは、材料によって賞味期限が異なります。開封したら密閉容器に入れて、チルド室か冷蔵室の上の方で温度が低いところに置きます。買ったときに袋が膨らんでいるのは、発酵が進んだ結果ですから心配ありません。

発酵するほど酸っぱくなる

韓国で使われているキムチ用冷蔵庫は、0℃～-1.5℃程度に温度設定されています。この温度だと4カ月から1年間キムチが保存できます。発酵すると酸っぱくなるので、酸味が苦手なら冷凍して発酵を止めましょう。

バナナ

購入してから1週間

選び方

付け根がきれいで、皮が十分に黄色くなったものを選びます。付け根が黒くなっているものは早くいたみます。黒っぽいしみや、傷があるものは避けます。ただし茶色の斑点は「シュガースポット」と言われるもので、問題ありません。

なるべく風通しのいいところに置き、買ってから1週間以内に食べるのがめやすです。保存の適温は12～15℃。冷蔵庫に入れると低温障害を起こして真っ黒になるので常温で保存しましょう。黒っぽいしみがでてきたら、皮をむいてから中身をラップに包み冷凍すれば1週間ほどもちます。皮が黒くなるまでの期間は成熟度や季節によって異なります。注意しましょう。

吊るして保存がおすすめ

バナナはそのまま置くと、当たったところから皮が黒くなります。バナナスタンドのように吊るして保存するのがベスト。ひもやフックなどを利用してぶら下げてもいいですね。置くのならば尻を上側にするのがいいでしょう。

冷凍するときは、皮をむいてラップで包み保存袋に入れましょう。

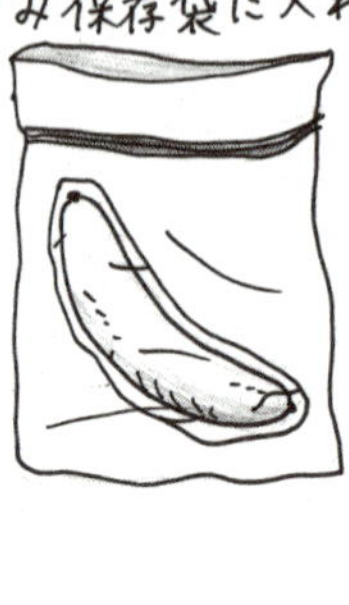

りんご　冬は冷暗所で1カ月

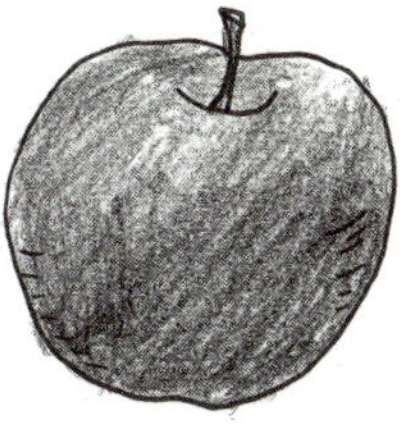

選び方

固くて形が整っているものを。軽い感じのものは実がスカスカな場合があるので、重みが感じられるものを選びましょう。「富士」のような赤いりんごは、尻の部分が青緑から黄色がかってきたら熟してきた合図。熟し過ぎると表面がべたつきます。

保存方法

冬は風通しのいい冷暗所で1カ月保存できます。たくさん手に入ったら一つずつペーパータオルで包み、新聞紙を敷いた段ボール箱に並べて入れておきます。長期保存する場合は冷蔵庫の野菜室へうつしてもOK。

エチレンガスに注意

りんごはエチレンガスを出すのでほかの野菜や果物に影響を与えます。尻を上にするとガスの発生量が多くなるので普通に立てて、冷蔵庫の中ではポリ袋で密封して保存します。

いちご　野菜室で4日

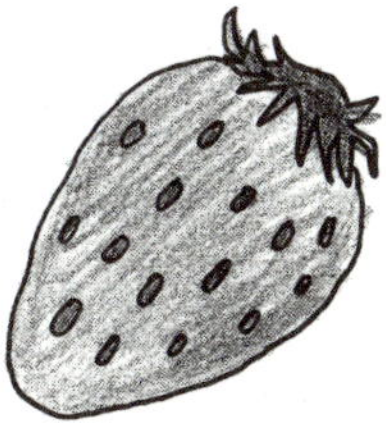

選び方

ヘタがしおれずに青くてピンとしたもの、赤い色が鮮やかでむらがなく光沢があるものが新鮮です。熟してくると、いちご特有のいい香りがしてきます。表面に傷がないか、つぶつぶがくっきり立っているかどうかも見ておきましょう。

保存方法

重ねると下からいたむので、パックから出して密閉容器で並べて野菜室で保存します。鮮度が落ちやすいのでもつのは4日ぐらい。ヘタを外すとそこから水分が抜けるので、ヘタは付けたままで保存して食べる直前に取ります。

半解凍でシャーベットに

冷凍すると組織が壊れるので元には戻りませんが、半解凍にしてシャーベット感覚でおいしく食べられます。約1カ月もちます。好みで砂糖をかけて凍らせてもいいでしょう。

みかん

冬は冷暗所で1カ月

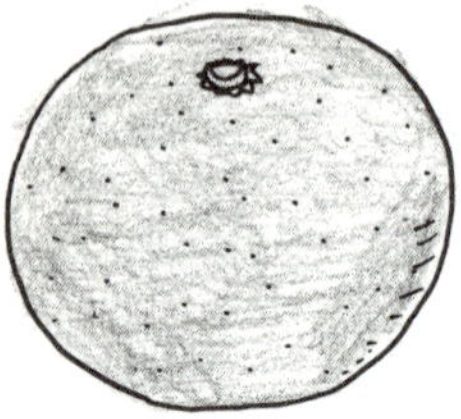

選び方

形が平らで、色が濃いものがいいみかんです。また皮が薄くてヘタが乾ききっていないものがいいでしょう。皮が浮いているのは、中の果肉がしぼんできているから。丸くなくて形が変わっているものも避けた方がいいでしょう。

保存方法

冬は室内の風通しがいい冷暗所で1カ月ぐらいもちます。ただし重ねて保存するといたみやすいので、箱で買ったらすぐに中から全部出してチェックします。もし放っておくとカビが周りに伝染して次々といたんでしまいます。

まるごと冷凍できる

みかんの冷凍は、まるごとそのまま冷凍庫に入れるだけ。下処理もなにもいらないので楽です。食べるときは外皮がむける程度に解凍すると、中はシャーベットのような食感です。大量に買ってしまった時に試してみて。

レモン・ゆず

カット後は4〜5日

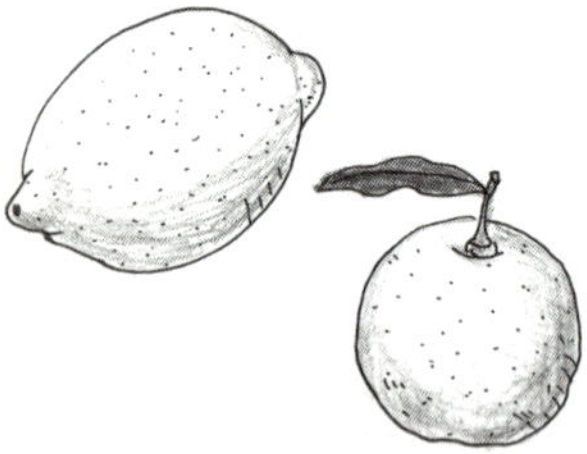

選び方

レモンは表面にしわがなくて皮が薄く、濡れたようなつやがあるものを選びます。黒くなったり色むらがあるものは避けます。また軽いものは水分が少なくて香りもよくありません。ゆずの選び方もほぼ同じですが、皮が厚いものがいいでしょう。

保存方法

風通しのいい冷暗所に置き冷蔵庫に入れるときは乾燥を避けるために新聞紙かポリ袋に入れて野菜室へ。1カ月ぐらいもちます。カットして使う場合は切り口にラップをかけて野菜室で保存し、4〜5日以内に使いきります。

ゆずの香りを冷凍しよう

ゆずは皮を使うことが多いので、皮を細切りにするか、すりおろして冷凍すると便利。ラップに包んでおくと意外と香りも残ります。搾り汁も冷凍しておけば、料理や酎ハイなど少量必要な時に便利です。

アボカド　熟してから2〜3日

選び方

ヘタが付いていた部分が黒いものは、その周りの果肉も黒くなっていることがあるので避けます。同じところを触ってみてあまり柔らかいものもよくありません。皮があまりに黒くしわが寄ったのは熟し過ぎ。皮が青黒く張りとつやがあるものを選びましょう。

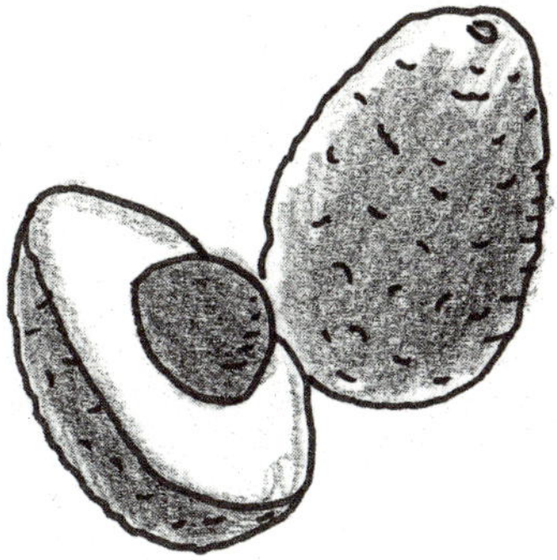

皮がまだ緑色で固い状態のまま売っているものは、常温（20℃前後）でさらに熟するまで待ちます。ただし、夏は27℃以上にならない場所に置きます。皮が黒くなり、中身が柔らかくなって弾力が出てきたら食べごろです。熟したものはポリ袋に入れて野菜室で保存します。熟してから2〜3日以内ならおいしく食べられます。

種付きの方が長もちする

皮をつけたまま縦にぐるりと一周して切れ目を入れ、両側を持って反対方向にひねるときれいに外れます。スライスしたものにはレモン汁をかければ、黒く変色するのを防げます。また種を付けたままの方が長もちするので、半分残す場合は種のついた方を。

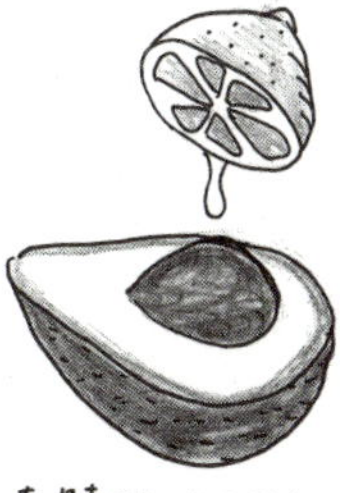

残った時は、切口にレモン汁をかけてからラップをして冷蔵すれば、切り口が黒くなるのを防ぐことができます。

もも　熟してから1〜2日

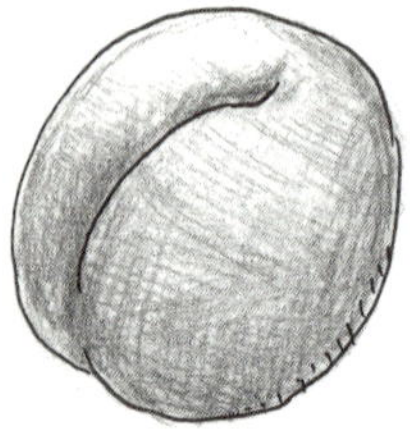

選び方

皮全体にうぶ毛があり、きれいな丸みがあってふっくらしたものを選びます。皮の色が濃いもののほうが甘く、色の濃いところに白い点々が出ていればさらにおいしいしるしです。いたみやすいので、傷などがついていないか確かめておきましょう。

保存方法

冷蔵庫に長期間入れると味が落ちてしまいます。常温で熟させてから1〜2時間冷やすのがおいしい食べ方。熟すと青みが消えて白色や桃色になり、いい香りがしてきます。ただし、ももは熟したら1〜2日しかもちません。

ぶつけないように注意

箱に入ったものは中身がいたんでいないか調べ、ふたを開けたまま保存。桃をくるんでいるビニール製のキャップ（ネット）は外します。並べるときは互いがぶつからないように。当たったり傷がつくとすぐいたみます。

ぶどう　冷蔵庫で2週間

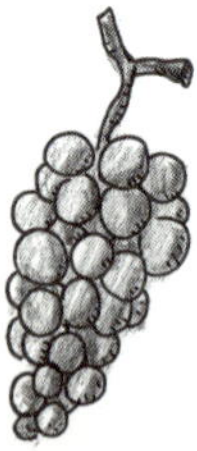

選び方

ぶどうの粒の表面に白い粉がついているのは、まだ新鮮な証拠。時間が経つと粒が落ちやすくなり、枝が黒い色になっています。なお上にある粒の方が甘く、次に甘いのが下の方で、真ん中にある粒が甘味が一番弱くなります。

保存方法

冷蔵庫に入れると味も香りも落ちるので、本当は冷暗所で保存して食べる30分前に冷やすのがおいしい食べ方です。でも冷蔵の方が日もちはします。紙に包んでポリ袋に入れて冷蔵室に置くと、夏でも2週間は食べられます。

種類ごとの選び方

巨峰は軸が緑色で粒が固く大きさがそろったものを。デラウェアもやはり粒がそろっているのを選びます。緑色のマスカットは香りがよく、熟してくると色が黄色くなってくるので薄黄色に熟したものを選びましょう。

キウイフルーツ

野菜室で1～2週間

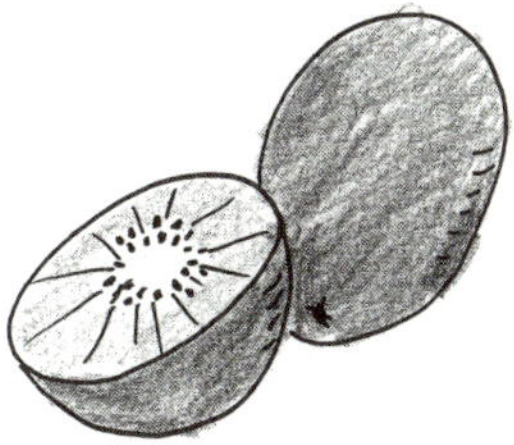

選び方

薄茶色で表面にまんべんなくうぶ毛が生えていて、きれいな形をしているものを選びます。手にとってずっしりした感じならなおいいでしょう。表面に傷があったりへこんでいるものは、中身にも影響していておいしくないので避けます。

保存方法

固いものは常温で2～3日置いて、柔らかくなるのを待ちます。りんごがあれば一緒にポリ袋に入れておくとエチレンガスの効果で早く熟します。冷暗所か、ポリ袋に入れて冷蔵庫の野菜室での保存。1～2週間ぐらいもちます。

横からは押さないで

実を軽く押して弾力があれば食べごろです。ただ横から腹の部分を押すと、そこからいたんでしまうので注意。親指と人指し指で縦方向にはさんで押してみて、ややへこむ程度なら食べてOK。

さくらんぼ

採取後3日

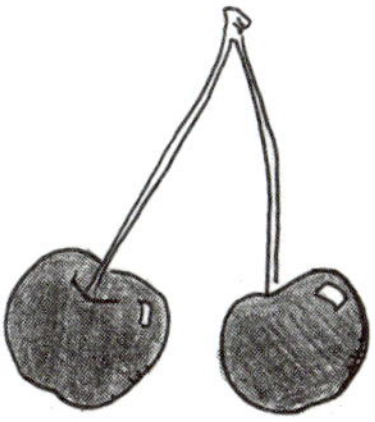

選び方

軸が茶色いものは、鮮度がよくない可能性があります。見た目にも光沢と張りがあり、色が鮮やかなものがいいでしょう。皮に褐色の斑点があるのは避けます。また運ぶ途中でいたんでいることもあるので、傷などがないかどうか注意します。

保存方法

おいしいのは採ってから3日ぐらいまでで、鮮度がすぐに落ちてしまいます。常温保存が基本。冷蔵庫に入れるならラップをかけるかポリ袋に入れますが、庫内に長く置くと甘味が飛んでおいしくなくなってしまいます。

冷水ですぐに冷える

買ってすぐなら、冷たい水で冷やして食べましょう。さくらんぼの甘味が失われないため、冷蔵庫で冷やすよりもこの方がおいしく食べることができるのです。冷蔵庫で冷やす場合も食べる数時間前に入れましょう。

洋なし

常温で5日

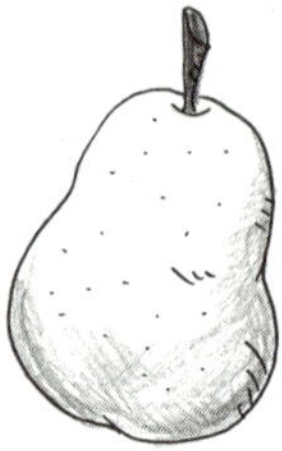

選び方

選ぶときは、香りが強くて傷がないものを。熟してくると皮が黄色っぽくなり、軸が茶色くなって乾燥してきます。ラ・フランスは、見た目はでこぼこしていますが問題なし。ジューシーで甘くて、香りも豊かです。

保存方法

日本のなしと違い、収穫後、完熟するのを待ってから食べます。常温で5日ほど置き、軸回りや尻部分が柔らかくなったら食べごろ。袋に入れて冷蔵すると、熟成を止められ、食べる数日前に出して常温に置くといいでしょう。

完熟したらすぐ食べる

完熟するといたみやすくなっているので、完熟したらすぐに食べます。すぐ食べられる、熟した状態で売っていることもありますから、買う前にお店の人に状態を確かめるといいでしょう。

柿

野菜室で1カ月

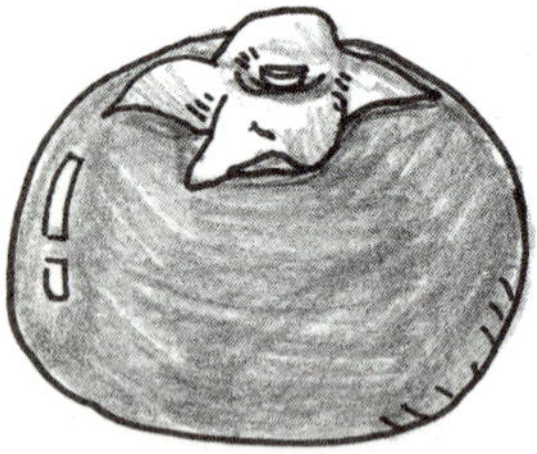

選び方

固めで果肉にごまのような黒い斑点があるものがいいでしょう。柔らかいものは早く味が落ちます。表面につやと張りがあり、重みがあり、色が均一のものを選びます。またヘタが果実と密着して鮮やかな緑色をしているのは良品です。

保存方法

ポリ袋に入れるか新聞紙に包んで野菜室に入れておくと、1カ月ぐらいもちます。固いままでも食べられますが、常温に置いておくと4〜5日で熟してきます。ただあまり柔らかいものは保存がきかないので注意しましょう。

熟したら冷凍保存

熟して柔らかくなりすぎた柿も、冷凍すれば保存できます。冷凍袋に入れておくと1〜2カ月もちます。水っぽくなった柿の皮はむきにくいので半解凍で皮をむいて食べるといいでしょう。料理の甘味としても使えます。

すいか　カット後2～3日

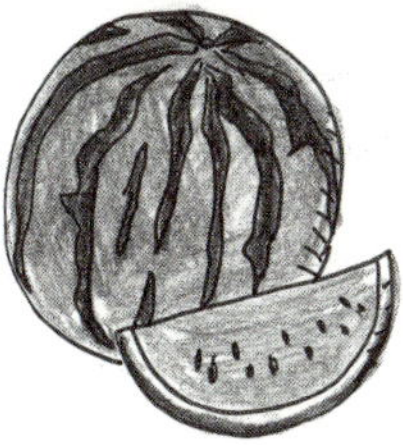

選び方

縞模様のコントラストがはっきりしていて、きれいな丸い形をしたものを選びます。お尻の部分が黄色みを帯びているのは熟してきた証拠。熟していないものは白くなっています。ヘタが茶色いものは、とってから時間が経っています。

保存方法

すいかの味が落ちるのを防ぐには、まるごと買って野菜室に入れるのが一番。冷蔵庫に入りきらなければ風通しのよい日陰へ。4～5日もちます。切ると味が抜けますが、2～3日ならラップで包んで冷蔵できます。

なぜすいかを叩くのか

昔から、すいかは叩いていい音がするとおいしいといいますね。鈍い音がするのは、熟し過ぎているのです。なお切って売っているものは、赤が濃く、種が黒く切り口が崩れていないものを選びます。

メロン　カット後2～3日

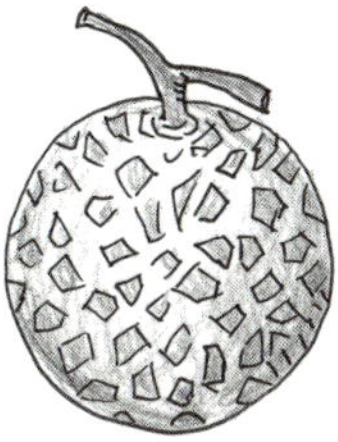

選び方

マスクメロンは網目が細かくて盛り上がっているものを。全体的に青いものは未熟です。プリンスメロンは、表面の色が変わっていたり、斑点がついていないものを選びます。大きさのわりに重みがあるのが、肉が厚くておいしいメロンです。

保存方法

常温で保存して、熟したら食べる1～2時間前に冷蔵庫で冷やします。切ったものは種を取り除き、ラップをかけて冷蔵庫へ。2～3日ぐらいもちます。皮から外して適当にカットし、密閉容器で冷凍すると、約2カ月もちます。

食べごろの見分け方は

メロンは収穫してから5～7日ぐらいで熟します。お尻が柔らかくなり始めて香りが増し、叩いて音が濁ってきたら食べごろ。めやすとなる日付表示があるものは、それも参考にしましょう。

パイナップル

カット後2〜3日

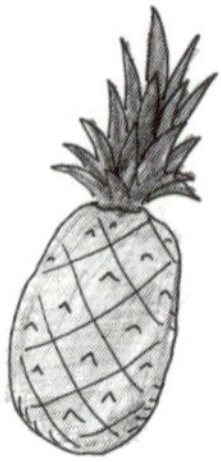

選び方

おいしいのはやや下膨れで、表面につやがあり、全体が丸っぽくて下の方がやや赤いもの。さらに外から叩いてみて、中身が詰まった感じの音がするものがみずみずしくておいしい。さらに重みがあり、香りがよく、葉の緑が濃いものを選びます。

保存方法

基本的に冷蔵は向きませんが、熟した状態で収穫しているので、すぐ食べない場合は新聞紙で包んで野菜室へ。包丁を入れた後の食べ残しは、切り分けてラップをかけるか密閉容器で冷蔵室へ。夏で2〜3日、冬は10日もちます。

横に置くと甘みが均一に

パイナップルは下から上へと熟成していくため、甘さが下の方に溜まりやすくなります。そこで、まるごと保存するときは、葉を上にせずに横向きか逆さに置くと全体に甘くすることができます。

栗

冷凍で6カ月

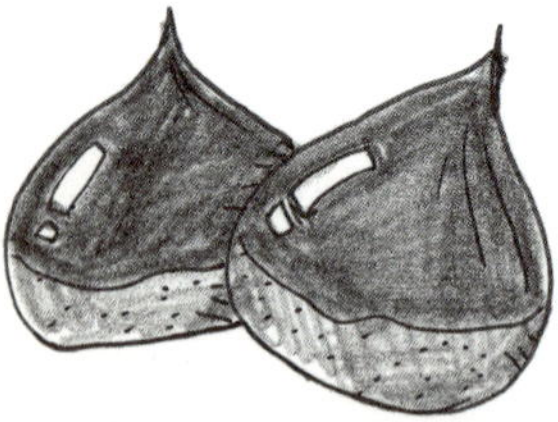

選び方

虫食い穴がないか、カビがないかをまずチェックします。黒っぽいものも避けます。古くなると水分が抜けて軽くなるので、重みがあるものを選びましょう。色は濃褐色でつやがあるものを。くすんだ色のものは古くて味が落ちています。

保存方法

ポリ袋で密封し冷蔵庫で1カ月保存できますが、途中で水滴がついたら取っておきます。長期保存するにはよく洗って水を切ってからそのままポリ袋に入れて冷凍。半年ぐらいもちます。凍ったままゆでて食べられます。

皮をむきやすくするには

栗の皮むきは、一晩水に浸けるか熱湯の中に10分置いて、柔らかくしてから行います。皮に切れ目を入れ、手で実からはがします。渋皮はとがったほうからむくとむきやすくなります。最初のひと手間で作業が楽に。

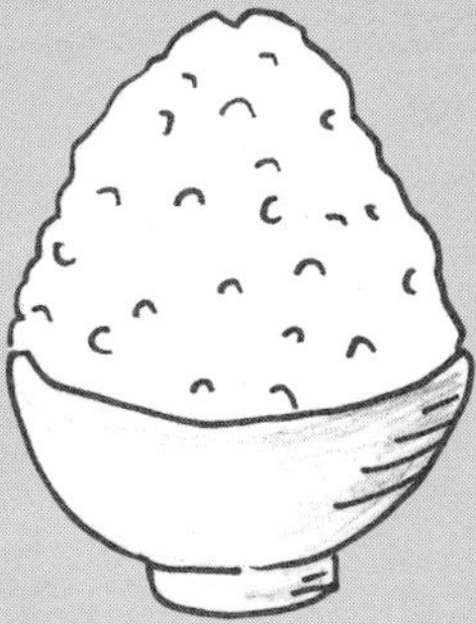

第8章
主食

お米にだって賞味期限はあるんです。
保存テクニックを知れば、毎日おいしい!

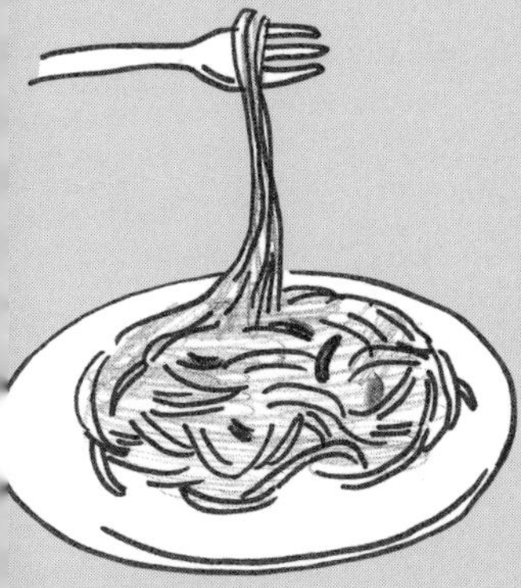

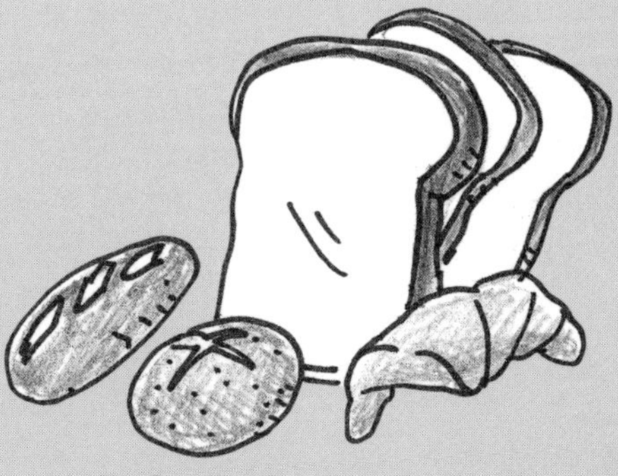

米

精米日から1〜2カ月 注意！

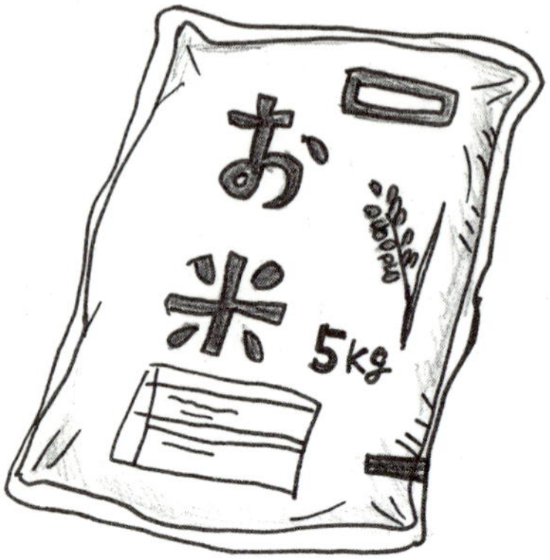
お米
5kg

市販品の表示

賞味期限

表示なし（精米年月日を表示）

保存方法

冷暗所

「米販売業者」が教えてくれた

開封後に食べられる期間

夏季は精米日から１カ月
冬季は２カ月

開封後の保存方法

冷暗所

日本で食べられている米の多くはジャポニカ米。保水性が高く、味がいいのが特徴ですが、長期保存をすると米の表面にある脂質が酸化して、せっかくの味が落ちてしまいます。湿気の高い水回りや、温度変化の激しい台所に置くと劣化が進んでしまいますので、すぐに使う数日分の米だけを小分けして置くようにして、残りの分はクローゼットなどの湿気の低い場所に保管するようにしましょう。

安い米の買いだめは損！

「長もちする」と思われがちなお米ですが、実は精米した瞬間から劣化が始まっています。つまり「安いから」と大量に買うと、最後のほうはかなり味の落ちた米を食べることに……。適量を購入し、使いきるようにしましょう。

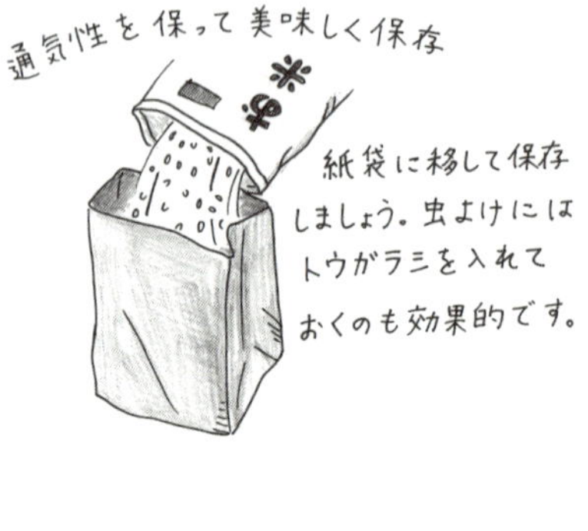
通気性を保って美味しく保存
紙袋に移して保存しましょう。虫よけにはトウガラシを入れておくのも効果的です。

炊いた米

保温で6時間

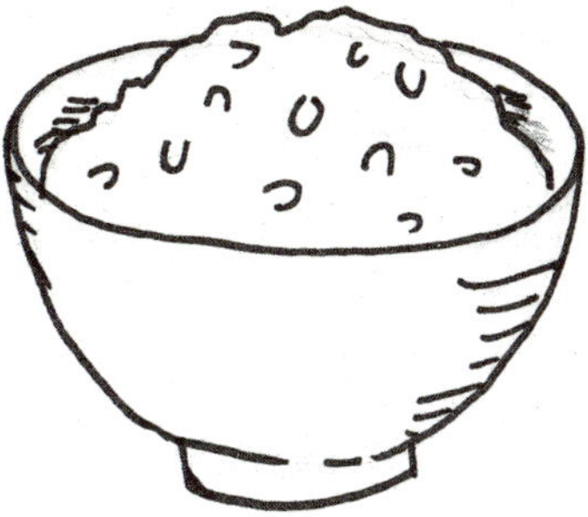

市販品の表示

賞味期限

表示なし

「ナショナル」が教えてくれた

炊いた後に食べられる期間

冷凍保存で2カ月

ご飯は炊きたてが一番！　とはいえ、家族が少人数の場合は毎食炊くのも面倒なため、多めに炊いて「保温」しておきたくなるものです。ところが炊飯器の保温機能では、炊きあがりから4〜6時間もすると、だいぶ味が落ちてしまいます。そのうえ、実は6時間の保温と、もう一度炊いた場合にかかる電気代は同じくらい。だったらやっぱり、炊きたてを食べたいものですね。

上手な冷凍方法

アツアツの米を冷凍保存する場合は、雑菌が付かないようお米の上にラップをふわっとかぶせて余熱をとりましょう。冷めたらそのラップで密閉し、金属トレーやアルミホイルに乗せて冷凍すると、旨みを閉じこめることができます。

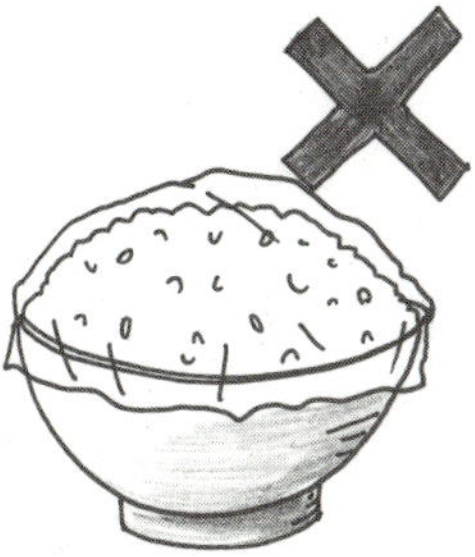

冷蔵保存には不向き。
黄色く変色してしまいます。

雑穀

調理後冷凍で1～2カ月 注意！

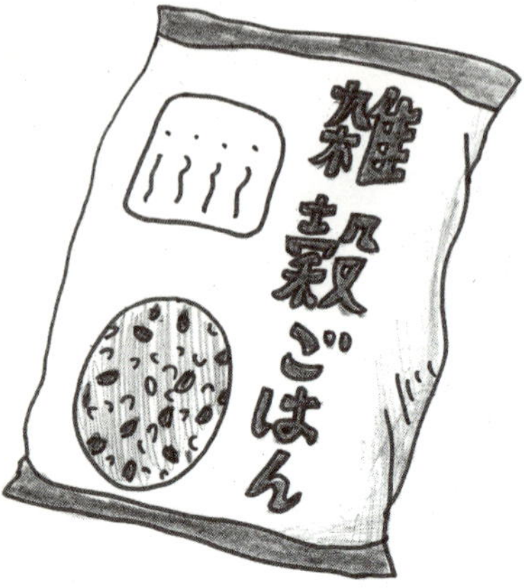

市販品の表示

賞味期限

1～2年

保存温度

常温

「雑穀販売業者」が教えてくれた

開封後に食べられる期間

製造された日から、夏季は1カ月弱、冬季は2カ月弱

開封後の保存方法

冷暗所

雑穀とは、米と麦をのぞくアワ、キビ、ヒエなどの穀類です。食べられる期間や保存方法は、基本的には「米」と同じと考えて大丈夫ですが、米に比べるとやや雑菌が多いため、食べられる期間は若干短くなってしまいます。開封後は米と同じように紙袋に入れ、水気の多い場所は避けて保存します。調理後はラップで包み冷凍バッグに入れて冷凍すれば、1～2カ月はもちます。

夏場は冷蔵保存

雑穀も米と同じように、気温が上昇し、湿気も高い夏が苦手。春・秋・冬は冷暗所に保存で大丈夫ですが、夏場は冷蔵庫に保存したほうが、炊いた後の味や香りを楽しめます。

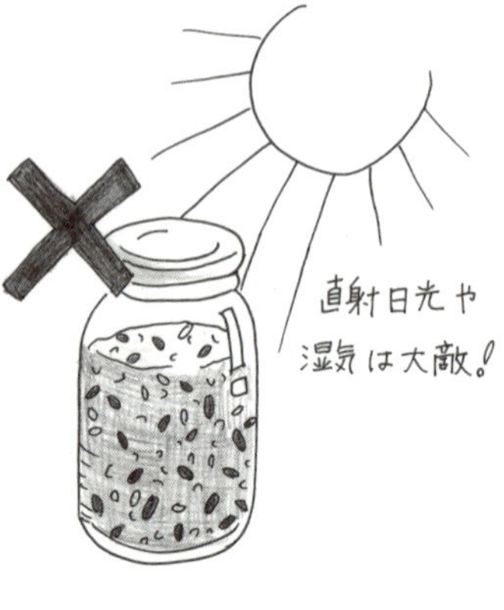

餅（パック入り）

冷凍で1年

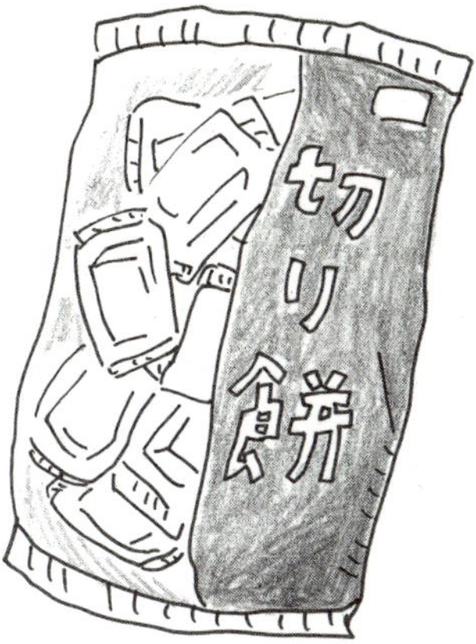
切り餅

市販品の表示

賞味期限

1年

保存方法

冷暗所

「餅メーカー」が教えてくれた

外袋を開封後に食べられる期間

冷暗所で2～3カ月
冷凍で1年以上

外袋開封後の保存方法

冷蔵

いまや身近な存在となった、個別ビニール梱包の切り餅は、保存剤無添加のものも少なくありません。健康面に配慮すればありがたい話ではありますが、購入時には、カビがないかどうかの注意が必要です。また、たまに袋の中に水滴が見られる場合がありますが、これは外部の温度変化によって生じた結露です。脱酸素状態で出荷されたものなら、食べても問題ありません。

常温保存は未開封が前提

たとえ個別にビニール梱包された切り餅でも、賞味期限は「外袋が未開封」という前提で記されています。開封後は冷蔵庫での保存を心がけましょう。個別梱包でない場合は、保存容器に入れて冷蔵あるいは冷凍するのがおすすめです。

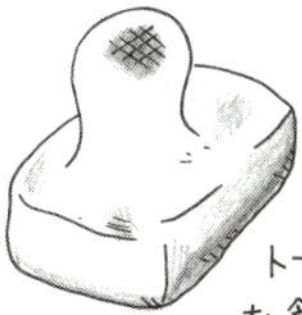
冷蔵・冷凍時に粉を
ふき取り、お酒を吹き
付けておきましょう。
レンジで半解凍してから
トースターで焼くと、柔らかい
お餅が楽しめます。

乾燥パスタ　密閉して賞味期限日まで

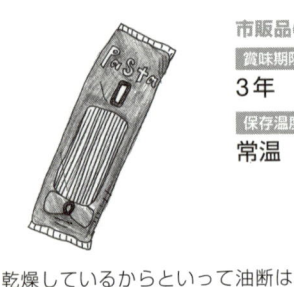

市販品の表示

賞味期限

3年

保存温度

常温

「乾燥パスタメーカー」が教えてくれた

開封後に食べられる期間

密閉していれば賞味期限日まで（たまご入りのパスタは開封後2年）

開封後の保存方法

常温

乾燥しているからといって油断は禁物ですが、密閉容器に入れておけば、開封後でも表示された賞味期限まではおいしくいただけます。ただし保存場所は、できるだけ日光の当たらない乾燥した場所を選ぶようにしましょう。

ペットボトルで保存も可

専用容器がない場合は、よく乾かしたペットボトルに保存するのもおすすめ。ボトルを逆さにしてみて、ボトルの口から出てくる分がちょうど1人前のめやすというのも便利です。

生パスタ　冷凍で3カ月

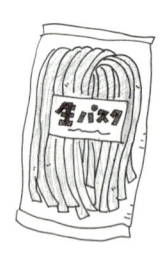

市販品の表示

賞味期限

10日

保存温度

8℃以下

「生パスタメーカー」が教えてくれた

開封後に食べられる期間

冷蔵で2～3日
冷凍で3カ月

開封後の保存方法

冷蔵または冷凍

最近はスーパーでも手に入るようになってきた生パスタは、調理前なら冷蔵で2～3日間までというのが保存のめやすになります。パスタをゆでたり調理した後なら、もう少しもちますが、それでも冷蔵で5日間をめやすに使いきるようにしましょう。

生パスタの保存方法

冷蔵庫に入れる時は、乾燥しないようラップに包んで平らに並べ、空気を抜くようにしましょう。自家製生パスタの場合は、乾燥させるよりも冷凍保存の方が風味を失いません。

生麺（うどん・そば・ラーメン）　開封後当日のみ　注意！

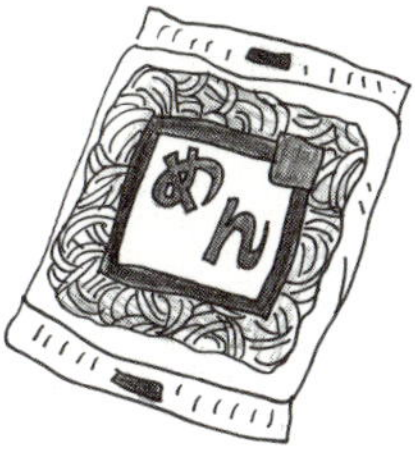

市販品の表示

賞味期限

15日（うどん、ラーメン）、10日（そば）

保存温度

10℃以下

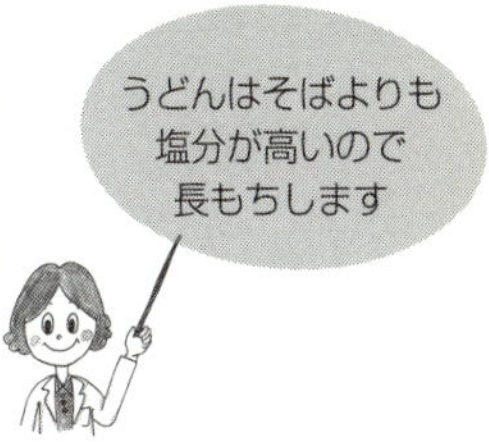
うどんはそばよりも
塩分が高いので
長もちします

うどん・そば・ラーメンなどの生麺は、そのままにしておくと熟成が進んでしまいます。長期保存をしたい時は、冷蔵ではなく冷凍で行いましょう。なお、一度冷凍した生麺を解凍した後で再び冷凍するのはタブーだと覚えておきましょう。

生麺の冷蔵・冷凍方法

保存パックに入れて冷蔵する場合は、麺の上下にキッチンペーパーをあてておけば結露が直接麺に触れません。冷凍は、1食ずつ平らにしてラップをかけて行いましょう。

半生麺（うどん・そば・ラーメン）　開封後当日のみ　注意！

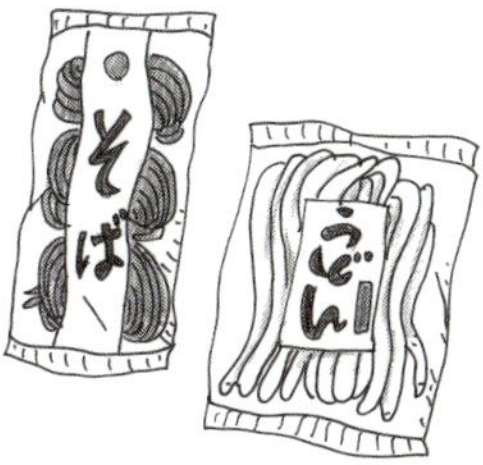

市販品の表示

賞味期限

105日

保存方法

冷暗所もしくは冷蔵

「半生麺メーカー」が教えてくれた

開封後に食べられる期間

当日のみ

開封後の保存方法

冷蔵

生麺の味のよさと乾麺の保存性のよさをあわせた半生麺は、いろいろなタイプがあります。買ってきたらすぐに、常温保存タイプか要冷蔵タイプかを確認しましょう。開封後は、どちらのタイプも冷蔵保存します。

保存場所に注意する

生麺ほど保存期間が短くなく、乾麺よりもおいしい半生麺は、常備しておきたい食材です。常温保存タイプの場合は、温度変化が少なく、蒸れない冷暗所を選びましょう。

乾麺（うどん・そば・ひやむぎ・素麺）

注意！ 開封後1週間

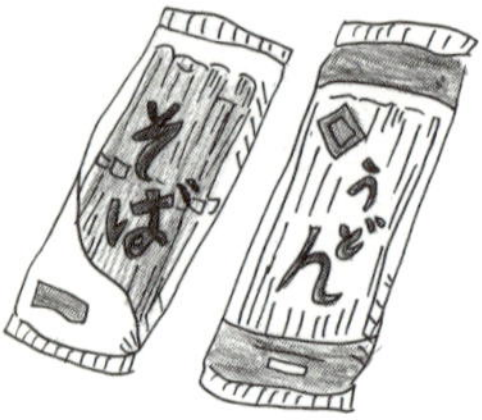

市販品の表示

賞味期限

1年（うどん、そば）
1年半（ひやむぎ）
2年（素麺）

保存温度

常温

「全国乾麺協同組合連合会」が教えてくれた

開封後に食べられる期間

1週間

開封後の保存方法

密封して湿気を避け、常温または冷蔵

乾麺の魅力は、なんといっても賞味期限が長い点。とはいえ、常温で保管する場合は密封できる缶容器を使用するなど、湿気を避けて保存するのがよいでしょう。ゆでたものもラップをすれば冷凍保存が可能になります。

乾麺の保存方法

いくら乾麺とはいえ、湿度が60％以上になると、吸湿してカビが生えたり虫が付くこともあります。押し入れや台所の水回りといった、湿度の高いところでの保存は避けましょう。

手延べ素麺

注意！ 開封後1週間

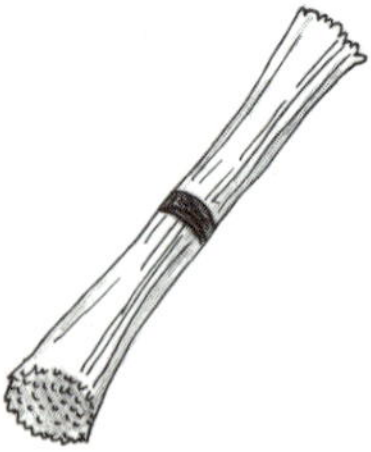

市販品の表示

賞味期限

2年

保存温度

常温

「製麺メーカー」が教えてくれた

開封後に食べられる期間

1週間

開封後の保存方法

密封して常温または冷蔵

「手延べ素麺は時間が経てばおいしくなる」こんな話を聞いたことがありませんか？ 実はこれ、ウソのようなホントの話なんです。手延べ製法の素麺の味が、時間の経過とともに上がっていく理由とは何なのでしょうか。それは、麺が硬くなり、食感がよくなるからなのです。

食べ頃はいつ？

手延べ素麺は、時間が経つと硬化が進むため、おいしくなるんです。手延べ素麺には、梅雨の時期に熟成することを表わす「厄（やく）」という言葉があり、この時期に特においしいと言われています。

シリアル（コーンフレーク）

注意！

開封後冷蔵で6カ月

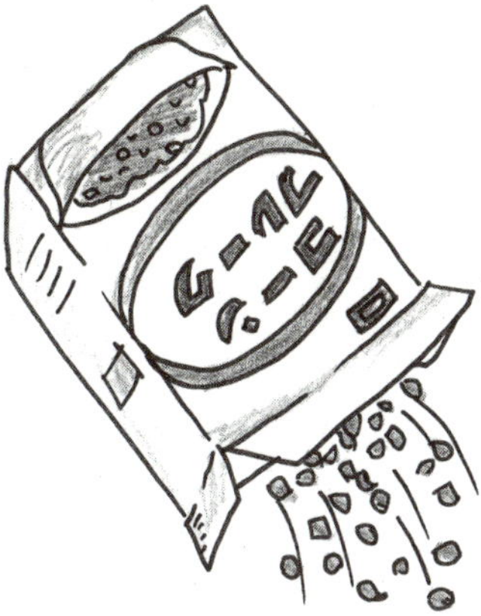
シリアル
コーンフレーク

市販品の表示

賞味期限

1年

保存温度

常温

「日本ケロッグ」が教えてくれた

開封後に食べられる期間

常温で1週間〜3週間
別容器に入れて冷蔵で6カ月
冷凍で賞味期限日まで

開封後の保存方法

別容器に密封して、
常温、冷蔵、冷凍で保存

穀物を原料とするシリアルは、もともと保存性に優れた食品です。またドライフルーツやナッツ等をふんだんに含んだミューズリータイプは、ビタミンや食物繊維も豊富に含んだ栄養食品。朝食としての栄養価にも優れており、少量でも満腹感を得られるうえに、保存もできて手間いらず。栄養がかたよりがちだったり朝、十分に時間がない人たちにとって、非常に頼もしい存在です。

開封後はお早めに

とうもろこしや小麦、米、大麦などを原料としたシリアルは、開封前であれば半年〜1年という長期保存も可能です。けれども開封してしまったら、湿気てしまうので、開封後は2週間程度で使いきるようにしましょう。

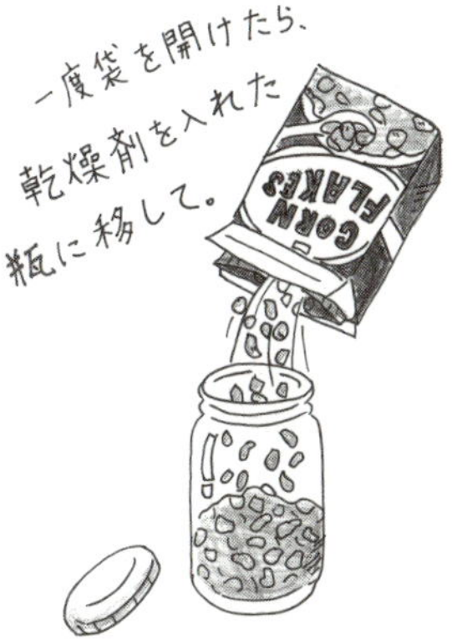
一度袋を開けたら、
乾燥剤を入れた
瓶に移して。
CORN FLAKES

パン（食パン・フランスパン）　常温で2〜3日

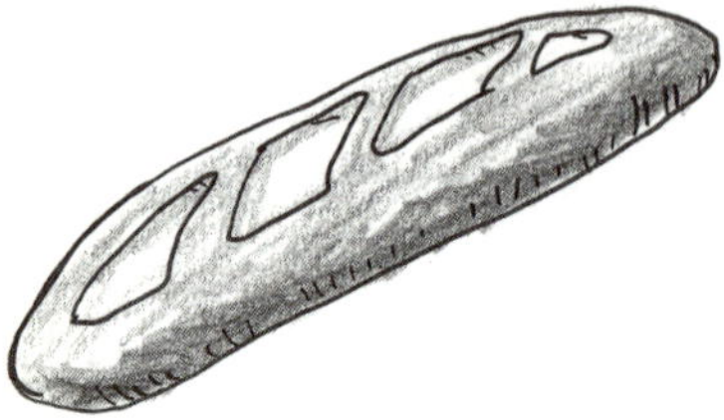

市販品の表示

消費期限
3〜4日

保存温度
常温

「パンメーカー」（食パン）と「フランスパンメーカー」（フランスパン）が教えてくれた

開封後に食べられる期間
常温で消費期限まで、冷凍で1週間（食パン）
常温で製造日から2日、冷凍で10日〜2週間（フランスパン）

開封後の保存方法
常温または冷凍

　フランスパンなどの固く焼きしめたパンは、もともと保存性が高い食品ですが、おいしく食べるためには2日で食べきりましょう。また、日本で売られている食パンは、日本人の味覚に合わせて水分量を増やして作られた製品なので、常温なら3日でカビが発生してしまいます。食パンを冷蔵保存するとパンの生地が乾燥し味が落ちてしまいますので長期保存は冷凍で行いましょう。

食パンの保存方法

冷凍庫で保存し、食べる時には自然解凍させると、しっとり感が蘇ります。ただし霜が付くと味が落ちてしまうので、アルミホイルかペーパータオルでくるむようにして、ビニールバッグに入れて冷凍するのがおすすめです。

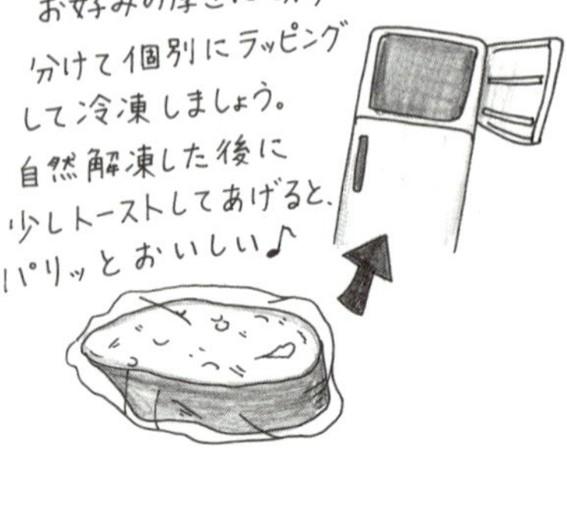
お好みの厚さに切り
分けて個別にラッピング
して冷凍しましょう。
自然解凍した後に
少しトーストしてあげると、
パリッとおいしい♪

菓子パン　常温で3～4日

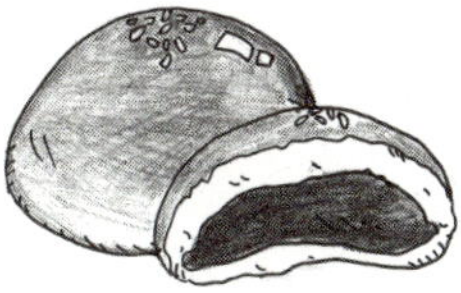

市販品の表示

消費期限

4日

保存温度

30℃以下

「パンメーカー」が教えてくれた

開封後に食べられる期間

常温で消費期限まで
冷凍で1週間

開封後の保存方法

冷暗所または冷凍

ひとくちに菓子パンといっても、メーカー品やベーカリー商品など、製法も素材もさまざま。となると当然、賞味期限の設定もバラバラです。特に賞味期限表示のないベーカリー商品を買う時には、お店で期限のめやすを確認するようにしましょう。

あんぱんは保存に強い

あんぱんは、原材料に保存剤を使っていなくても常温保存で3～4日、冷凍なら1週間はもちます。その秘密はあんぱんに欠かせない"餡(あん)"。餡は糖分が多いうえに加熱してあるため、防腐性に優れた食材なのです。

総菜パン　購入日に食べきり

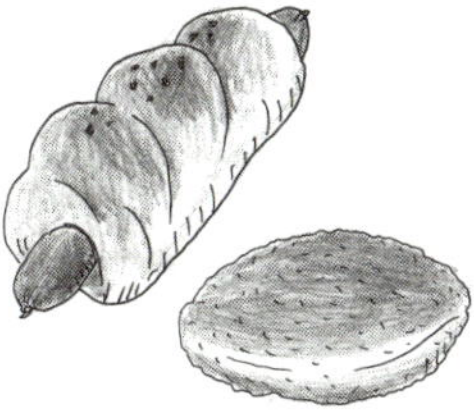

市販品の表示

消費期限

1日

保存温度

30℃以下

「パンメーカー」が教えてくれた

開封後に食べられる期間

常温で1日
冷凍で1週間

開封後の保存方法

冷暗所または冷凍

コロッケやカレー、ソーセージなどを具として使った総菜パンは、パンというよりは「お総菜と同じ」と考えましょう。「2～3日は大丈夫」なんて考えは捨てて、買った日に食べきるようにするのが基本です。

買った時が食べ時

総菜パンは、具やソースがメインのパン。焼き上がった瞬間からどんどん悪くなってしまうと考えて、すぐに食べきりましょう。冷めると味が落ちるうえ、再加熱しても食感は戻りません。

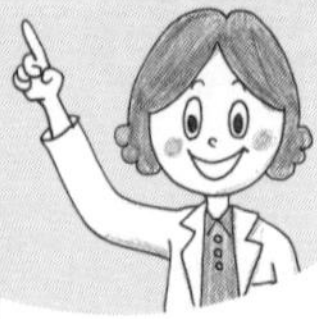

海外の 賞味期限事情

この本ではいろんな製品についての賞味期限や消費期限、品質保持期限についてふれてきましたが、それはあくまで日本国内での話。海外では、国ごとに異なる取り決めのもとに各種期限を定めています。ドイツやイギリス、フランスなどでは日本のように期間の長さによって表現を変えています。

また、アメリカなどには賞味期限ではなく店側の販売期限を定めた製品もあります。たとえば牛乳に販売期限が決められている場合、お店は期限をすぎたら商品を売ることはできません。そこから先の、いつまでなら安全に飲めるかという判断は、飲む人の判断にゆだねられるのです。

こんなふうに、海外に出てしまえば、いろいろと勝手が違うことは出てきます。お店で手にとった製品に賞味期限が表示されていなかったり、よくわからない期限が定められていたら、まずは店の人に聞いてみるのが一番でしょう。

2007年12月31日までという販売の期限を意味する表記

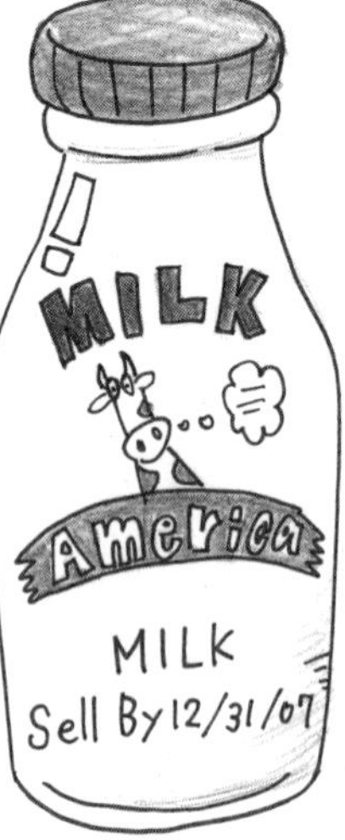

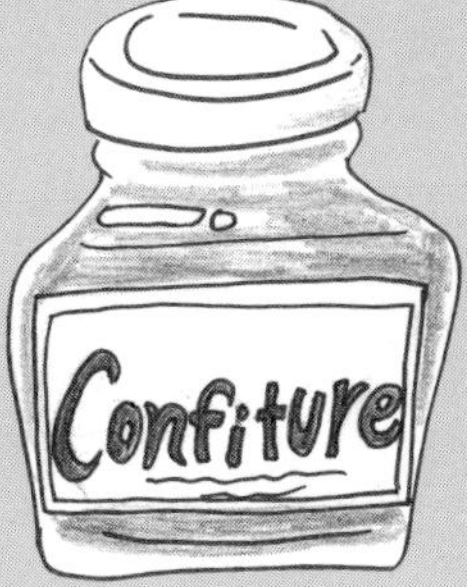

第9章
缶詰・瓶詰

缶詰だって、ずーっと食べられるわけじゃないんです。
保存食とも賢く付き合って便利に活用してみて

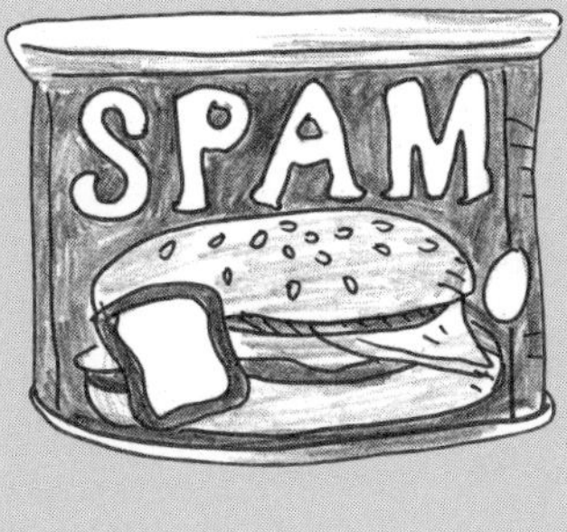

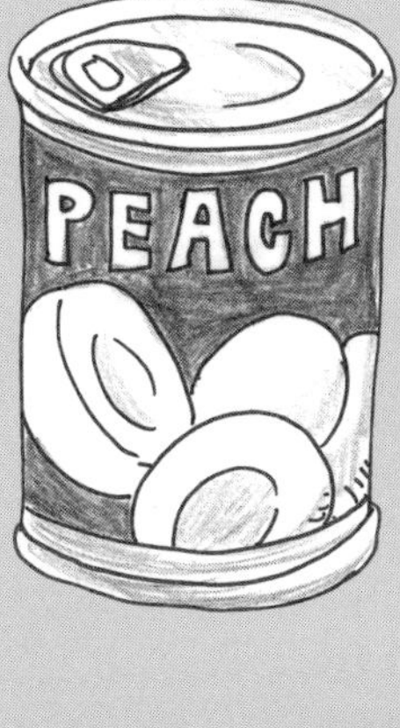

缶詰

缶詰は、紙やビニールなどで包装された加工食品よりも、安全性や経済性、保存性、手軽さなどの点で優れた製品と言われています。特に優れているのは、中の食品を数年間劣化させない保存性。いまや災害対策用備蓄食として、缶詰を欠かすことはできません。

缶詰の定義

缶詰とは、食品を金属の容器（缶）に詰めた製品のこと。とはいえ、食べ物を缶に入れてしまえば、誰が作ったどんなものでも「缶詰」を名乗れるかというと、そういうわけではありません。まずは食品を缶に真空状態で密封。そのあとで、加熱殺菌処理をほどこす、そして最後に冷却します。この「脱気、密封、殺菌、冷却」の4つの手順を踏んで、ある程度長い期間の保存を可能にした食品だけが「缶詰」を名乗ることができます。そのため、ほとんどの缶詰は3年間以上の長い保存期間を誇っているのです。

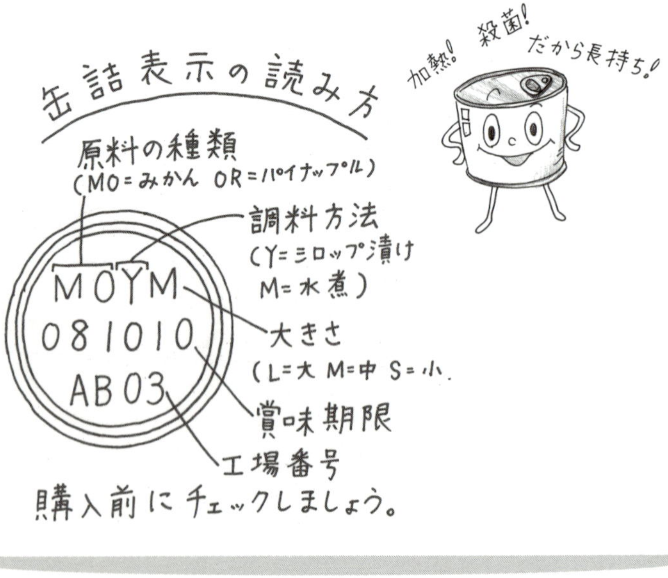

缶詰表示の読み方
原料の種類
(MO=みかん OR=パイナップル)
調料方法
(Y=シロップ漬け
M=水煮)
MOYM
081010
AB03
大きさ
(L=大 M=中 S=小.
賞味期限
工場番号
購入前にチェックしましょう。
加熱! 殺菌! だから長持ち!

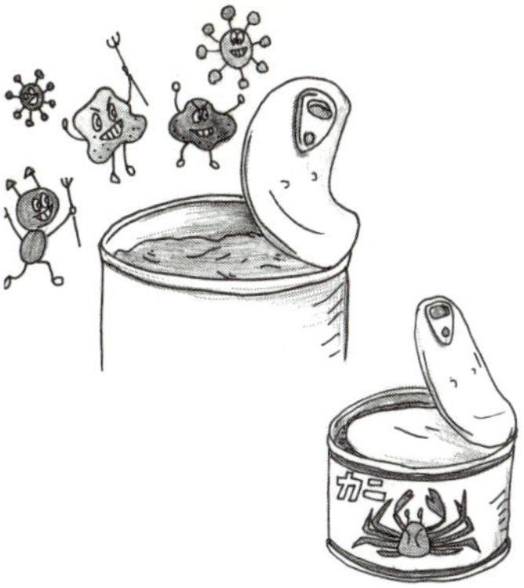

開けても長もち？

缶詰は開けるまでは長もちですが、一度開けたらあっという間に劣化が進みます。これは、中身が無菌処理されているため、雑菌に対する免疫力が弱いからです。缶詰を開けたらその日のうちに食べきってしまいましょう。

缶の金属臭が気になったら

缶詰の中のものを食べた時、あるいは缶詰を開けた時に、ツンと金属のにおいが鼻を刺激することがあります。缶の素材である鉄の成分から生じてしまうこの金属臭は、缶詰の製造から時間がたつほど、強くなってしまいます。現在、缶詰メーカーでは、このにおいを避けるために内面が塗装された缶を製造しているところが多くなってはいますが、多少のにおいは、まだまだ気になります。そんな時は、缶の中身を他の容器にうつして、軽く加熱してあげましょう。この金属臭は揮発しやすいため、きっとにおいが気にならなくなるはずです。

かに缶の敷き紙

かにの身を包んでいる紙は、身に含まれる成分が缶と反応して変色するのを防ぐための硫酸紙というものでした。現在では紙なしでも変色が防げるようになったため、高級感を出すための演出として入れてあるようです。

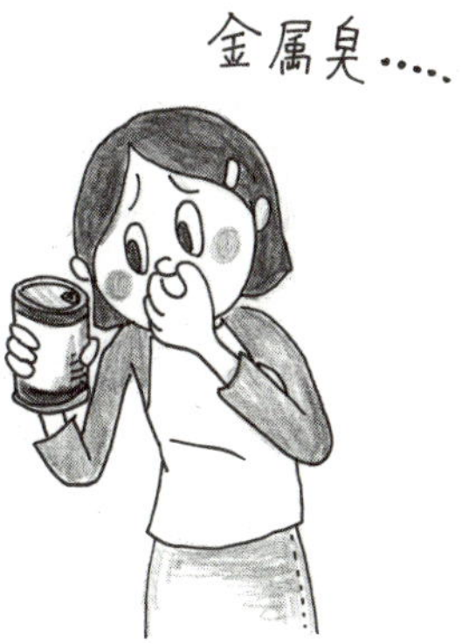

魚缶詰いろいろ

注意!
市販品の表示は3年

ツナ缶

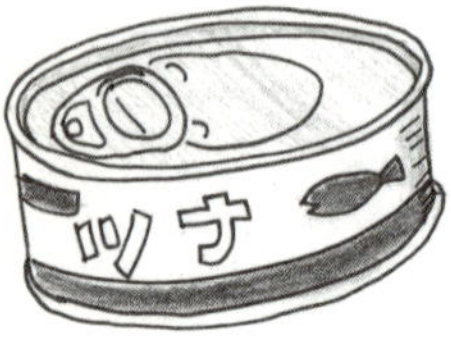

「はごろもフーズ」が教えてくれた

開封後に使用できる期間

1～2日

開封後の保存方法

他の容器に
うつして冷蔵

ツナ缶に限らず、ほとんどの魚缶詰の賞味期限は3年程度になっています。開封後は、冷蔵庫で保存して1～2日以内に食べましょう。また開封前であっても、缶が膨らんでいたり中から液体がもれているものは危険。開けずにポイが賢明です。

かに缶

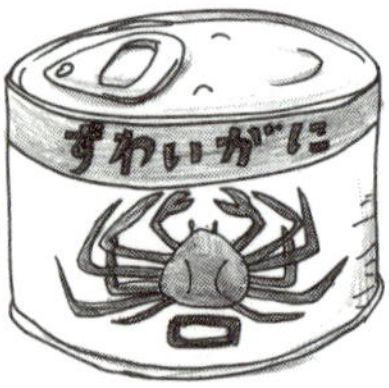

「福井缶詰」が教えてくれた

開封後に使用できる期間

1日

開封後の保存方法

他の容器に
うつして冷蔵

かにも、いたみやすい食材のひとつ。缶の開封後はその日のうちに食べきるように心がけましょう。開封前の保存は常温で。冷蔵保存すると、かえって味が悪くなってしまいます。

サバ缶

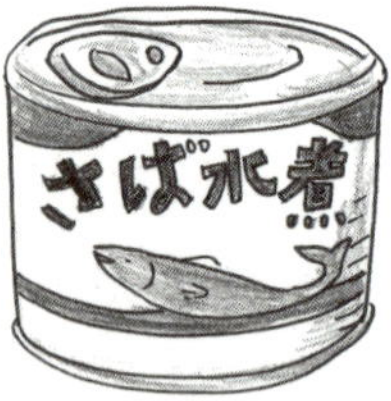

「福井缶詰」が教えてくれた

開封後に使用できる期間

1日

開封後の保存方法

他の容器に
うつして冷蔵

煮込んで製造されたものとはいえ、ほぼ生ものと同じ扱いが必要です。開封したらその日のうちに食べきりましょう。冷蔵する場合には、ガラス容器に移してから冷蔵庫へ。

アンチョビ缶

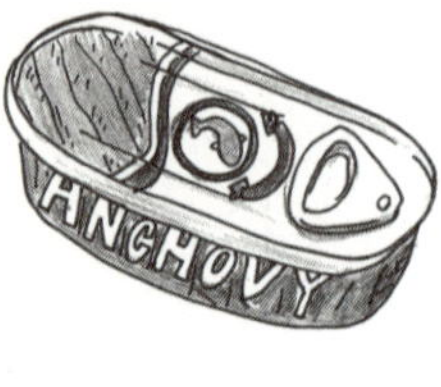

「アンチョビメーカー」が教えてくれた

開封後に使用できる期間

1カ月

開封後の保存方法

他の容器に
うつして冷蔵

開封後もガラス容器にうつして冷蔵すれば、ある程度は保存ができます。清潔なはしでうつし、身が空気に触れないようにしましょう。自分でオリーブオイルを足してもOKです。

果物缶

注意！ 開封後1～2日

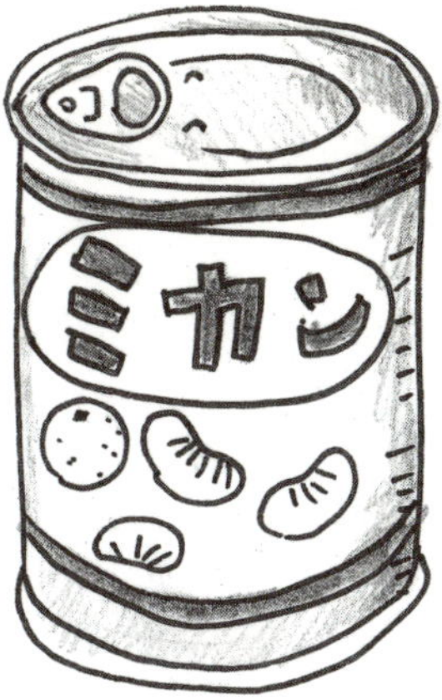
ミカン

市販品の表示

賞味期限

3年

保存温度

常温

「缶詰メーカー」が教えてくれた

開封後に食べられる期間

1～2日

開封後の保存方法

他の容器にうつして冷蔵

みかんなどのフルーツ缶詰は、賞味期限がおおむね3年となっています。その缶の内側は、塗装をせずにスチールにスズをメッキしたブリキで作ることが国際的に決められていて、そのおかげでかなりの長時間おいしく食べることができます。とはいえ、長期間保存したものはやや金属臭が強くなってしまう場合も。金属臭がしても、安全上は問題なく食べることができます。

法律によるシロップ漬け

フルーツ缶の中に入っている液体は、水か果物の果汁、あるいはそれらに砂糖等を入れて甘くしたものにするよう決められています。おいしく長期保存するための決まりなのです。

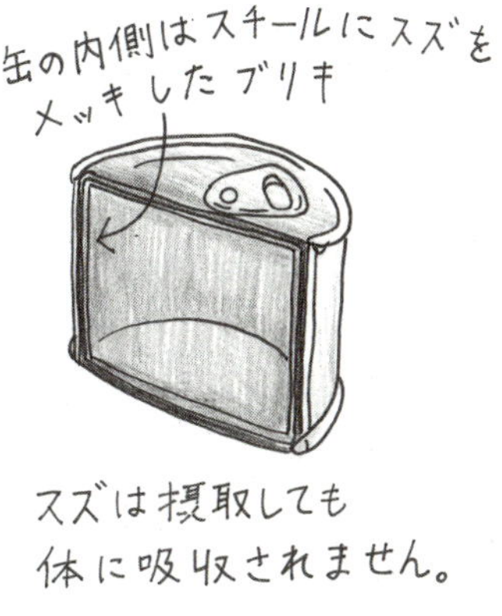
缶の内側はスチールにスズをメッキしたブリキ
スズは摂取しても体に吸収されません。

ソース缶・スープ缶（トマトピューレ・ホワイトソース）　開封後1〜3日　注意！

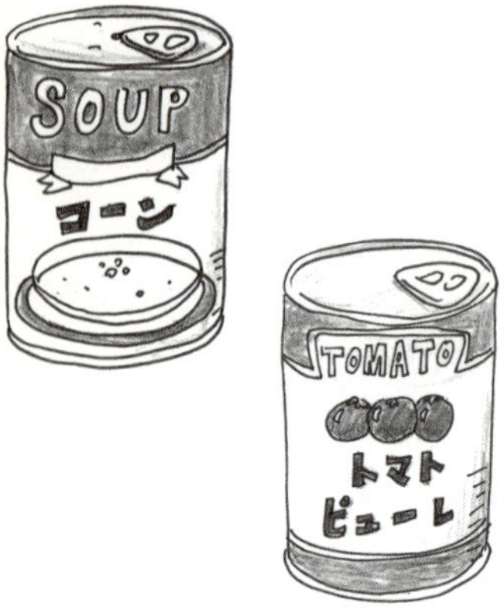
SOUP
コーン
TOMATO
トマト
ピューレ

市販品の表示

賞味期限

2年

保存温度

常温

「ソース缶メーカー」が教えてくれた

開封後に使用できる期間

1〜3日

開封後の保存方法

冷蔵

缶詰のソースやスープは「開封後もしばらく大丈夫」と思っている人が多いかもしれません。けれども、やはりおいしく味わうのにベストなタイミングは開封時。空気に触れた時からどんどん味は落ちていってしまいます。特に「無添加」や「減塩」をうたっているものなら、いたみが早まるので使いきりが原則です。必要量を考えて、容量、賞味期限を確認して購入するようにしましょう。

使いかけが残ったら

開封後は別の容器にうつしてラップをかけ、冷やして保存しましょう。保存期間のめやすは、ケチャップソースの場合が冷蔵で3日、冷凍で10日。いたみやすいホワイトソースの場合は、1日以内に使いきるようにしましょう。

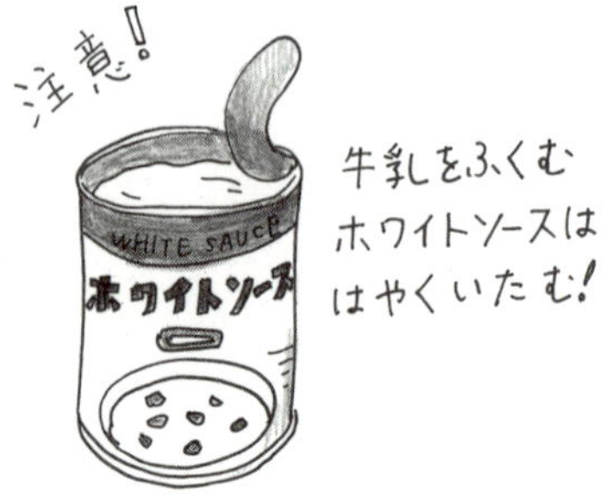
注意！
WHITE SAUCE
ホワイトソース
牛乳をふくむ
ホワイトソースは
はやくいたむ！

コーン缶

開封後1〜2日 注意!

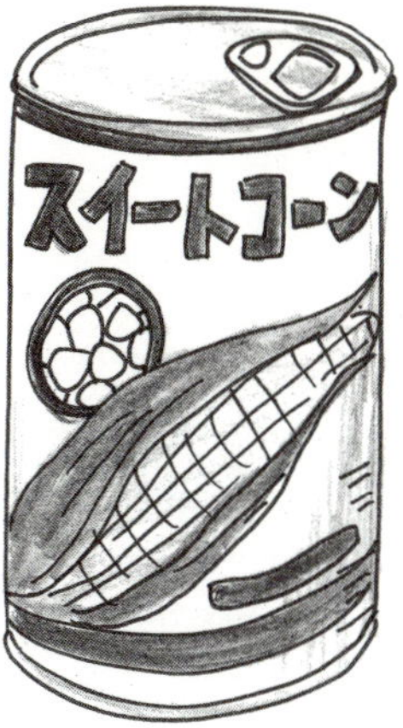
スイートコーン

市販品の表示

賞味期限

1〜2年

保存温度

常温

「缶詰メーカー」が教えてくれた

開封後に食べられる期間

1〜2日

開封後の保存方法

他の容器にうつして冷蔵

糖分が多くて甘いスイートコーンは、収穫後ほんの数時間で甘味が減ってしまう作物です。そのため缶詰にする際にも、収穫してすぐに加工が施されています。開封したらさっさと食べてしまうのがよいでしょう。残った分も、冷蔵して1〜2日以内に食べましょう。

使い残しは容器をうつして

一度火を通してあるため、調理をするほか、そのままでも食べられるスイートコーン。残った分を冷蔵する場合は、缶のままではなくガラス容器などにうつしてからにしましょう。

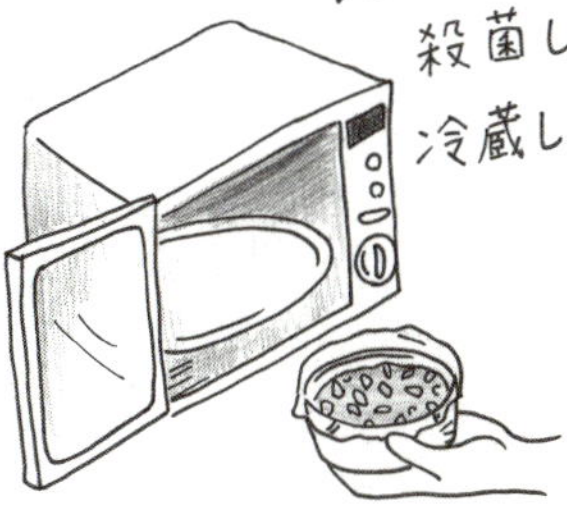
レンジにかけて
殺菌してから
冷蔵しましょう♪

瓶詰

瓶詰は、缶詰と同じように安全性や経済性、保存性、手軽さにとても優れた製品です。一番の利点は、その容器が透明な瓶であること。ガラス越しに中身を直接見ることができるため、色や状態を確認してから買ったり、使用することができます。

瓶詰の定義

瓶詰とは、野菜や果物といった食品を、調味液と一緒に瓶で密閉保存したもの。保存食の一種でもあるため、缶詰と同じように「食品を密封したあとで、加熱・殺菌処理をほどこすか、瓶に詰める前に殺菌処理していた食品を充填密封するなどして、長期保存を可能にしたもの」と決められています。ジャムや佃煮の瓶詰のように、火を通して熱いうちに瓶に詰めて、その余熱で殺菌するタイプもあります。その誕生は缶詰よりも早く、1804年にフランスのニコラ・アペールによって保存食品としての瓶詰が発明されたといいます。

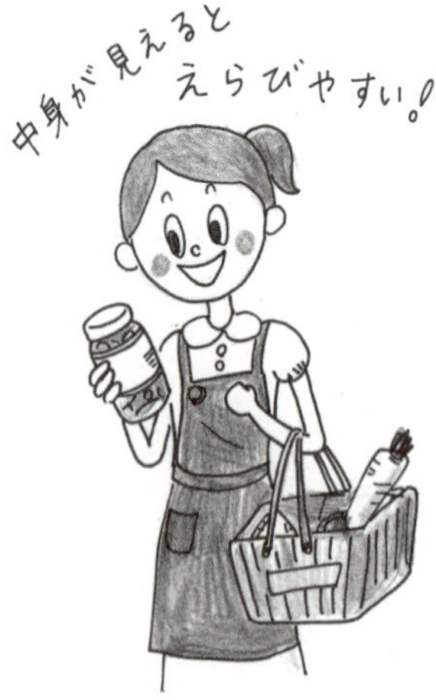
中身が見えると
えらびやすい!

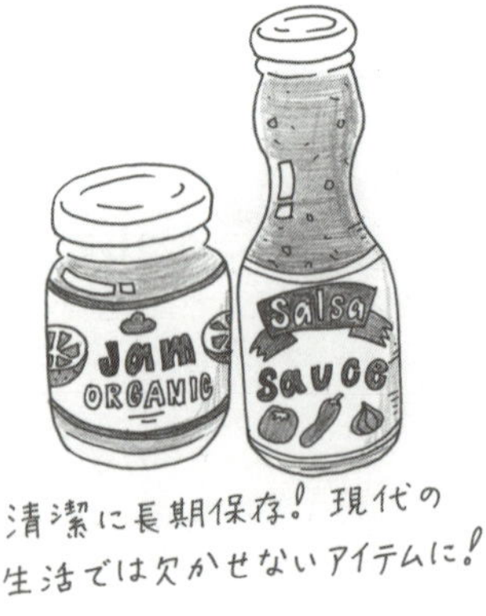
Jam
ORGANIC
Salsa
Sauce
清潔に長期保存! 現代の
生活では欠かせないアイテムに!

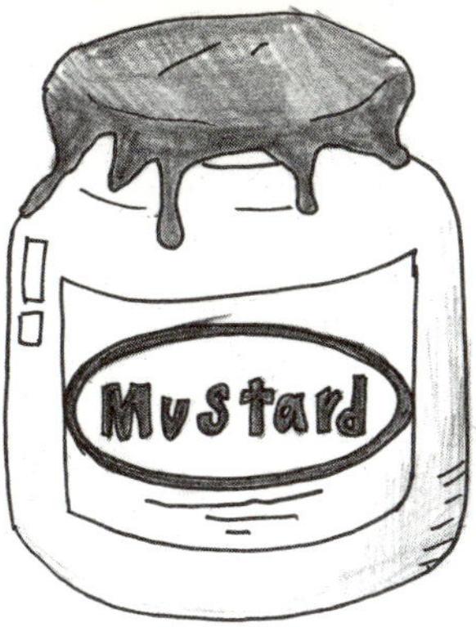

コルクの栓

瓶詰の中には、金属のふたではなくコルク栓でふたがしてあるものもあります。これは、瓶詰誕生の頃のなごり。当時は、瓶にコルクで栓をして、その上からロウをたらすという密封方法がとられていたためです。

瓶はリサイクルにもってこい

瓶やペットボトルなどに入って流通している製品には、その容器が再使用やリサイクルの対象になるという特徴があります。中でも瓶には「リターナブル瓶」という、とても便利なシステムがあります。牛乳やビール、ヨーグルトなどで使われるリターナブル瓶は、使い終わった後にきれいに洗えば、中身を入れ直して再び製品にできるというもの。何度も繰り返して使えるためゴミが出ないという、とても環境にやさしい容器でもあります。もちろん、リターナブルではない瓶も、収集されて細かく砕かれた後、再び瓶としてリサイクルされています。

光に強い瓶詰製品とは

瓶が透明なために、光の影響を受けてしまう瓶詰。でも、ガラスに茶色や緑などの色をつけ、光を通しにくくしているものもあります。これらは、ガラスが透明な製品に比べると光の影響を受けにくく品質が安定しています。

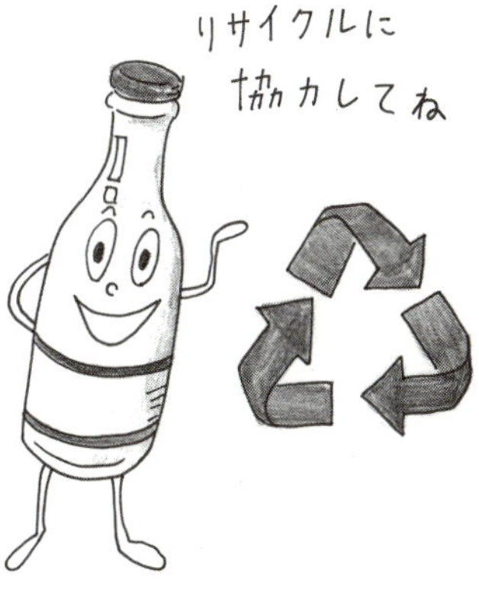

魚の瓶詰いろいろ

注意！ **開封後冷蔵で1週間**

鮭フレーク　開封後1週間

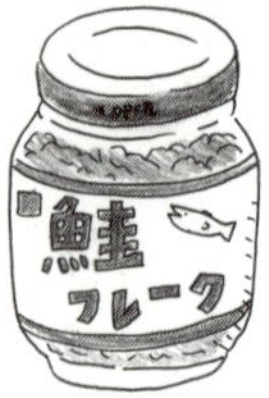

市販品の表示

賞味期限

1年

「ハッピーフーズ」が教えてくれた

開封後に食べられる期間

冷蔵で1週間

常温保存で1年間の賞味期限が設定されている鮭フレークですが、開封後は清潔なはしを使って、1週間以内に食べきるようにしましょう。開封後は常温ではなく冷蔵で保存します。

イカの塩辛　開封後1週間

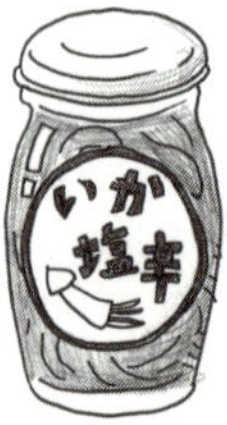

市販品の表示

賞味期限

3カ月

「イカの塩辛メーカー」が教えてくれた

開封後に食べられる期間

冷蔵で1週間

未開封であっても、常温で放置するのは厳禁です。冷蔵保存しておき、食べる分だけ小皿に盛って食べれるようにしましょう。時間がたつと、イカから水が出てきたり、イカの身がやせてきます。

かにみそ　開封後1週間

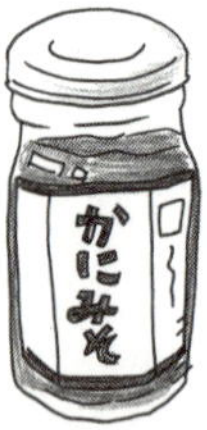

市販品の表示

賞味期限

6カ月

「かにみそメーカー」が教えてくれた

開封後に食べられる期間

冷蔵で1週間

コクと風味が魅力のかにみそですが、開封後1週間を過ぎると、いたみ始めます。カビや異臭といった明らかなサインは出ていなくとも、少し食べてみて酸味がするものはアウトです。

キャビア　開封後1～2日

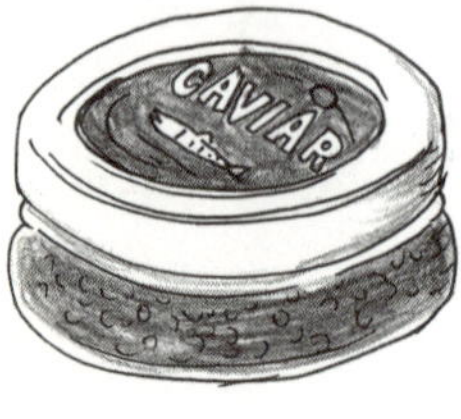

市販品の表示

賞味期限

4カ月

「オリンピア」が教えてくれた

開封後に食べられる期間

冷蔵で1～2日

塩漬けされているとはいえ、生ものですので開封後の長期保存はできません。内容量の少なめのものを選び、開けた当日に食べきりましょう。また、家庭用冷蔵庫での冷凍にも向きません。

のりの佃煮

注意！ 開封後2週間

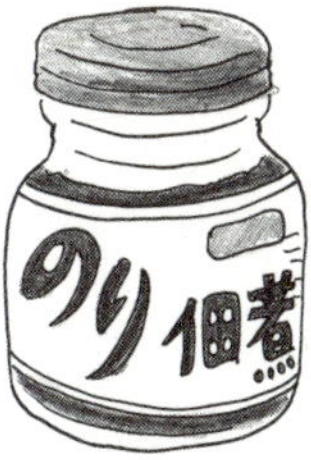

市販品の表示

賞味期限

6カ月〜2年

保存温度

10℃以下

「佃煮メーカー」が教えてくれた

開封後に食べられる期間

2週間

開封後の保存方法

10℃以下で冷蔵

瓶詰が一般的で、賞味期限は半年から2年とかなり長もち。ただ開封後は冷蔵庫に入れて2週間以内に食べます。毎回食べる分だけ小皿に取って食卓に出すようにしましょう。

家で作れるのりの佃煮

のりの佃煮は家でも簡単に作れます。材料は湿気てしまった焼きのりでOK。水を含ませてから水気を絞り、みりん、砂糖、酒、醤油を入れて弱火で煮詰めます。5〜6日冷蔵できます。

めんま

注意！ 開封後1週間

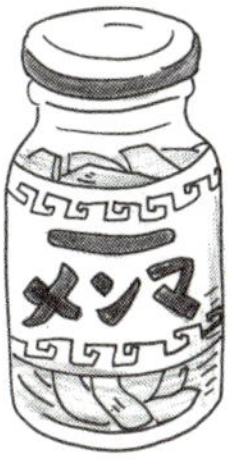

市販品の表示

賞味期限

1年半

保存温度

常温

「瓶詰野菜メーカー」が教えてくれた

開封後に食べられる期間

1週間

開封後の保存方法

10℃以下で冷蔵

めんまはマチクという竹のタケノコを乳酸発酵させたものです。本来は発酵食品なので長もちしそうですが、瓶詰にするときにお湯でもどして醤油などで味付けしているため、開封後1週間を過ぎると劣化が進みます。

取り分けはキレイな箸で

めんまだけに限りませんが、瓶詰食品を取り分けるときは、しっかり洗って雑菌を落とし乾いた箸を使いましょう。食事中の箸で取り分けると瓶の中に雑菌が移り、カビの原因になります。

果物のシロップ漬け

注意！ 開封後1週間

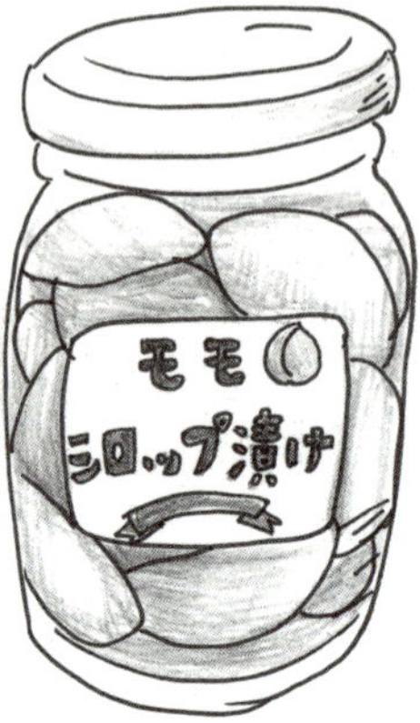
モモ
シロップ漬け

市販品の表示

賞味期限

1年

保存温度

常温

「瓶詰加工フルーツメーカー」が教えてくれた

開封後に食べられる期間

1週間

開封後の保存方法

10℃以下で冷蔵

フルーツの瓶詰も、缶詰と同様に果肉がシロップ漬けにされ、密封・殺菌処理がほどこされています。冷暗所に保存しておけば、常温でもそう悪くなることはありません。ただし瓶のガラスは缶と違って透明です。そのため、光のあたる場所に長期間置いておくと光の影響を受けてしまい、色の変化が表れる場合があります。きちんと暗い場所に置いてあげるようにしましょう。

缶詰より短い賞味期限

缶詰と同じように密封・殺菌してあるとはいえ、瓶詰の賞味期限は缶詰のフルーツよりは短め。そのかわり、缶詰と違って食べ残しは容器を移すことなく冷蔵庫に入れられるのが瓶詰の利点です。

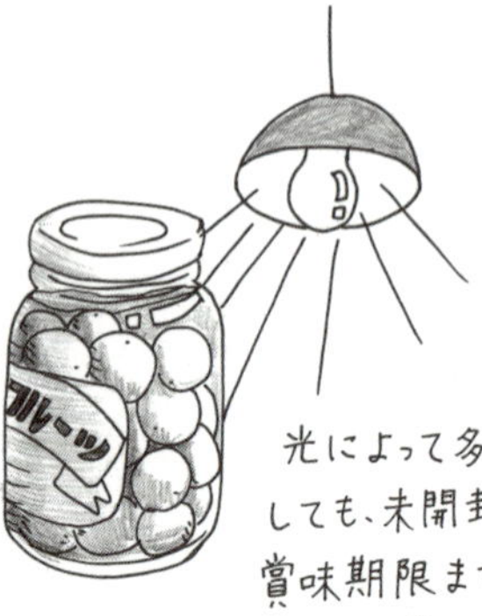
フルーツ
光によって多少変色しても、未開封ならば賞味期限まではおいしく食べられます。

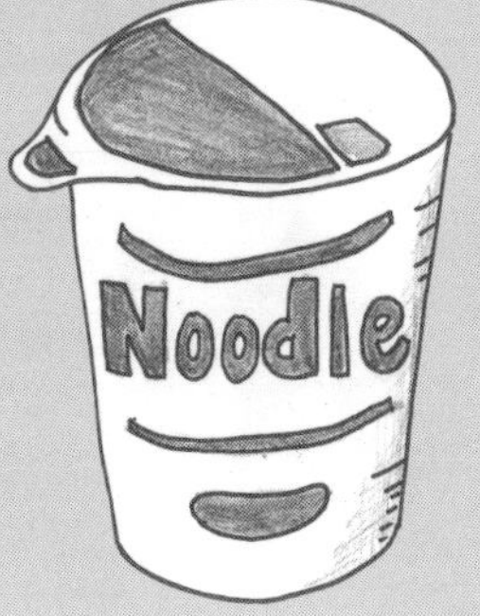

第10章
冷凍・レトルト・インスタント食品

ついつい買い置きしちゃうけど、
賞味期限表示はどうだったかしら？

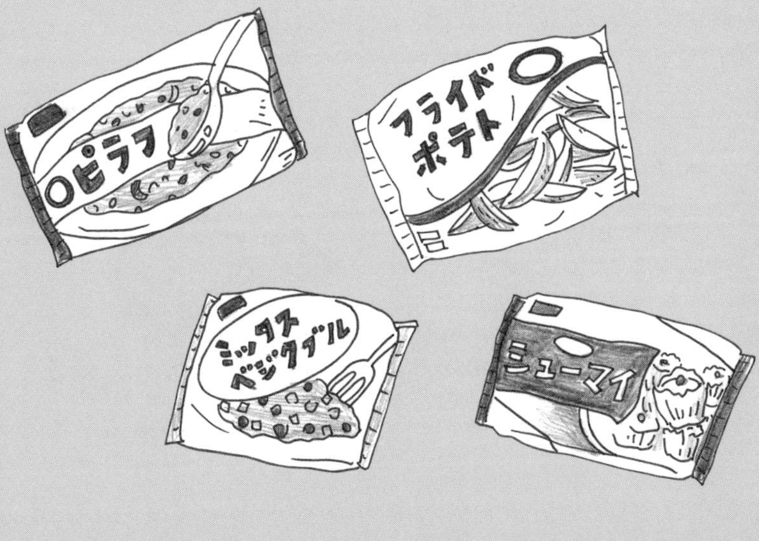

冷凍食品

開封後2～3カ月 注意!

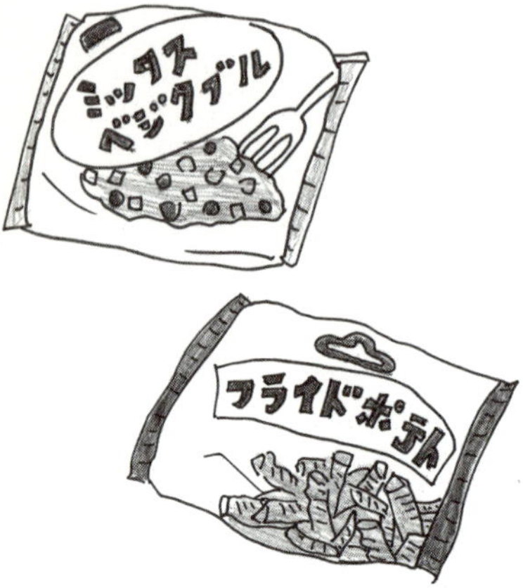

市販品の表示

賞味期限

1年

保存温度

-18℃以下

「冷凍コロッケメーカー」が教えてくれた

未開封の冷凍コロッケを実際に食べられる期間

製造日から17カ月

開封後の保存方法

-18℃以下で冷凍

「賞味期限が書いてあっても、いつまでも大丈夫」と思われがちな冷凍食品ですが、家庭用の冷凍庫は空間が狭く、開閉時に冷気が逃げるため温度が安定しません。賞味期限前であっても、おいしさの品質が変わらないのは、2～3カ月程度と考えましょう。冷凍庫のドアポケットであれば1～2カ月がめやすになります。もちろん購入後は、解凍しないうちに冷凍庫に入れましょう。

冷凍食品購入時の チェックポイント

冷凍食品の品質は、加工～販売時に、-18℃に保たれていれば、1年～1年半は品質が保たれます。そのため購入時にはショーケースの温度が-18℃以下なことを確かめ、カチンカチンに凍っているものを選ぶようにしましょう。

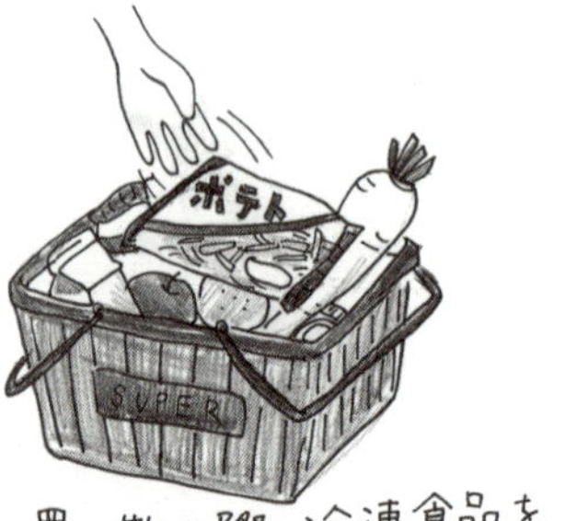

買い物の際、冷凍食品をかごに入れるのはいちばん最後にしましょう。

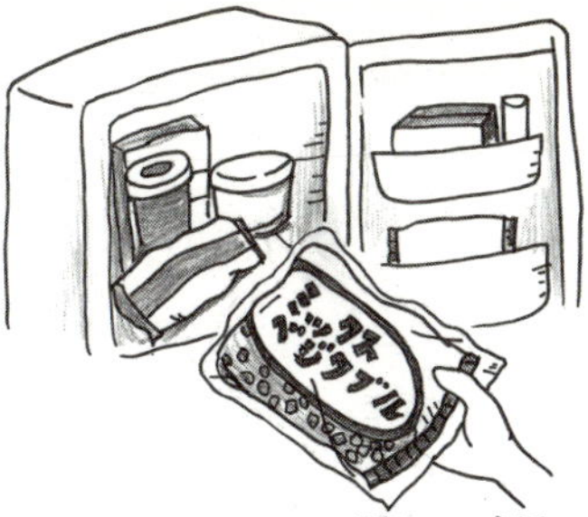

パッケージをきちんと閉じ、さらにビニール袋で包めばより劣化を防ぐことができます。

開封後の保存方法

冷凍食品は一度開けると、乾燥したり霜がつきやすくなったりと、品質が下がりやすくなります。開封後は、パッケージの上からビニール袋などで包むようにしましょう。2〜3カ月はそのままの品質での保存が可能です。

解凍後の再冷凍は可能？

一度解凍した食品は、再び冷凍しても味や風味、食感が大きく落ちてしまいます。さらに衛生面でも問題があります。一度解凍したものを再冷凍するなど、冷凍と解凍を繰り返すと、そのたびに食中毒菌が増殖し危険です。解凍したものは、一回で使いきってしまいましょう。もし、店頭で冷凍野菜などが、袋の中で塊になってしまっていたら、流通過程で再凍結した可能性があるので購入は避けましょう。スーパーなどで購入する際は、すばやく帰宅する、保冷容器を持参するなど、移動途中の保存方法を工夫してみてください。

冷凍の魚の扱いは？

冷凍で売られている魚は、凍っているだけで、個別の梱包や密閉処置が施されているわけではありません。そのため冷凍食品のような長期の品質保持も保証されていません。解凍後の品質を十分に確かめてから使いましょう。

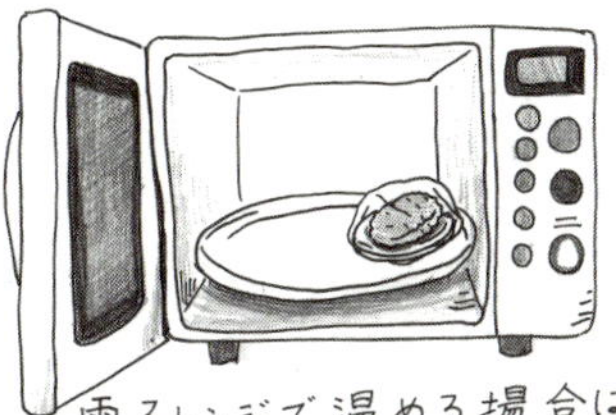

電子レンジで温める場合は、回転する機種はトレイの端に、回転しない機種は中央に置くとむらなく熱を加えることができます。

レトルト食品　開封後食べきり

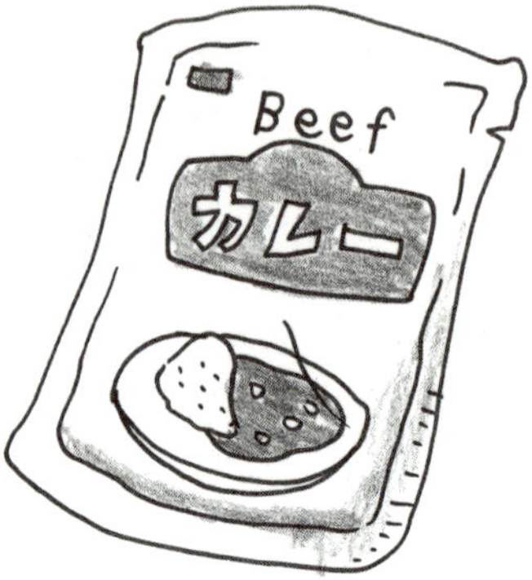

市販品の表示

賞味期限

1〜2年

保存温度

常温

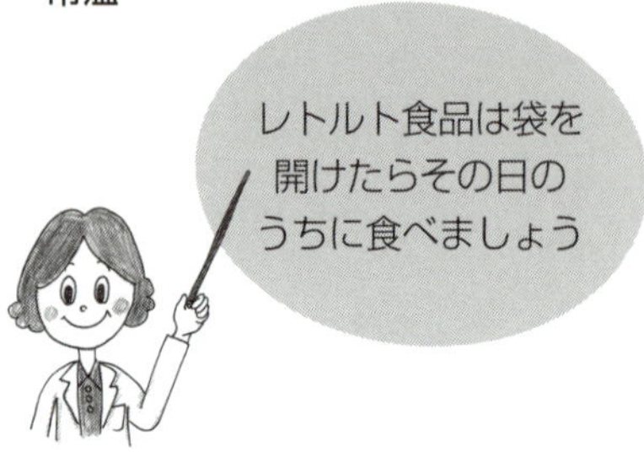
レトルト食品は袋を開けたらその日のうちに食べましょう

カレーライスやスパゲッティーが簡単にできる便利なレトルト食品は、缶詰と同じく、常温保存が可能な商品です。そして実は、一度加熱しても開封さえしなければ、レトルトパウチ内の品質は保たれるので、賞味期限までならば、冷ましてそのまま常温で保存もできます。ただしこの方法は、電子レンジ対応の蒸気抜き機能がついたものではNG。こうしたタイプは再保存できません。

レトルトパッケージの歴史と特性

完全密封と加圧加熱殺菌で食品を閉じこめるレトルトの技術は、缶詰に替わる軽量な保存方法として誕生しました。最初は軍用の携帯食として普及し、やがて宇宙食にも利用され、注目を集めたりもしました。日本では、1968年に温めるだけですぐに食べられるインスタントカレーとして登場。以来、「簡単な食事」の代表格として一般家庭にどんどん普及していきました。調理済み食品を殺菌梱包したものなので、開封直後なら加熱しなくても食べることができます。そのため災害時の非常食としての活用にも期待が寄せられています。

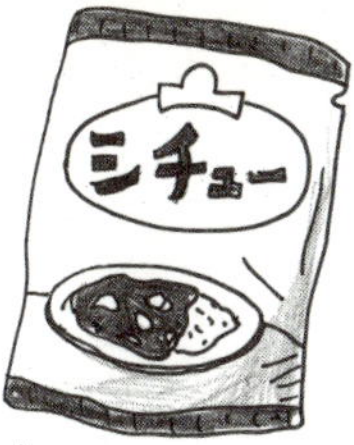

真空状態で加熱殺菌してあるのでビタミンなどの栄養分の損失もあまりありません◎

一度に食べきれなかったら？

レトルト食品の中には「2〜3人前」という大容量のものもあります。残ってしまったら、別の容器にうつしてからラップして冷蔵し、1日以内で食べきりましょう。開封後に時間をあけて利用する時には、必ず加熱してください。

レトルト食品の仕組み

お湯で温めればすぐに食べられるレトルト食品。実は、その袋に大切な仕組みがあるのです。レトルト食品の銀色の袋は、プラスチックフィルムとアルミ箔を貼り合わせて作られています。そのため、空気や水分、光が遮断され食品が長もち。さらに、完全に密封し加熱殺菌してあるので、腐敗することなく長時間の保存が可能です。透明な袋で密封されたミートボールやハンバーグなどは、レトルトパックとは保存性が違い、チルド食品なのでレトルト食品よりも賞味期限が短めに設定されています。必ず冷蔵保存し、賞味期限に気をつけましょう。

もしものときのために

頭が痛くて買い物に行けない、なんていうもしものときにお役立ちなのがレトルト食品。開封すると、すぐにいたみはじめますが、開封前なら1〜2年と長めの賞味期限になっています。買い置きしておくと、何かあったとき重宝します。

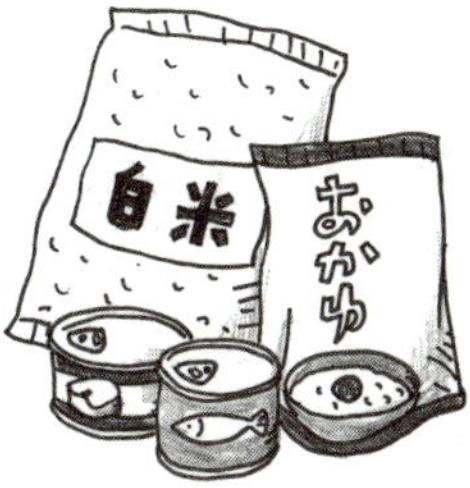

レトルトや缶詰は震災時の持ち出し荷物に入れて準備しておこう

粉スープ　内袋開封後食べきり

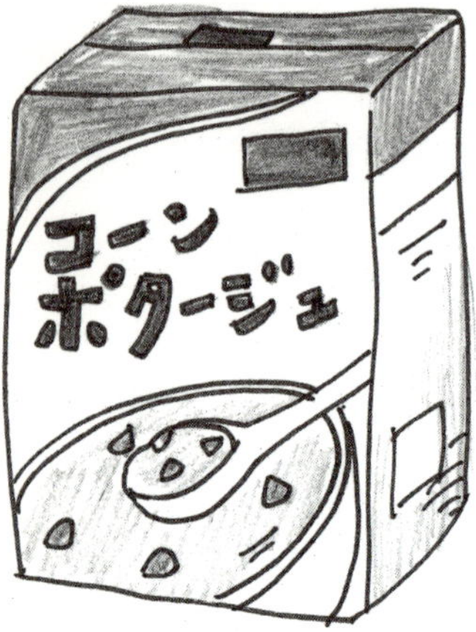
コーン
ポタージュ

市販品の表示

賞味期限

1年

保存温度

常温

開封後の保存方法

3～10℃で冷蔵

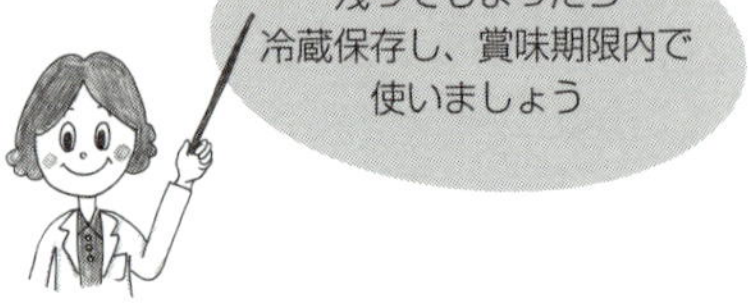
残ってしまったら
冷蔵保存し、賞味期限内で
使いましょう

お湯を注ぐだけですぐ飲むことができる粉スープには、コンソメ、ポタージュなど様々な種類がありますが、あまり具が入っていない粉末中心のものは、未開封で1年近くもちます。最近は乾燥野菜などがたっぷり入った具沢山のスープも人気ですが、こちらは賞味期限が短いものもあります。いずれも、使いきりが基本です。粉が残った場合でも当日中にはスープにするのがおすすめです。

箱を開けたら
賞味期限は関係ない？

紙の箱の中に何パックかまとめて入っている粉スープ。外箱を開けたら飲める期間は短くなってしまうの？　答えはNOです。外箱を開封しても賞味期限は変化しませんので、賞味期限内は安心して飲むことができます。

おいしい
応用アイデア

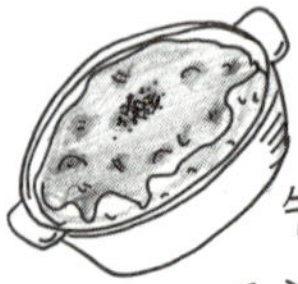

クリーム系のスープが余ったら牛乳100ccで溶かしてご飯にかけてチーズをのせて焼けば簡単にグラタンが作れます☆

カップ麺　開封後当日のみ

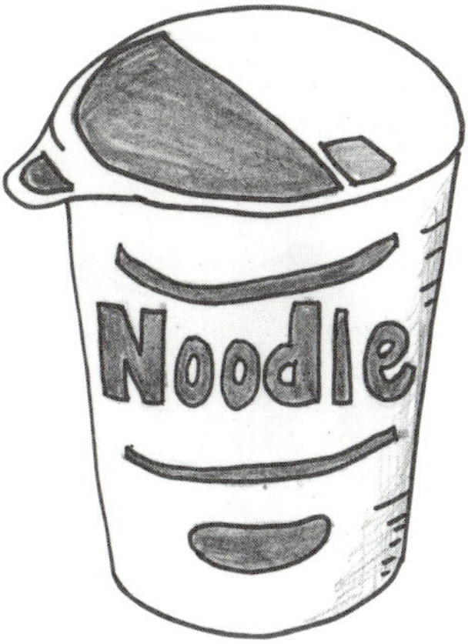

市販品の表示

賞味期限

5カ月

保存温度

常温

「麺関連団体」が教えてくれた

開封後に食べられる期間

当日のみ

開封後の保存方法

常温

麺を油で揚げてあるタイプのカップ麺の賞味期限はおよそ5カ月。油で揚げることで長期保存が可能になっているのですが、油は酸化してしまう危険もあります。日光のあたる場所や暖房器具や床暖房のある部屋での保存は避けましょう。一方、生麺タイプのものは水分量が多いため、室温が低いと凍って味が落ちる場合があります。あまり低温になりすぎないよう注意が必要です。

インスタントラーメンは揚げ物!?

インスタントラーメンの麺には、油を使わないノンフライ麺と油で揚げたものとがあります。このうち揚げてある方の麺は、保存状態や調理後の時間経過によって、油分が酸化することがあります。また、古くなったものは、酸化した油が吐き気やムカつきを引き起こし、食欲を減退させる可能性も……。気軽に食べられるうえに値段も安いため、「最近、インスタントラーメンばっかり」という食生活になってしまった場合には、インスタントラーメンも、ものによっては揚げ物の一種なのだという認識を忘れないようにしたいものです。

コラム

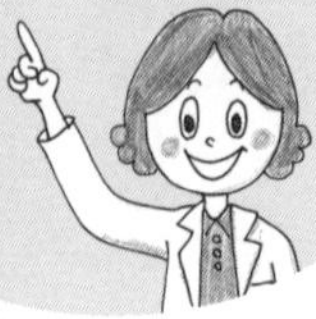

冷凍したら賞味期限は無限になるの？

食品が食べられなくなるのは、腐敗や食あたりの原因となる菌の増殖が原因です。温度が低く、菌の繁殖の能力が低下する冷凍庫で保存すれば、食品を長く保存することができます。

けれども「冷凍庫に入れれば安心」というわけではありません。たとえ冷凍しても、菌を殺したり、食品の劣化をストップさせせるには、-60℃～-80℃で保存する必要があるからです。

家庭用の冷凍庫の最低温度は-18℃前後。この温度では菌は繁殖はしないものの、死滅するにはいたりません。家庭の冷凍庫で保存した冷凍食品、買ってきた食品を冷凍したものも、最長でも1カ月が保存の限度と考えましょう。そして、肉や魚などを解凍した時に出る水分の中で、細菌が活動を始めることもあります。夏場は常温解凍を避け、冷蔵庫でゆっくりかレンジ解凍で手早く清潔に。

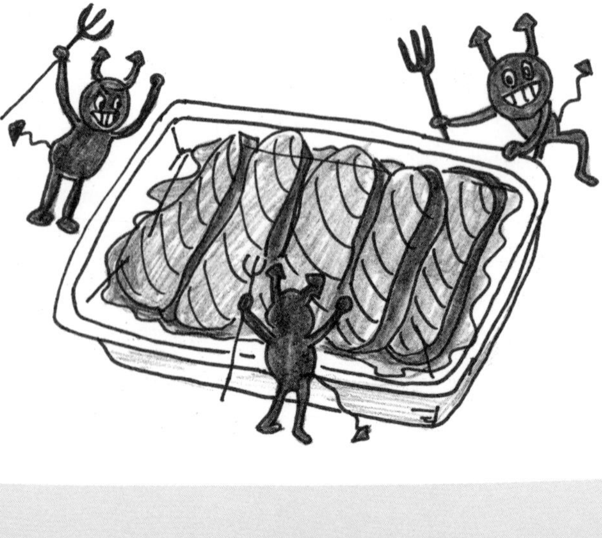

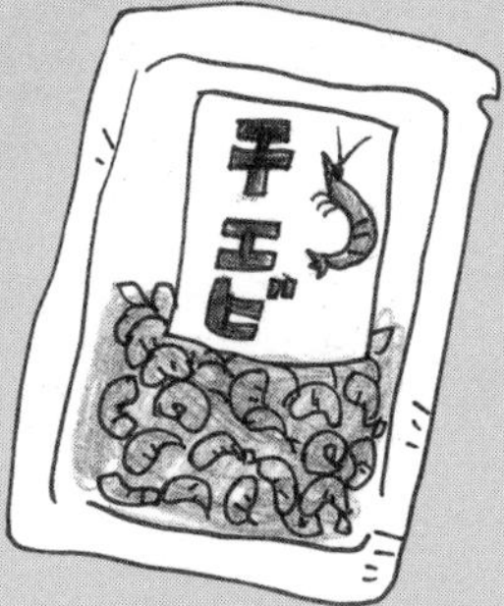

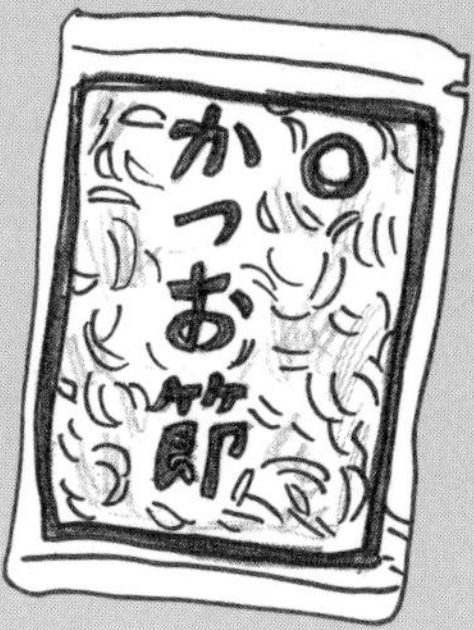

第11章
乾物

使いたいときに使えて便利な乾物。
湿気と高温によるカビには要注意!

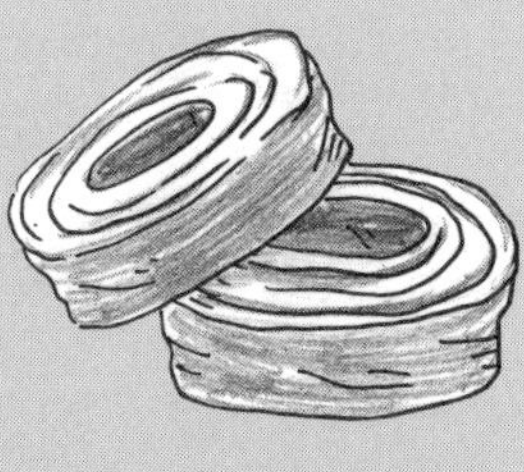
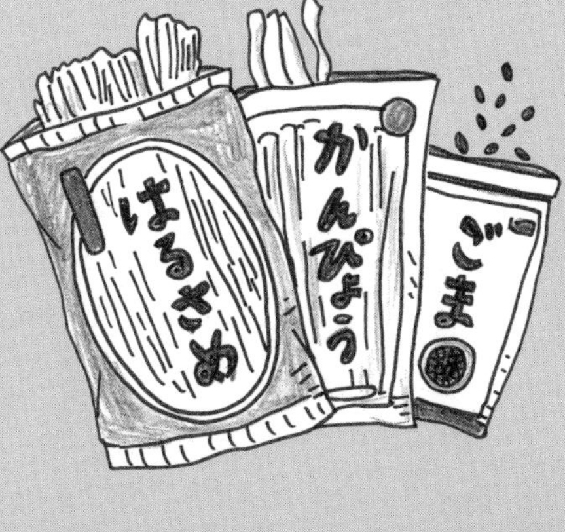

春雨

開封後1カ月 注意!

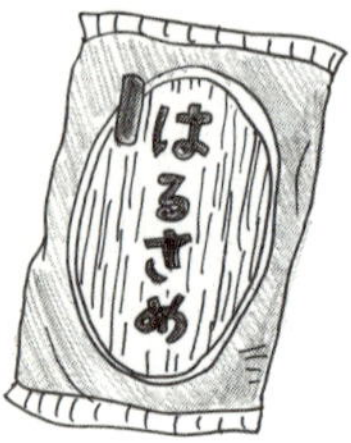

市販品の表示

賞味期限

2年

保存温度

常温

「春雨メーカー」が教えてくれた

開封後に食べられる期間

1カ月

開封後の保存方法

常温または冷蔵

春雨の原料となるのは、じゃがいもやさつまいも、緑豆からとったでんぷんです。それぞれに特徴があり、いもが原料のものは細かな気泡があり、すばやく調理できます。緑豆を使ったものは弾力があり、煮込んでもすぐには溶けません。

開封後は冷蔵

乾物である春雨は、開封前ならば常温で約2年間の賞味期限が設定されています。開封後はいたみやすくなるため、密閉して冷蔵保存し、早めに食べきるようにしましょう。

焼き麩

開封後冷蔵で2〜3年

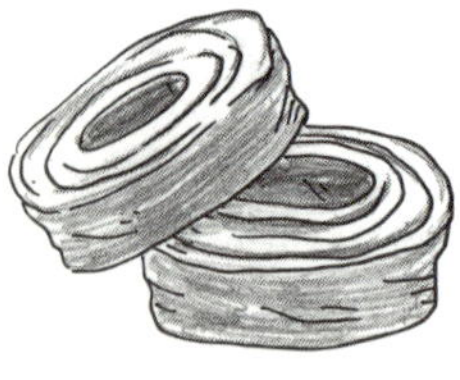

市販品の表示

賞味期限

10カ月〜1年

保存温度

常温

「焼き麩メーカー」が教えてくれた

開封後に食べられる期間

2〜3年

開封後の保存方法

冷蔵

「お麩」には、生麩と焼き麩の2種類があります。乾いた焼き麩はお吸い物に浮かべたりする、一般家庭で使うことも多いもの。一方の生麩は京料理や会席などで使われることの多い食材です。どちらも、タンパク質に富んだ栄養価の高い食品です。

必要な分だけをもどす

焼き麩は水や湯でもどして使いますが、一度もどしたものは、再度乾燥させることはできません。調理し残すことのないよう、もどす分量には注意しましょう。

かんぴょう

開封後1年

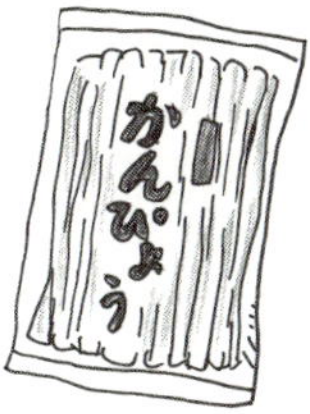

市販品の表示

賞味期限

1年

保存温度

常温

「かんぴょう関連団体」が教えてくれた

開封後に食べられる期間

1年

開封後の保存方法

冷蔵

かんぴょう巻きや太巻き、ちらし寿司など、お寿司の世界で大人気のかんぴょうは、ゆうがおの実を帯状にむいて乾燥させた保存食です。天日干しで乾燥させたかんぴょうは、植物繊維やカリウム、カルシウムなどのミネラルが豊富です。

白く乾燥したものを選ぶ

かんぴょうは20％程度の水分を含むためカビが生えることも。開封後は空気をよく抜いて冷蔵庫か冷凍庫で保存します。買う時は茶色いものを避け白いものを選びましょう。

乾燥ゆば

開封後1カ月 注意！

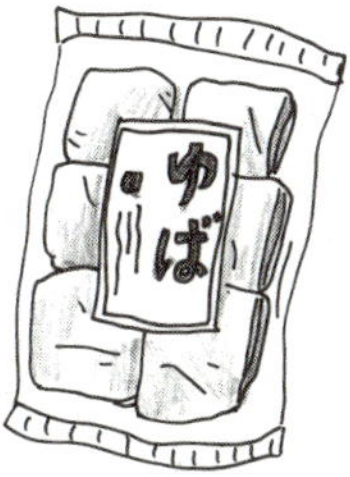

市販品の表示

賞味期限

半年

保存温度

常温

「乾燥ゆばメーカー」が教えてくれた

開封後に食べられる期間

1カ月

開封後の保存方法

冷暗所

乾燥ゆばは、豆乳を加熱した表面の膜を乾燥させたもの。植物性脂質とタンパク質が豊富な健康食品です。もどし方は、さっと洗った後に水切りをしてしばらく置いておくだけ。ついつい、水に浸けっぱなしにしてしまうこともありますのでご用心。

保存性に優れた食材

開封後は、高温多湿を避けて密閉できる容器に入れて涼しい場所に置いておけば、常温でも1カ月ほど保存できます。もどしたものは、その日のうちに食べきるようにしましょう。

かつお削り節

注意! 開封後2〜3日

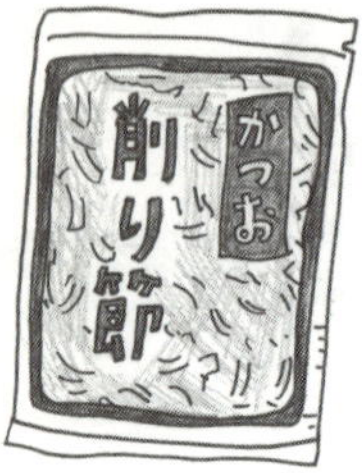

市販品の表示

賞味期限
1年

保存温度
常温

「にんべん」が教えてくれた

開封後に食べられる期間
2〜3日

開封後の保存方法
冷蔵

以前は家庭でも、一本丸ごとの本節をかつお節削り器で削って使っていましたが、今では便利なパックのかつお節を使う家庭が多くなりました。パックのかつお節は、開封後できるだけ空気に触れないように、しっかり口を止めて保存しましょう。

削ったら使いきる

本格的なかつお節の風味を楽しみたいのなら、削りたてが一番。たまにはご自宅で、かつお節削りに挑戦してみてはいかがでしょうか？　削る場合には、その時に必要な分だけを削るようにしましょう。

ごま

注意! 製造日より1カ月

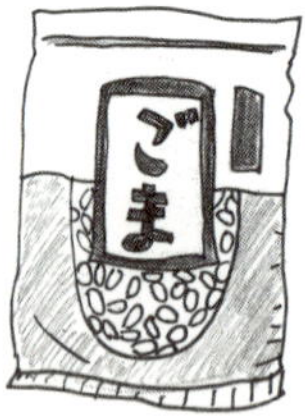

市販品の表示

賞味期限
10カ月

保存温度
常温

「和田萬商店」が教えてくれた

開封後に食べられる期間
製造日より1カ月

開封後の保存方法
冷暗所

草丈1メートルほどになるごまの草の種を、乾燥させた後に炒ったものが炒りごまです。湿気に弱い食材ですので、開封後は必ず密閉容器に入れて保存するようにしましょう。また調理に使う直前に軽く炒ってあげると、風味がグンと上がります。

ミル付きの容器で保存OK?

ミル付きの容器がありますが、そういった器具でごまをするときは熱を発しますので、保存容器として使うのはあまりおすすめできません。すったごまは別容器（ふた付き容器）にうつして保存しましょう。

切り干し大根　開封後賞味期限日まで

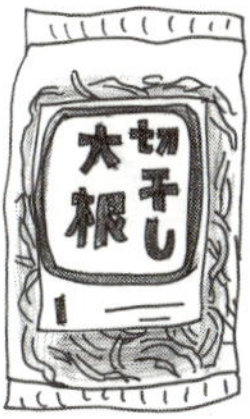

市販品の表示

賞味期限

6カ月〜1年

保存温度

常温

「乾燥野菜メーカー」が教えてくれた

開封後に食べられる期間

賞味期限日まで

開封後の保存方法

3〜10℃で冷蔵

切り干し大根が代表的ですが、ほかにも高菜や大根葉、小松菜、キャベツ、にんじんやごぼう、さつまいもなどの乾燥野菜があります。賞味期限は半年から1年間。常温保存ですが湿気のない暗い所に保存します。開封後は密封して冷蔵庫へ。

水でもどしてサラダにも

ボウルに水を張り乾燥野菜を入れ20〜30分置くと野菜をゆでて冷めた状態のものができます。水を絞るとサラダにもなります。普通にお湯で柔らかくなるまで煮てもOK。

干しエビ　冷蔵で1カ月　注意!

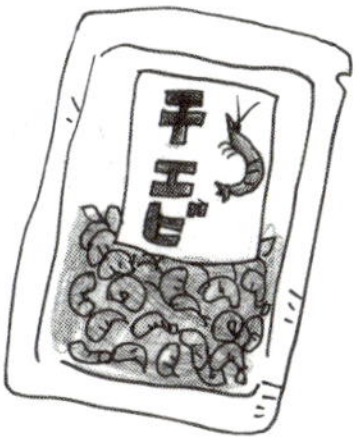

市販品の表示

賞味期限

6カ月

保存温度

常温

「干しエビ販売会社」が教えてくれた

開封後に食べられる期間

1カ月

開封後の保存方法

10℃以下で冷蔵

中華だしの代表格ともいえる干しエビは、見た目よりも多くの水分を含んでいるため、開封後の保存期間は冷蔵で1カ月、冷凍で2〜3カ月をめやすにします。開け口にファスナーのついた袋なら、そのまま冷凍保存もできて便利です。

冷凍保存がベスト

エビに限らず魚介類の干し物は、多くの水分や油を含んでおり、これがおいしさにつながっています。乾燥を防止する意味からも、冷凍保存して早めに使いきりましょう。

干物

冷凍で1カ月

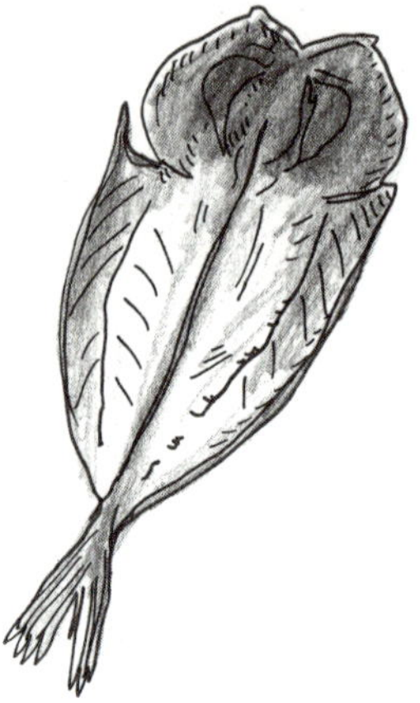

市販品の表示

賞味期限

4日

保存温度

10℃以下

「干物メーカー」が教えてくれた

開封後の食べられる期間

冷蔵で4日
冷凍で1カ月

開封後の保存方法

10℃以下で冷蔵または冷凍

干物はもともとは保存食ですが、最近は塩分控えめの傾向にあります。一夜干しや生干しは鮮魚と同じ感覚で早めに食べるのがいいでしょう。1枚ずつぴったりラップをして冷蔵庫に入れます。保存期間は4日まで。買ってからすぐに冷凍庫に入れておけば、1カ月ぐらいはもちます。ラップをしておかないでそのまま冷凍してしまうと、脂が劣化して味がどんどん落ちてしまいます。

かつお節も干物の一種

かつお節にはかつおをゆでて干した「なまり節」と、なまり節を燻製にして、表面にカビを繁殖させ、熟成させたものがあります。どちらも干物の一種です。賞味期限は削る前のものも削ったあとの「削り節」も常温で約1年です。

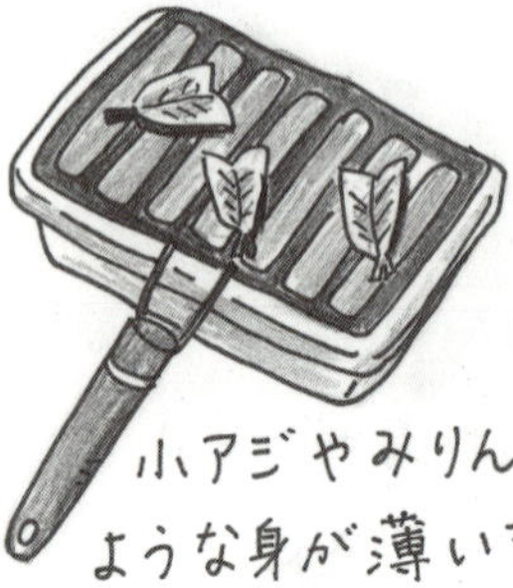

小アジやみりん干しのような身が薄い干物は、凍ったまま焼いても平気です。

第12章
調味料

料理を楽しむにはたくさん揃えておきたいけど、
使いきれずに残ってしまうこともしばしば……

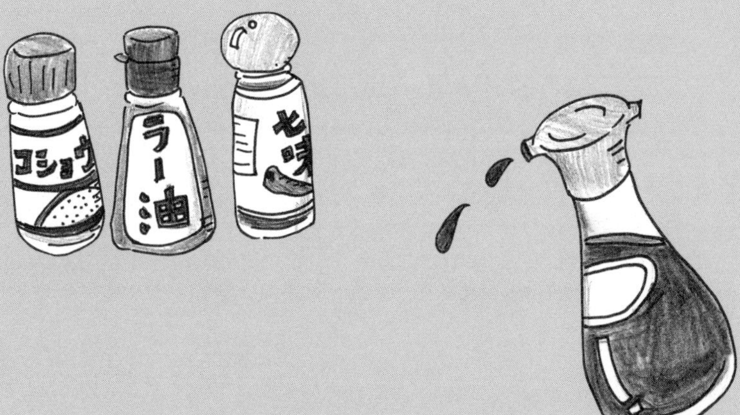

砂糖（上白糖）

開封後**無期限**

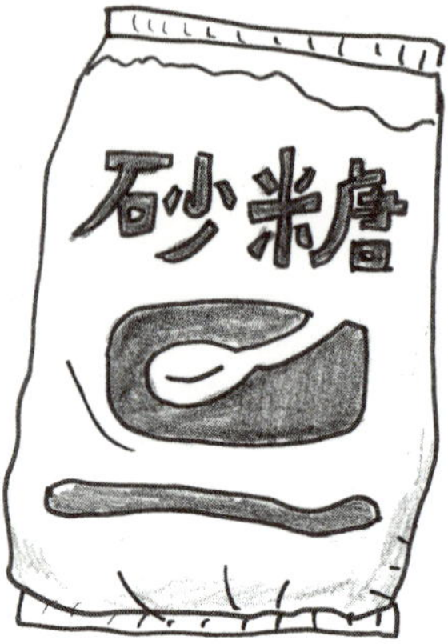

市販品の表示

賞味期限

品質が安定しているため、表示義務なし

「三井製糖」が教えてくれた

開封後に使用できる期間

保存状態がよければ無期限

開封後の保存方法

常温

甘くておいしい砂糖の原料は、植物のサトウキビとテンサイ。それらをしぼった汁を煮詰めてできた結晶を精製したものが砂糖です。とても安定した食品なので、基本的に長期間の保存が可能です。砂糖には製法の違いなどによって、上白糖、グラニュー糖、三温糖、黒砂糖などがあります。ちなみに、上白糖は白砂糖と呼ばれる場合もあり、国内で消費されている砂糖の約半分を占めます。

変色したり固まっても品質には影響しない

実は、長期間保存しておいても変質しない砂糖には賞味期限がありません。JAS法という法律でも、賞味期限を表示しなくていい食品として定められているのです。けれども、砂糖を長期間保存すると、黄ばみを帯びてくることがあります。「黄色いのはヤバイのでは?」と思ってしまうところですが、実はこれでも大丈夫。たとえ黄ばんでいたとしても、味は変化しませんし、衛生上の問題もありません。また、乾燥して固まってしまった場合にも、霧をふいて密閉しておくだけで元に戻ってくれます。

砂糖いろいろ　開封後無期限

グラニュー糖

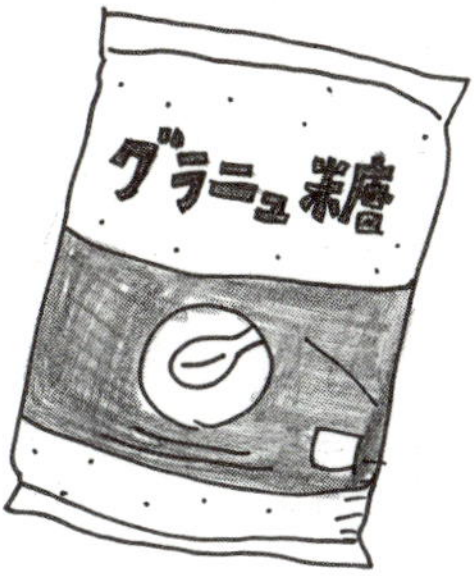
グラニュ糖

「三井製糖」が教えてくれた

開封後に使用できる期間

保存状態がよければ無期限

開封後の保存方法

高温・多湿を避け、常温（開封・未開封にかかわらず）

日本では上白糖が一般的ですが、海外では「砂糖」と言えば一般的にグラニュー糖を指します。純度の高い糖液から作られ、粒が細かくサラサラしているのが特徴です。また角砂糖は、グラニュー糖に糖液を加えて形を整えたものです。

黒糖

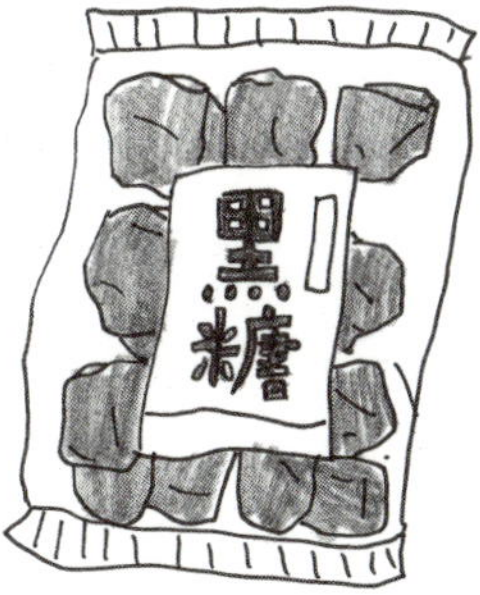
黒糖

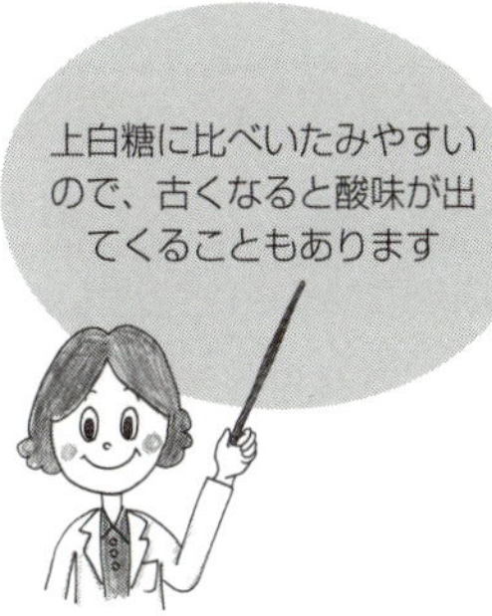
上白糖に比べいたみやすいので、古くなると酸味が出てくることもあります

サトウキビのしぼり汁を分蜜せずに濃縮して作ります。砂糖としての純度は85％程度で味わい深い風味を持ちますが、他の砂糖よりも糖度が低いため、賞味期限を設定してある商品もあります。直射日光や高温多湿は避け、保存容器に乾燥剤と共に入れて保存します。

紙袋詰め卓上砂糖

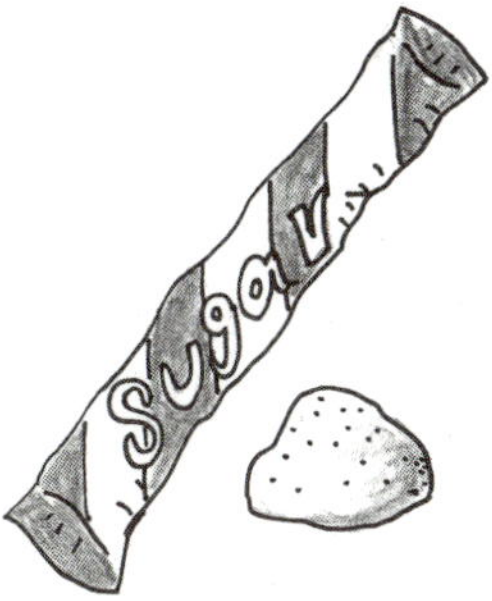
Sugar

「三井製糖」が教えてくれた

開封後に使用できる期間

保存状態がよければ無期限

開封後の保存方法

高温多湿を避け、常温（開封・未開封にかかわらず）

テーブルで飲むコーヒーや紅茶を甘くする時に使う、紙袋に入れられた小分けの卓上砂糖は、溶けやすいグラニュー糖が使われていることが多いようです。飲み物だけでなくお料理に使うこともできます。一定量が包装されているので、計量する手間が省け便利。

塩

開封後無期限

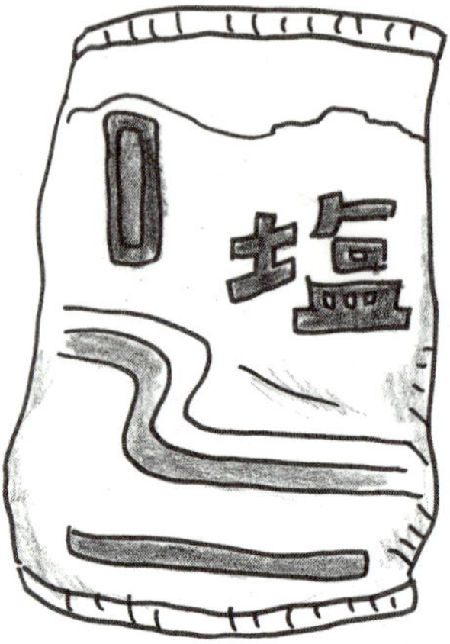

市販品の表示

賞味期限

品質が安定しているため、表示義務なし

保存温度

常温

「塩事業センター」が教えてくれた

開封後に使用できる期間

保存状態がよければ無期限

開封後の保存方法

常温

「肉がいたんだ!」「魚が臭い!」ということはあっても、「塩が腐った!」という経験をしたことのある人はいないはず。塩は、品質がきわめて変化しにくいものだからです。そのため、砂糖と同様に法により賞味期限の表示を義務付けられていません。とはいえ、湿気を吸収しやすく、またにおいを吸いやすいので、密閉容器に入れて保存しましょう。

固まったらレンジでチン

塩の保存には、湿気を吸わないように、防湿できる密閉容器を使うのがおすすめです。もし塩が固まってしまったら、ラップをせずに電子レンジで15～20秒加熱してあげるといいでしょう。

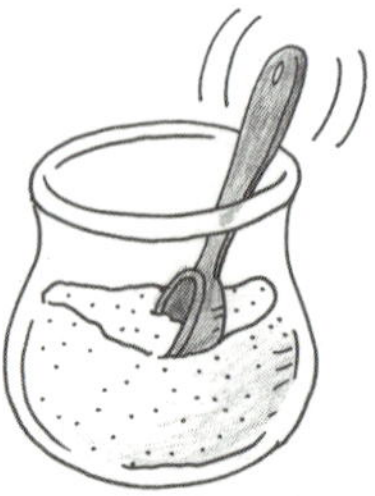

にがり塩は使用前に混ぜればミネラル成分が均等に。

醤油

注意！

開封後1カ月

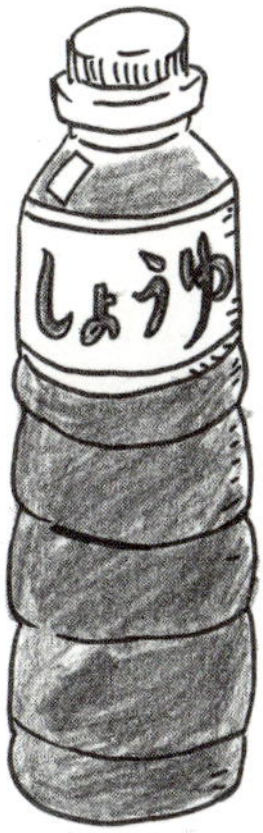

市販品の表示

賞味期限

1年半(濃い口醤油)

保存温度

常温

「日本醤油協会」が教えてくれた

開封後に使用できる期間

1カ月

開封後の保存方法

冷蔵

日本食にはなくてはならない調味料・醤油の使用期限のめやすは、開封後1カ月程度となっています。「意外と短い」と感じた人も多いはず。ですから購入時には、適量を考えて容量を選ぶことが大切です。大きなボトルで買った場合は、そのボトルは冷蔵庫に入れておき、短期間で使いきるぶんだけ小型の容器にうつし替えて使うようにすれば、品質の劣化を遅らせることができます。

変色は味が落ちた合図

色が黒ずんでくることがありますが、これは、糖分とアミノ酸が化学反応を起こしてできた褐変物質によるもの。食べても害はありませんが、風味は損なわれます。直射日光や加熱などでこれが早まるので、保存は冷暗所が最適です。

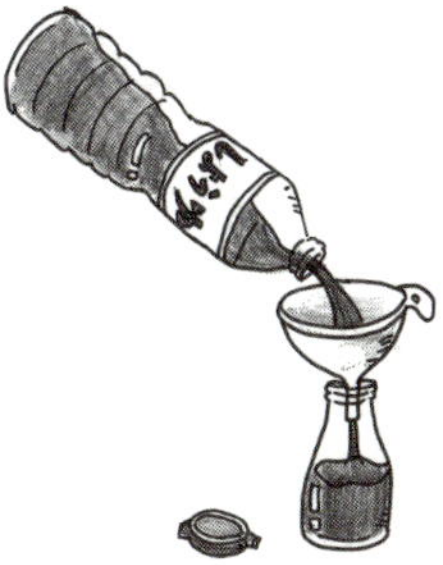

短期間で使いきる量をこまめに、小型の醤油差しに移し替えれば新鮮な風味を保つことができます。

米味噌（甘口）

注意！ 開封後2カ月

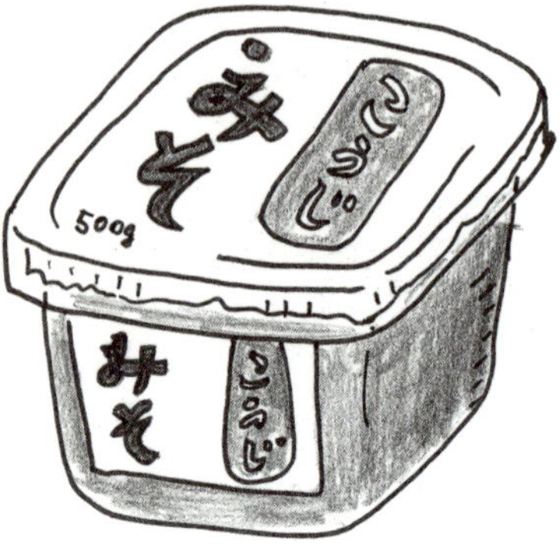

市販品の表示

賞味期限

3〜6カ月

保存温度

常温

「旭化成ホームプロダクツおいしさ保存研究所」が教えてくれた

開封後に使用できる期間

2カ月

開封後の保存方法

冷蔵

味噌には、原料や製法の異なるさまざまな種類があり、賞味期限も長短さまざま。発酵食品の味噌は、空気に触れると菌が増殖して品質が劣化し、味も落ちてしまいます。常に密閉するよう保存し、開封前でも冷蔵庫に入れておくようにしましょう。米味噌は大豆と米を発酵・熟成させたものです。

味噌保存のポイント

味噌を常温で保存しておくと、褐変反応により、色がどんどん黒ずんでいきます。体に害はありませんが、次第に味噌本来の風味は損なわれてしまいます。きちんと冷蔵してあげましょう。冷蔵する場合には、使うたびに表面を平らにし、ふたの内側にある中敷きも捨てずに使うようにしましょう。味噌の表面が空気に触れにくくなり、劣化を防ぐことができます。もし表面に白カビが出てきた場合は、あわてて捨てたりせずに、白カビの部分を取りのぞけば、ちゃんと使うことができます。

味噌いろいろ

注意！
開封後2カ月

米味噌（辛口）

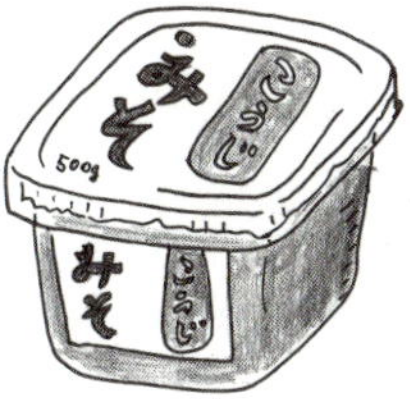

「旭化成ホームプロダクツおいしさ保存研究所」が教えてくれた

開封後に使用できる期間

2カ月

開封後の保存方法

冷蔵

米味噌は全国の味噌生産量の8割を占めている、最もスタンダードなタイプの味噌ですが、米麹の量により、白色・黄色・赤色とさまざまな種類があります。また、甘口の味噌と辛口の味噌で開封前の賞味期限が異なり、甘味噌で3〜6カ月、辛味噌ならば3〜12カ月となっています。

麦味噌

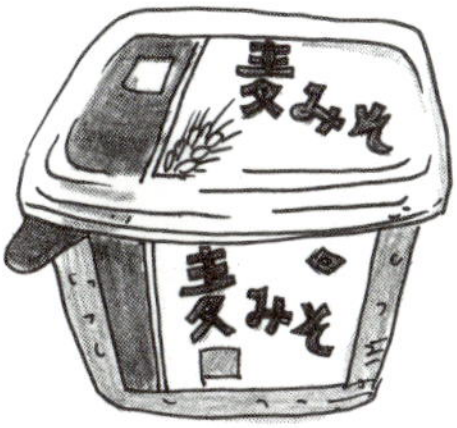

「旭化成ホームプロダクツおいしさ保存研究所」が教えてくれた

開封後に使用できる期間

2カ月

開封後の保存方法

冷蔵

九州地方で好んで使われている、麦を使った味噌です。田舎味噌とも呼ばれています。温暖な地域で作られるため熟成期間が短く、甘いものが多く色も薄いのが特徴です。原料の麦が国内産だとねっとりとしたきめの細かさが生まれます。

豆味噌

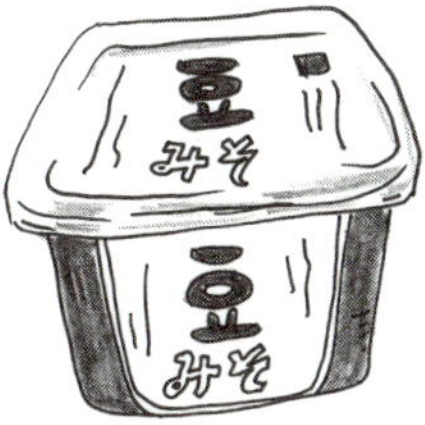

「旭化成ホームプロダクツおいしさ保存研究所」が教えてくれた

開封後に使用できる期間

2カ月

開封後の保存方法

冷蔵

大豆を蒸してつぶし、発酵・熟成させた味噌で、東海地方で多く造られています。多くの種類がありますが、特に有名なのは「名古屋の味」としてよく知られた八丁味噌でしょう。このほかにも三州味噌、三河味噌などといった種類があります。

調合味噌

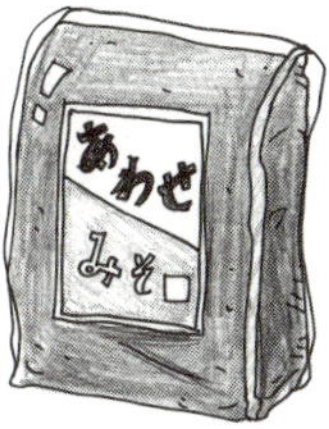

「味噌メーカー」が教えてくれた

開封後に使用できる期間

1カ月〜1カ月半

開封後の保存方法

冷蔵

いわゆる「合わせ味噌」のことで、麹の種類が異なる味噌を混ぜ合わせたタイプを指します。たとえば赤出し味噌は、八丁味噌に米味噌を加えて調味したもの、といった具合です。製造工程にブレンドが加わるため、他の味噌よりも賞味期限が短くなっています。

穀物酢　開封後賞味期限内の1年

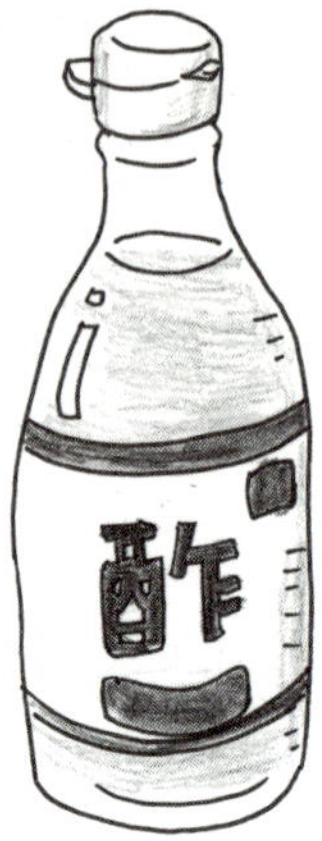

市販品の表示

賞味期限

2年

保存温度

常温

「ミツカン」が教えてくれた

開封後に使用できる期間

賞味期限内の1年

開封後の保存方法

冷蔵、または冷暗所

穀物酢は、米、大麦、小麦、酒粕、コーンなどを原料に造られた醸造酢で、冷蔵庫に入れなくても保存できます。ガラス瓶かホーローの容器に入れ、栓をしっかりと閉めて保存しましょう。金属の容器は腐食してしまう恐れがあるのでNGです。ステンレスなど金属製の台所の中などに保存する場合は、敷物をするのを忘れないようにしましょう。

食酢以外は要冷蔵で保存

酢は強い防腐・静菌力を持っているため、冷蔵庫に入れなくても腐ることはありません。栓をしっかり閉めてあれば開封後半年くらいは冷暗所で保存が可能です。ただし「ぽん酢」などの果汁・だしの入った加工酢は、開封後は冷蔵庫で保存を。

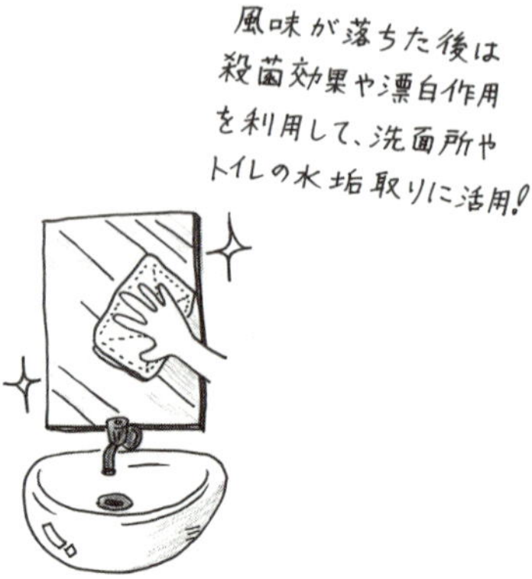
風味が落ちた後は
殺菌効果や漂白作用
を利用して、洗面所や
トイレの水垢取りに活用!

酢いろいろ　開封後風味が失われる前に

果実酢（りんご酢）

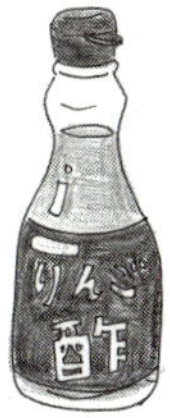

「ミツカン」が教えてくれた

開封後に使用できる期間

1年

開封後の保存方法

冷蔵

その名の通り、果実を原料に用いた醸造酢です。主なラインナップは、りんご酢やぶどう酢など。保存は常温で大丈夫ですが、冷蔵保存すると長もちします。開封後は果実の風味が失われていくので早めに使いきることをおすすめします。

ぽん酢

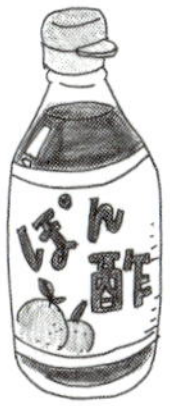

「ぽん酢メーカー」が教えてくれた

開封後に使用できる期間

1カ月

開封後の保存方法

冷蔵

ぽん酢は、合わせ酢の一種で柑橘類の搾り汁に醸造酢などを加えた調味料です。開封前は常温保存で構いませんが、開封後は冷蔵庫に入れて保存しましょう。ゆず、だいだい、すだちなどの搾り汁が入ったぽん酢がありますが、いずれも香りを楽しむには、「開けたらお早めに」が基本です。

もろみ酢

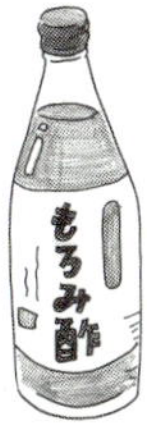

「もろみ酢メーカー」が教えてくれた

開封後に使用できる期間

1カ月

開封後の保存方法

冷蔵

近年、健康食品として人気のもろみ酢は、沖縄特産の泡盛を造る過程でできるもろみ粕を使って製造される酢です。穀物酢や果実酢と同じように、調味料として使ったり、薄めて飲料として飲むこともできます。常温での保存はできません。開封後は冷蔵庫に入れて保存しましょう。

ワインビネガー

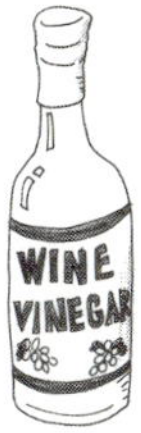

「ダイヤモンド酒造」が教えてくれた

開封後に使用できる期間

1年

開封後の保存方法

冷蔵または冷暗所

ワインビネガーは、ぶどうの果汁をアルコール発酵させた後、さらに酢酸菌で発酵させた酢です。水で割ってハチミツを入れれば飲用としても楽しめます。また、マリネやドレッシングなどに加えると味に奥行きが生まれます。開封後は、冷暗所もしくは冷蔵庫で保存しましょう。

みりん

注意！
開封後6カ月

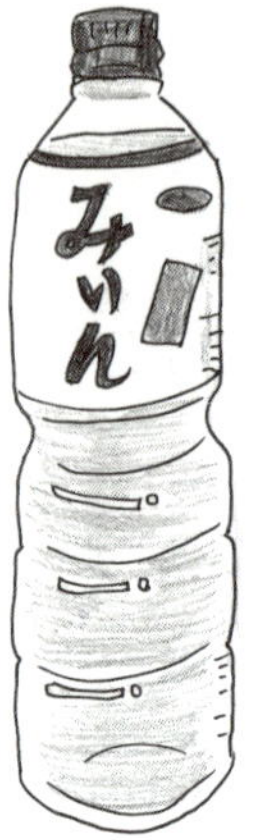

市販品の表示

賞味期限

1年半

保存温度

常温

「旭化成ホームプロダクツおいしさ保存研究所」が教えてくれた

開封後に使用できる期間

6カ月

開封後の保存方法

冷暗所

スーパーなどのみりんコーナーで、「本みりん」と「みりん風調味料」はどこが違うのかと不思議に思ったことはありませんか？　実は「本みりん」とは伝統的な製法により、もち米、米麹、焼酎を原材料に造られたもの。自然な製法で造られているため、味も香りも豊かな調味料です。一方の「みりん風調味料」は、この本みりんの味をまねてアルコールを加えて造られた調味料なんです。

白いかたまりがある？

本みりんを低温で保存すると、みりんの中に糖が結晶した白いかたまりが出てきます。温めると消えてしまいますし、品質にも影響はありませんが、これを避けるためにも、本みりんは冷蔵庫ではなく、直射日光を避けた冷暗所で常温保存しましょう。

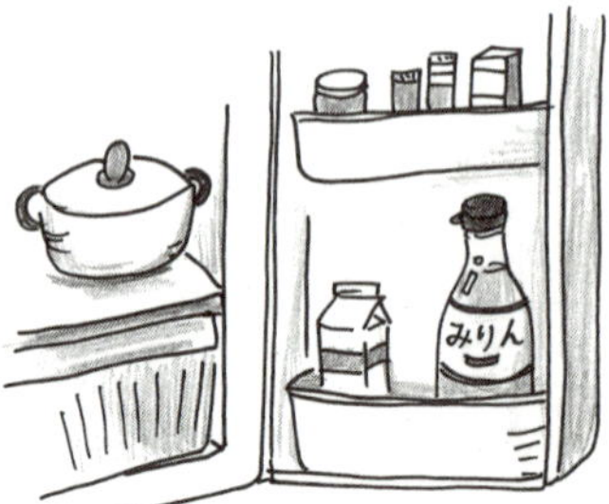

アルコール分が低く、保存性がよくない「みりん風調味料」は、開栓後は必ず冷蔵庫に。

料理酒

注意！ 開封後2カ月

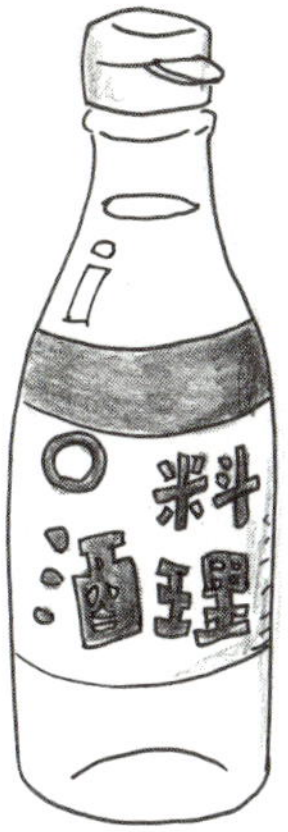

市販品の表示

賞味期限

18カ月

保存温度

常温

「料理酒メーカー」が教えてくれた

開封後に使用できる期間

2カ月

開封後の保存方法

10℃以下で冷蔵

調理専用に売られている「料理酒」の中には、普通のお酒とは違って塩や酢を加えてあるものもあり、そのまま飲むには向きません。ですが、それによって酒税法の対象外となり、お酒ではなく調味料としての販売が可能になっています。調味料が添加されているので、料理書のレシピにある「酒」と同じにはあつかわず、塩分などの総量を調節しながら使うようにしましょう。開封後は要冷蔵です。

「うまみ成分」も保存次第

料理酒には、天然有機酸・天然うまみ成分などの成分が豊富に含まれています。品質が変化すると料理にも良くない影響が出てしまいますので、直射日光や高温、明るい所は避けて保管します。開栓後はなるべく早めに使いきるようにしましょう。

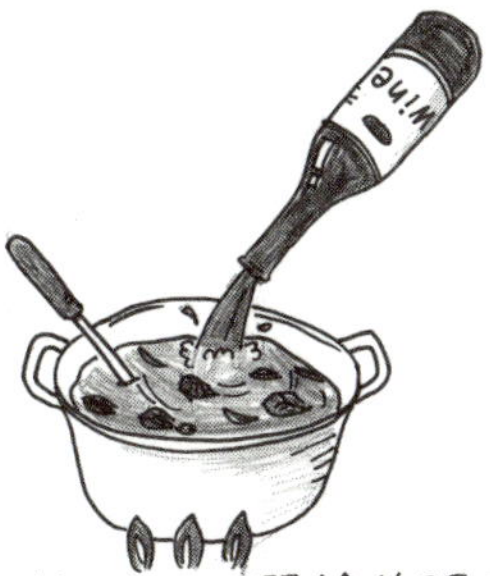

飲料用ワインは開栓後3日〜1週間以内は飲めますが、料理用ワインは冷蔵庫で1ヵ月ほど使えます。

マヨネーズ

注意！
開封後1カ月

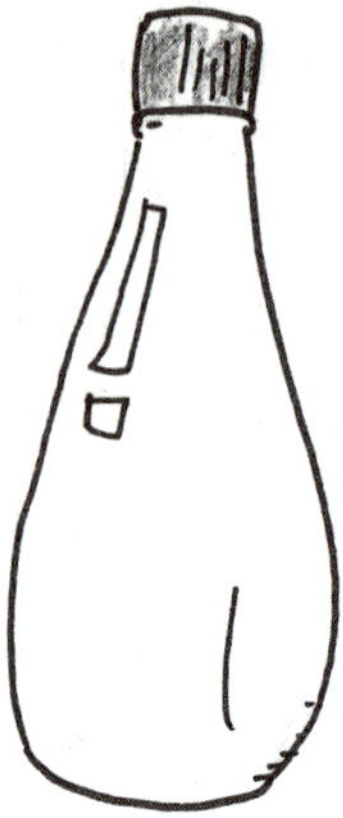

市販品の表示

賞味期限

6カ月〜1年

保存温度

常温

「マヨネーズ関連団体」が教えてくれた

開封後に使用できる期間

1カ月

開封後の保存方法

キャップを閉めて1〜10℃で冷蔵

いたみやすいたまごを使ってあるはずなのに、わりと保存がきくマヨネーズ。そのため、マヨネーズには合成保存料や防腐剤が使われていると思われがちですが、実はマヨネーズにはそのどちらも使われていません。菌を防いでいるのは原料となる油とたまごと酢のコンビネーションのなせるわざ。しかし、開栓後はキャップをしっかり閉めて冷蔵し、1カ月をめやすに使いきりましょう。

分離、気泡が混入したら

保存温度が氷点下になると分離することもありますので、冷蔵庫の中でも冷気の低い場所（上段など）には置かないようにしましょう。また、良くない環境に置かれると内部に気泡が出て劣化します。購入時には気泡がないか注意しましょう。

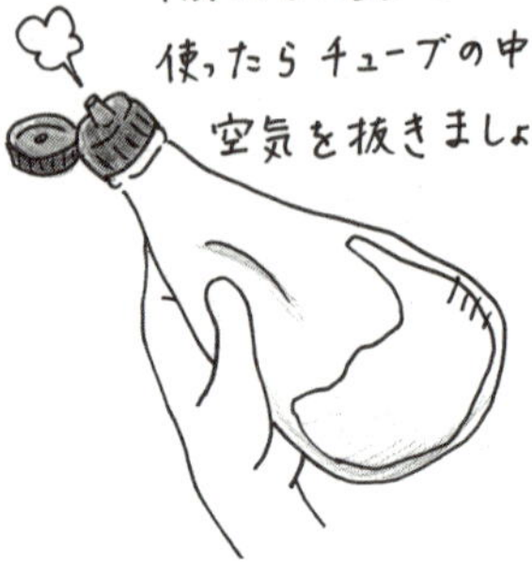
マヨネーズは、空気に
触れると酸化します。
使ったらチューブの中の
空気を抜きましょう♪

ケチャップ

注意！
開封後1カ月

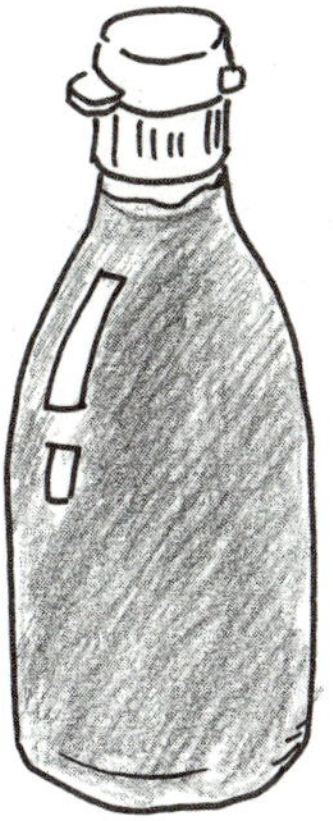

市販品の表示

賞味期限

2年

保存温度

常温

「旭化成ホームプロダクツおいしさ保存研究所」が教えてくれた

開封後に食べられる期間

1カ月

開封後の保存方法

冷蔵

トマトを使っているために、ついつい「まだ大丈夫かな？」と心配してしまうケチャップですが、意外と保存性は高く、すぐにいたむことはありません。ですが、時間が経つと色が黒ずみ、味が落ちることはあります。開封後は冷蔵庫に入れ、1カ月程度で使いきりましょう。またマヨネーズと同様に冷たすぎる環境もよくありません。冷蔵庫のドアポケットが、適した保存場所とされています。

水が分離している

チューブを逆さにすると、最初に水のようなものが出てくる場合がありますが、これはトマトから分離した水分。長時間同じ状態で置かれていたために分離したもので、特に害はありません。気になる場合は、使用前によく振りましょう。

チューブの中でケチャップから
水が染み出していても
品質には問題ありません。
よく振れば元のケチャップに
もどります。

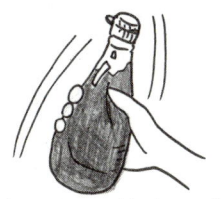

カレールー　開封後**賞味期限日**まで

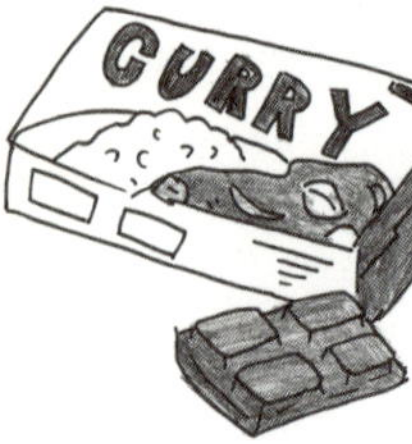

市販品の表示

賞味期限
18カ月

保存温度
常温

「インスタントカレーメーカー」が教えてくれた

開封後に使用できる期間
賞味期限日まで

開封後の保存方法
冷蔵

固形のカレールーは、外箱を開けてあっても、内容器のフィルムをはがさなければ常温のままで賞味期限まで保存が可能です。フィルム開封後は冷蔵で「賞味期限内」がめやす。2分割になった容器は、これをめやすに保存場所を考えましょう。

ルーの表面が白っぽい？

低温や高温で長時間保存した場合、油脂が固まり、ルーの表面が白や黄色になることがあります。ですが、特に体に害がおよぶわけではありませんので、そのまま使っても構いません。

マスタード　開封後**賞味期限日**まで

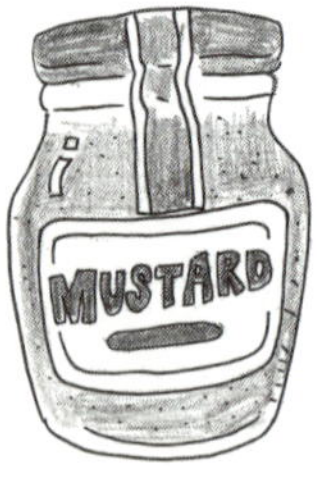

市販品の表示

賞味期限
18カ月

保存温度
常温

「マスタード販売会社」が教えてくれた

開封後に使用できる期間
賞味期限日まで

開封後の保存方法
冷蔵

西洋からしとも言われるマスタードは、チューブタイプのものと瓶詰タイプがあります。瓶詰の粒入りマスタードは、開封後に冷蔵庫に入れた状態で1カ月ほどはおいしく食べられますが、辛味が失われていくので「開けたらお早めに」が基本です。

分離してても大丈夫！

粒入りマスタードの原料は、カラシの実、酢、白ワイン、塩など。開封後は、毎回使用後に瓶の口、瓶の内側をきれいにしましょう。中身が分離しても害はないため、かき混ぜて使えます。

うま味調味料 開封後無期限

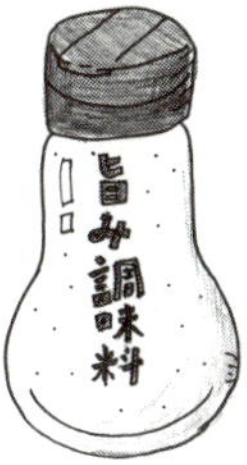

市販品の表示

賞味期限

品質が安定しているため、表示義務なし

保存温度

常温

「旭化成ホームプロダクツおいしさ保存研究所」が教えてくれた

開封後に使用できる期間

無期限

開封後の保存方法

冷暗所

うま味調味料は砂糖や塩などと同じように品質が安定しているため、法律によって賞味期限を表示しなくても構わないと決められています。しかし湿気を吸いやすい食品ですので、湿気が入らないように保存方法には注意しましょう。

開封後の保存方法

湿気により固まると使いにくくなってしまいます。袋ものの場合は、瓶または密封容器に入れ替えるか、袋の口を2回以上折りたたみ、湿気の入らないように閉じて保存しましょう。

レモン果汁(100%) 開封後賞味期限日まで

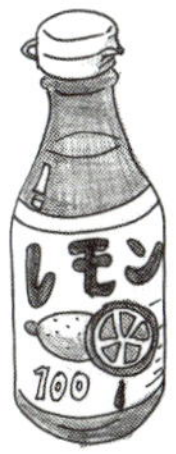

市販品の表示

賞味期限

9カ月

保存温度

常温

「調味料メーカー」が教えてくれたのは

開封後に使用できる期間

賞味期限日まで

開封後の保存方法

冷蔵

果実を買おうとすると意外と高いレモンですから、果汁の入ったボトルはあると便利な存在です。しかも、未開封なら賞味期限は9カ月程度はあります。開封後も、きちんと冷蔵しておけば、それほど風味は損ないません。

こんな時は大丈夫?

容器の下の方が濁ったように見えるだけなら、品質に問題はないはずです。ただし、沈殿物や浮遊する固形物などがある場合は、カビの危険性もあります。使用を中止しましょう。

天ぷら油・サラダ油

開封後1～2カ月 注意！

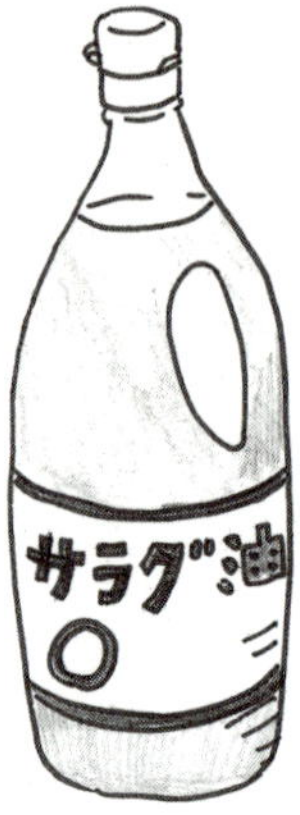

市販品の表示

賞味期限

1年～2年

保存温度

常温（暗所）

「日本植物油協会」が教えてくれた

開封後に使用できる期間

1～2カ月

開封後の保存方法

常温（暗所）もしくは冷暗所

サラダ油も天ぷら油も、精製された植物油。生でもドレッシング等に使えるよう高純度に精製されたものがサラダ油です。また天ぷら油は、加熱したときに劣化しにくい性質を持つことと、コシが強いのが特徴です。食用油は腐ることはありません。ただし、酸化による劣化によっていたむことはあります。空気に触れないようしっかりと栓をし、冷暗所で保存しましょう。

賞味期限切れ油の捨て方

油は賞味期限以内でも、開封後は1～2カ月をめやすに使いきりましょう。その期間を過ぎたものや、未開封でも賞味期限を過ぎたものは破棄します。ただし、リサイクルに出す、固めて捨てるなど、自治体により定められた方法を守りましょう。

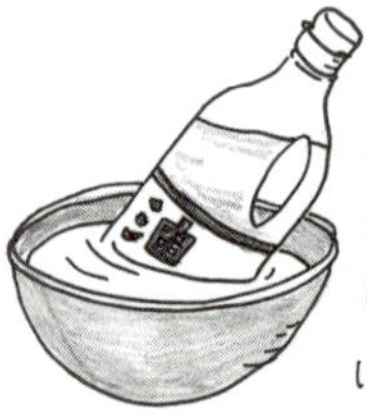

冷たい場所で白濁したものは、ぬるま湯の中にしばらくおいておけばまた使えます。

油いろいろ

注意！ ラー油は2カ月

ごま油

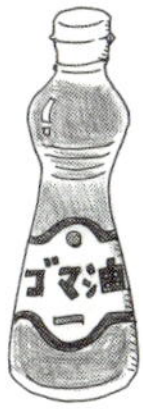
ゴマ油

「日本植物油協会」が教えてくれた

開封後に使用できる期間

1カ月

開封後の保存方法

常温

特有の香りで人気のあるごま油は、抗酸化物質を多く含んでいることから、日もちがする油でもあります。たとえば瓶に入った未開封のものであれば、約2年は大丈夫。天ぷらを揚げる油として使っても、使用後の油こしをしていれば3～4回は繰り返し使用が可能です。

オリーブオイル

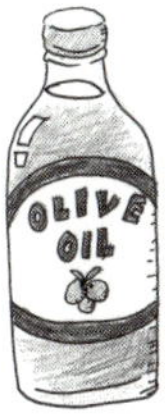
OLIVE
OIL

「日本植物油協会」が教えてくれた

開封後に使用できる期間

1カ月

開封後の保存方法

常温（暗所）

イタリア料理などに欠かせないオリーブオイルは酸化安定性があるので、一般的なサラダ油よりも日もちします。密閉容器に入れて光を遮断し、8～15℃の場所で保存すれば、長もちします。低温で白濁し、固まってしまった場合は、ぬるま湯で溶かします。

ラー油

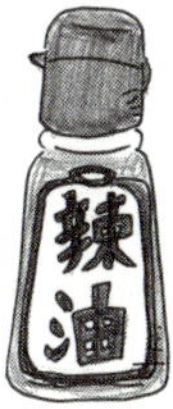
辣油

「ラー油メーカー」が教えてくれた

開封後に使用できる期間

1～2カ月

開封後の保存方法

常温

ラー油は、トウガラシの辛さや風味を加熱した油で抽出したもの。辛み成分が入っているので他の油よりいたみにくいといえます。小さな使いきり容器に入った商品は使いやすく、ついつい卓上に常備しがちですが、使わない時はなるべく冷暗所に保存するように心がけましょう。

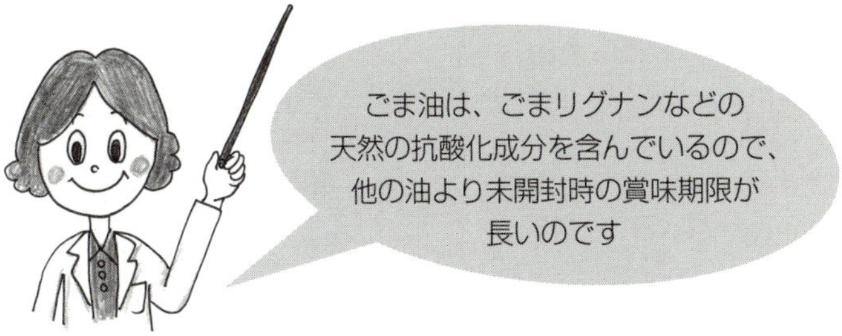
ごま油は、ごまリグナンなどの天然の抗酸化成分を含んでいるので、他の油より未開封時の賞味期限が長いのです

ウスターソース

注意！ **開封後2カ月**

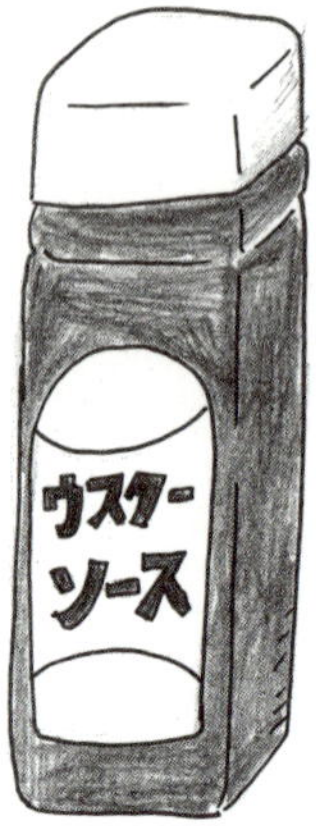

市販品の表示

賞味期限

2年程度

保存方法

冷暗所

「ソース関連団体」が教えてくれた

開封後に使用できる期間

2カ月

開封後の保存方法

冷蔵

家庭の食卓でも飲食店でも欠かせない存在のソースですが、その風味は製品ごとにさまざま。イギリスのソースをまねて作られたサラサラしたウスターソースや、戦後に登場した中濃ソース、さらにはトンカツ用、お好み焼き用など、スーパーには実に多くのソースが並んでいます。そして製品ごとに、原料や製造方法が変わるため、保存日数のめやすも異なってくるのです。

開封後は冷蔵庫での保存が基本

「開封後も常温保存」と明記されていないソースの場合は、開封した後は冷蔵庫での保存が基本となります。特に、野菜エキスの多い製品や減塩をうたっている製品は要注意。2カ月をめやすに使いきるのがよいでしょう。

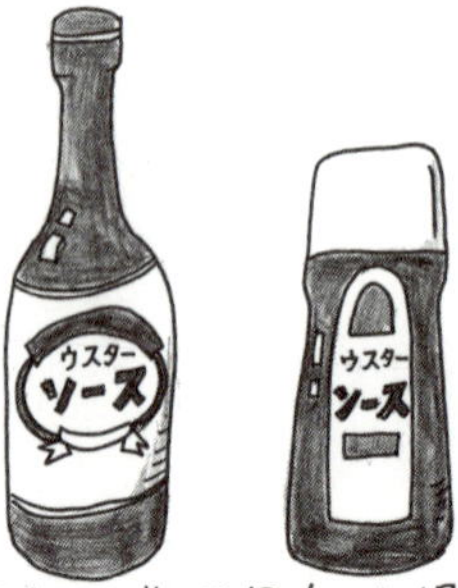

未開栓で常温保存した場合ビン容器は3年、パック容器は2年が使用期間の目安です。

ソースいろいろ

注意！ 開封後1カ月

中濃ソース

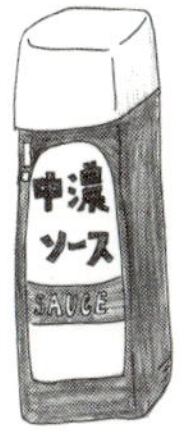

「ソース関連団体」が教えてくれた

開封後に使用できる期間

1カ月

開封後の保存方法

冷蔵

ソースは、その粘度が高いほど開封後の賞味のめやすは短いと考えましょう。そのため、開封後に使用できる期間は、少し粘りのある中濃ソースが約30日なのに対し、サラッとしているウスターソースは60日程度です。室温が高い場合は冷蔵庫で保存するといいでしょう。

お好み＆焼きそばソース

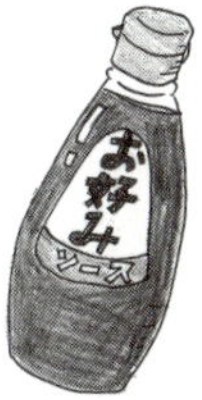

「オリバーソース」が教えてくれた

開封後に使用できる期間

1カ月

開封後の保存方法

冷蔵

お好み焼用のソースも焼きそば用のソースも開封後に使用できる期間は30日ほどです。ただし開封後は、容器の口の回りについたソースをよくふき取って、清潔にしてから冷蔵保存が基本です。ふくときには、雑菌がつかないようにきれいな布巾などを使うようにしましょう。

オイスターソース

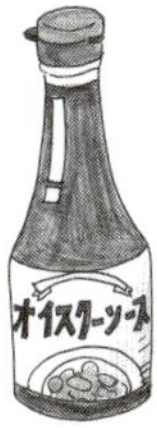

「キッコーマン」が教えてくれた

開封後に使用できる期間

1カ月

開封後の保存方法

冷蔵

カキの濃厚な旨味をさらに凝縮した、中華の調味料です。幅広い料理に活用可能なため常備しておきたいところですが、保存料無添加の製品もあるため開封後はなるべく冷蔵庫で保存しましょう。独特の風味がウリですので、これを損なわないためにも管理には気をつけなければなりません。

ペッパーソース

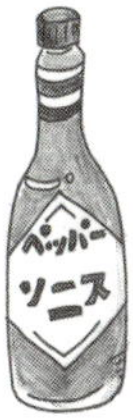

「ペッパーソース輸入会社」が教えてくれた

開封後に使用できる期間

賞味期限日まで

開封後の保存方法

冷蔵

ピザやスパゲティに使われる、ぴりりと辛いペッパーソース。開封前の賞味期限は、赤いものならば5年、青トウガラシの一種であるハラペーニョを原料とする緑のものは18カ月です。常温保存も可能ですが、日光にあたると黒ずんでしまうので、冷暗所か冷蔵庫で保存します。

焼肉のタレ　開封後 賞味期限日まで

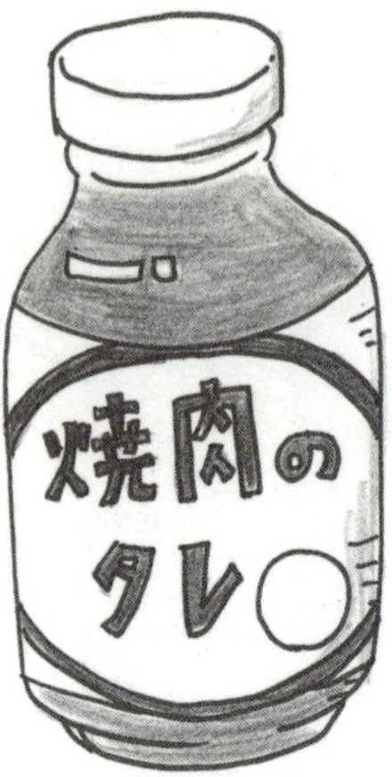
焼肉の
タレ

市販品の表示

賞味期限

1年

保存温度

常温

「タレメーカー」が教えてくれた

開封後に使用できる期間

賞味期限日まで

開封後の保存方法

3～10℃で冷蔵

焼肉のタレの原料は、醤油をベースに砂糖、野菜や果実といった風味豊かなものばかり。開封前なら1～2年程度の常温保存が可能ですが、開封後は冷蔵庫で保存し、賞味期限内をめやすに早めに使いきりましょう。保存料無添加の場合は、開封時に空気中の酵母が入り発酵が起きることもあります。ふたを開ける時に中の空気がポンとはじけたら、発酵が進んでいる証拠。食べないほうが賢明です。

Q 焼肉のタレ、どのくらいで処分しますか？

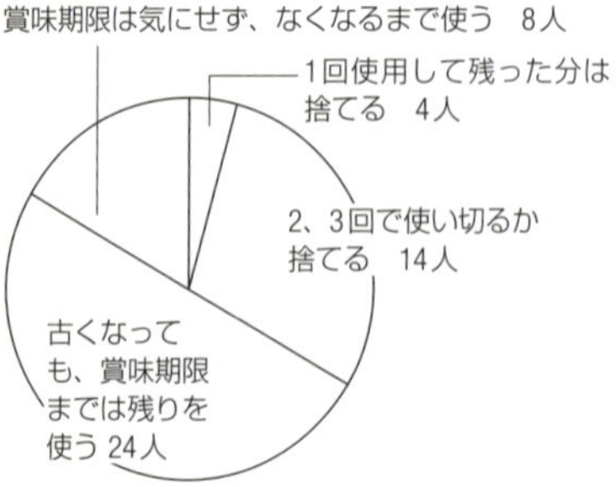
賞味期限は気にせず、なくなるまで使う　8人
1回使用して残った分は捨てる　4人
2、3回で使い切るか捨てる　14人
古くなっても、賞味期限までは残りを使う 24人

ふたの内側につく固形物は何？

焼肉のタレの瓶のふたを開けた時、内側にかたまりがついている場合があります。これは原料に使われているりんごの繊維質などが固まったもの。使用前にはふたをきちんと閉めて、よく振って混ぜ合わせるようにしましょう。

タレいろいろ

注意! 開封後使いきり

すき焼きのタレ

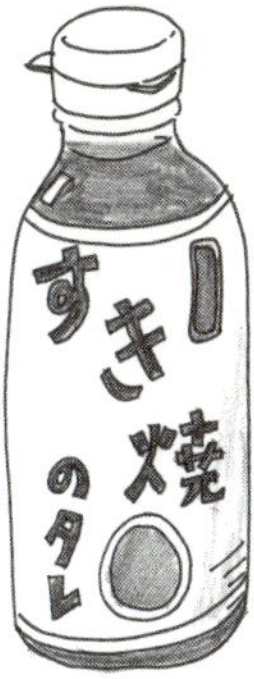
すき焼
のタレ

醤油をベースに魚介類のだしを加えたものです。開封前であれば冷暗所での常温保存が可能ですが、開封後は使いきりが基本になります。もし残った場合には、容器の口の回りをきれいにふいてから冷蔵庫で保存します。すき焼き以外にも、丼物や麺類のタレ、煮物の味付けにも使えます。

しゃぶしゃぶのタレ

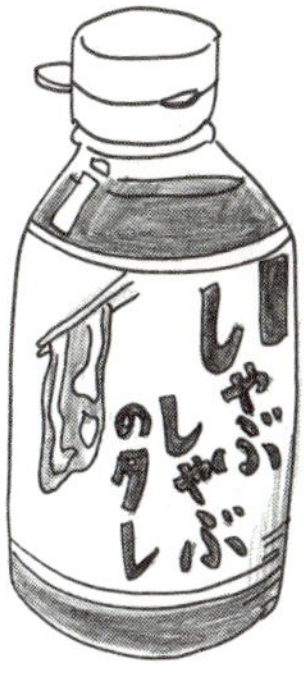
しゃぶしゃぶ
のタレ

食事中は、鍋の近くだと温度が上がる、はねかえりの水分や油が混入する危険があるので食卓には置かないほうが無難です。適量を取り分けたら、冷蔵庫に入れておくようにしましょう。やはり足が早いため、開封後は早めの使いきりを心がけます。ぽん酢タレはサラダに、ごまダレは棒々鶏《バンバンジー》などにも使えます。

ステーキのタレ

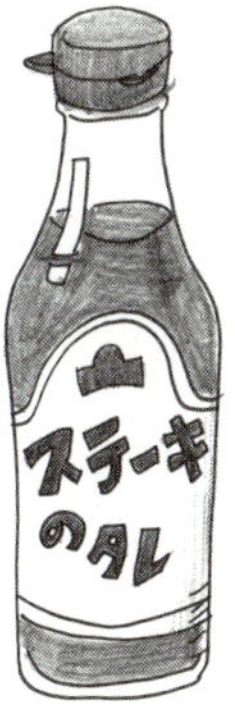
ステーキ
のタレ

早めに使いきるのが基本ですが、使用する際は、タレをかけるときだけふたを開け、かけ終わったらすぐに冷蔵庫に入れて保存するようにしましょう。手間だからといってステーキを焼くフライパンのすぐ近くに置いたままで料理を続けてしまうと、タレも熱せられいたみが早まってしまいます。

味噌ダレ

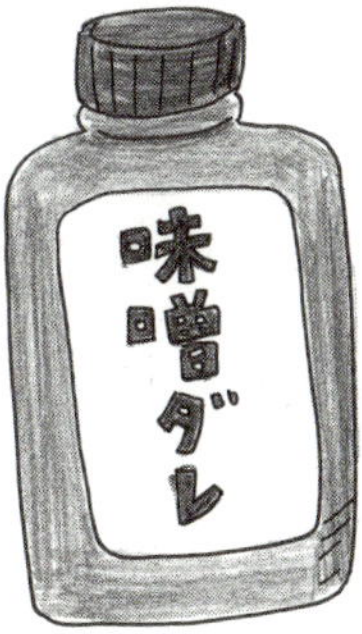
味噌ダレ

味噌ダレは肉料理、野菜料理、麺料理、鍋料理、焼き鳥、サラダなど幅広く使えるため重宝しますが、やはり開封後は、冷蔵保存して、できるだけ早めに使いきるようにしましょう。長期保存すると、味噌やにんにく、しょうがなどが作り出す、味噌ダレ特有の風味が損なわれてしまいます。

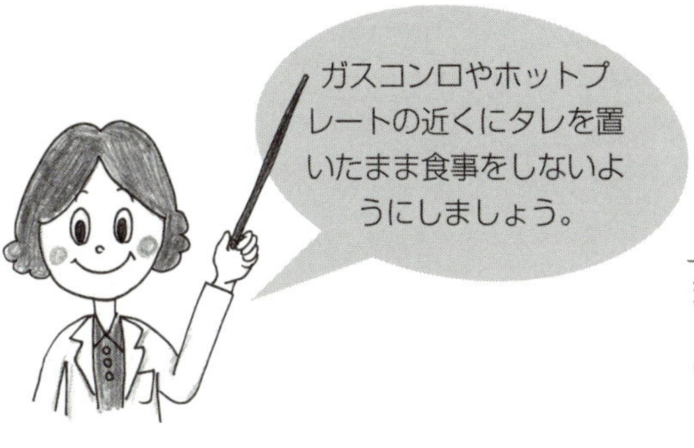
ガスコンロやホットプレートの近くにタレを置いたまま食事をしないようにしましょう。

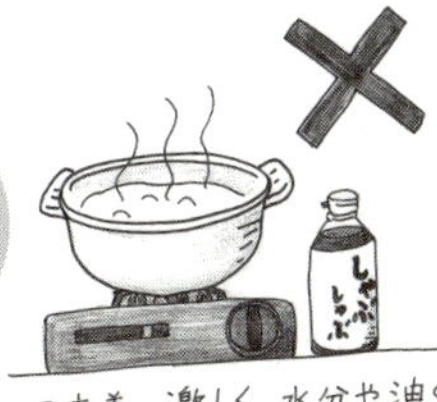

温度差の激しく、水分や油の混入しやすい食卓に出しっぱなしにせずすぐにしまいましょう。

ドレッシング（醤油ベースドレッシング）

注意！ **開封後1カ月**

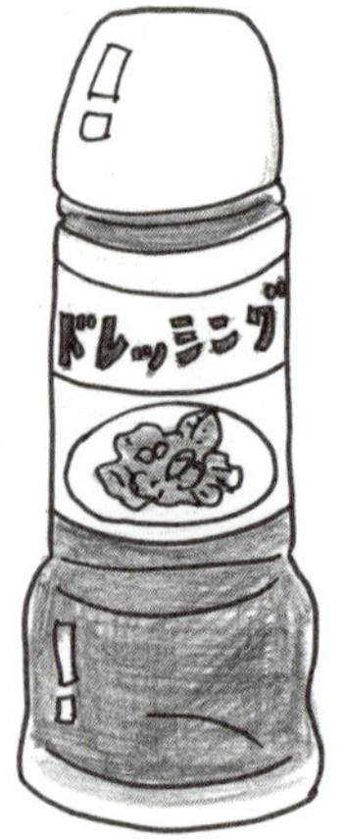

市販品の表示

賞味期限

3カ月

保存方法

冷暗所

「ドレッシング関連団体」が教えてくれた

開封後に使用できる期間

1カ月

開封後の保存方法

3〜10℃で冷蔵

ドレッシングの基本的な原料は、酢と塩と油。実はこれらは、菌の増殖しにくい環境をつくる食材のため、ドレッシングは保存性の高い食品になります。塩と酢の殺菌力は強く、腐敗することはありませんが、光に当たると風味が落ちてしまうことはあります。開封前でも冷暗所で、開封後は冷蔵庫で保存するようにし、開封後は約1カ月をめやすに使いきるようにしましょう。

開封前は常温？　冷蔵？

市販のドレッシングの大半は出荷前に加熱殺菌されているため、開封前は常温での保存が可能です。ところが、最近人気の非加熱処理ドレッシングは開栓前から要冷蔵が基本となっています。購入時には注意しましょう。

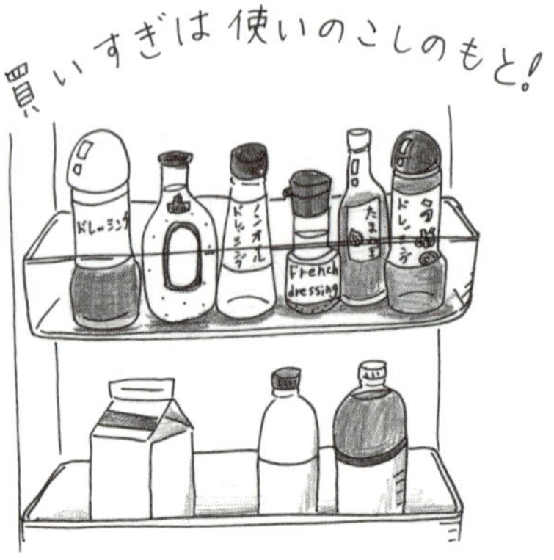

買いすぎは使いのこしのもと！
ドレッシング
French dressing

ドレッシングいろいろ

注意! 開封後1カ月

フレンチドレッシング

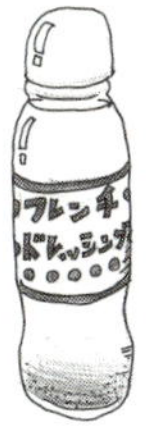

「ドレッシング関連団体」が教えてくれた

開封後に使用できる期間

1カ月

開封後の保存方法

冷蔵

名前はフランス風ですが、実はアメリカで生まれたというトリビアを持つドレッシング。乳白色の「白」と、ケチャップを加えた「赤」の2種類があります。どちらもドレッシングの特性であるすぐれた殺菌、防腐性を持っていますが、開封後は冷蔵し、使用前によく振って成分を均一にしましょう。

シーザードレッシング

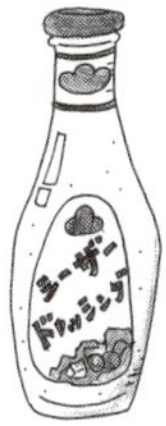

「ドレッシング関連団体」が教えてくれた

開封後に使用できる期間

1カ月

開封後の保存方法

冷蔵

チーズを含んだ濃厚な味わいで、マヨネーズの代用としても幅広い料理に使えるドレッシングです。開封前の賞味期限も短いものが多いため、購入時には必ず残りの賞味期限を確認しましょう。開封後は冷蔵庫に入れ、早めに使いきります。容量が少ない製品を買うようにしたほうがいいでしょう。

ノンオイルドレッシング

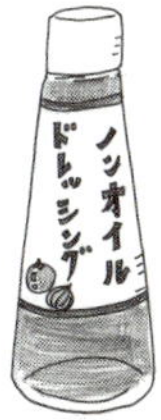

「ドレッシング関連団体」が教えてくれた

開封後に使用できる期間

1カ月

開封後の保存方法

冷蔵

製品100グラム中の油の量が3グラム未満のものに限りノンオイルと表示することができます。正確にはドレッシングタイプ調味料といい、マヨネーズ状の高粘度タイプのものや液状のものなどもあります。やや保存性に欠けるため、開封後は要冷蔵となっていますので、早めに使いきりましょう。

サウザンドドレッシング

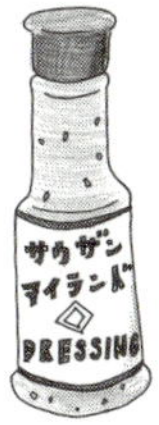

「ドレッシング関連団体」が教えてくれた

開封後に使用できる期間

1カ月

開封後の保存方法

冷蔵

マヨネーズをベースに、ピクルスや香辛料を入れたドレッシングです。たまごの濃厚な風味にピクルスの爽やかさがよくマッチしていて、サラダだけでなくフライ料理にもよく合います。とはいえ、それほど長もちはしない製品が多いため、なるべく早めに使いきるように心がけましょう。

粉末だし（コンソメ等）

注意！ 開封後2カ月

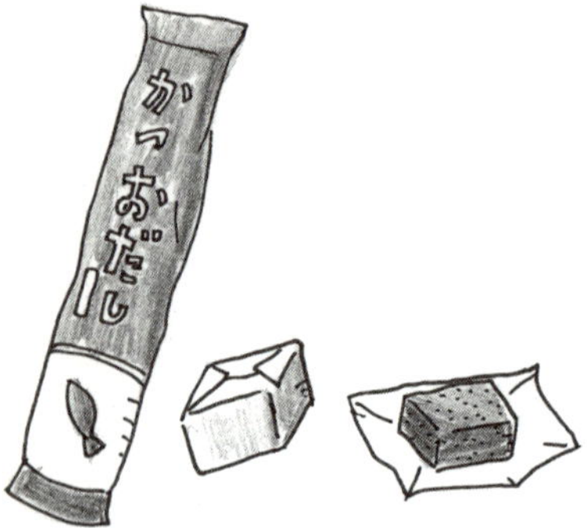

市販品の表示

賞味期限

1年

保存温度

常温

「旭化成ホームプロダクツおいしさ保存研究所」が教えてくれた

開封後に使用できる期間

2カ月

開封後の保存温度

常温

粉末のだしやコンソメは、1回分ずつが小分けの包装になっていて便利なうえ、その状態であれば表示の賞味期限まで保存が可能です。ただしレンジまわりなど高温になる場所や湿気の多い場所は保管に向きません。小袋やスティックを開封して使い残した場合には、開封口をしっかりと折り曲げて密閉するか、密閉容器にうつし湿気を避けましょう。

粉末と顆粒状の違いは？

粉末状のだしは、製造の過程で熱を加えてないため、かつお節の風味が生きていて、水に広がりやすい拡散性もあります。そのため吸湿もしやすく、開封後は密閉して要冷蔵で保存します。顆粒状のものは湿気に強い反面、風味が劣ってしまうようです。

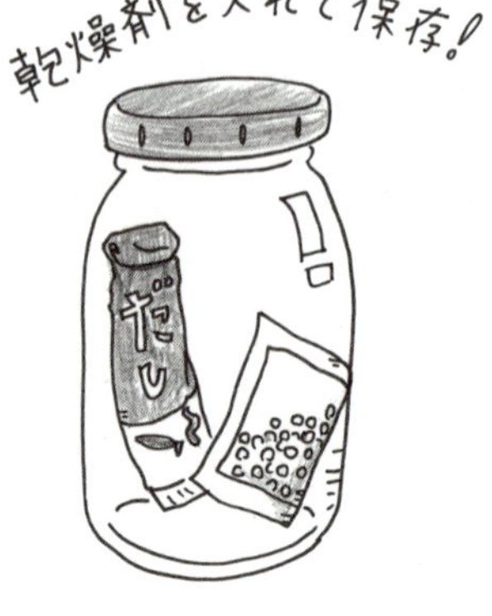

薬味チューブ

注意！ **開封後1カ月**

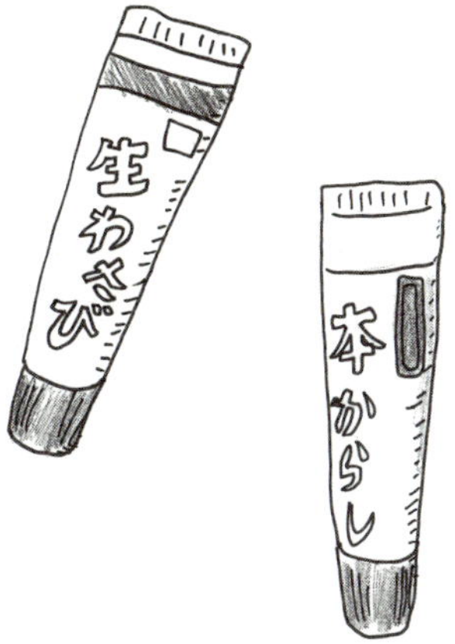
生わさび
本からし

市販品の表示

賞味期限

8カ月（チューブ入りわさび）

保存温度

常温

「金印」が教えてくれた

開封後に使用できる期間

1カ月

開封後の保存方法

冷蔵

わさびやしょうが、にんにくなどは生のものをおろしたてで使うのが一番おいしいと言われています。しかしそうした手間をかけずに、新鮮な風味が楽しめるチューブの薬味も、捨てたものじゃありません。原材料の風味を失わないように製造されています。とはいえ、最もおいしいのは開封時。開けてしまったら、なるべく早く使いきるようにし、残りは冷蔵庫で保存しましょう。

空気を抜いてしっかりと栓をする

1回使用するたびに、チューブの口の周囲が汚れていないかどうか確かめるようにしましょう。ここが汚れていると、ふたがしっかりと閉まりません。中の空気をしっかり抜いてふたを閉め、冷蔵庫で保存しましょう。

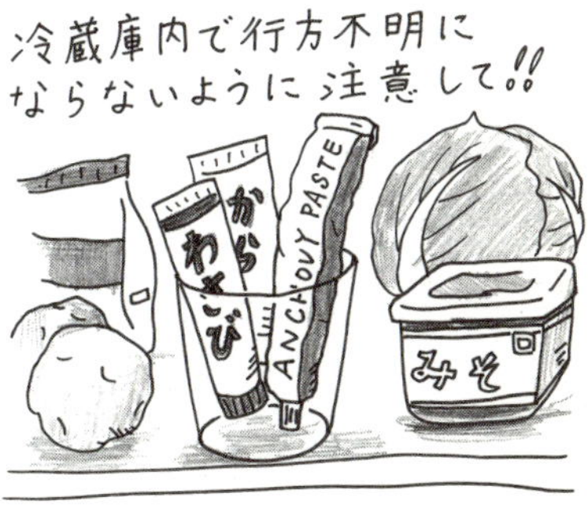
冷蔵庫内で行方不明にならないように注意して!!
からし
わさび
ANCHOVY PASTE
みそ

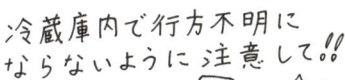

ジャム（コンフィチュール）

注意！ 開封後2週間

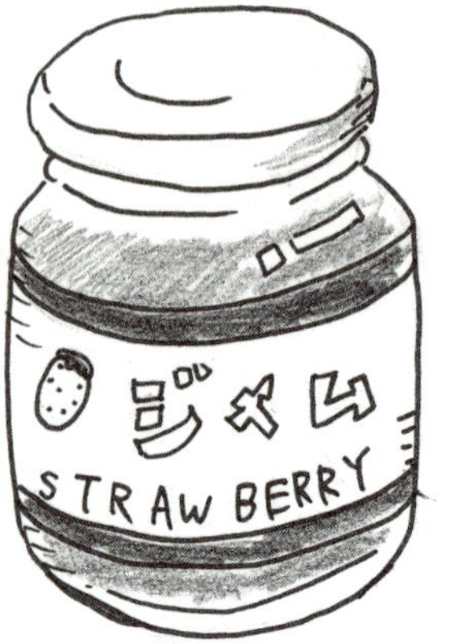
ジャム
STRAWBERRY

市販品の表示

賞味期限

2年

保存温度

常温

「ジャム関連団体」が教えてくれた

開封後に使用できる期間

2週間

開封後の保存方法

3～10℃で冷蔵

ジャムは昔から、保存食として世界各地で親しまれてきた食品です。現在では、加熱殺菌や容器による腐敗防止により長期の保存も可能になっています。とはいえ、開封後は冷蔵して早めに消費するよう心がけましょう。記載されている賞味期限は、あくまで開封前の状態でのめやすですから、色や香りはだんだんと落ちていってしまいます。2週間をめやすに使いきりましょう。

ふたの開け閉めはていねいに

ジャムのふたが開かないときに、スプーンの柄などで無理にこじ開けるとふたがゆがんで密閉性が失われてしまう場合があります。ふたに輪ゴムを巻きつけたり、滑り止めシートを使うなどして、乱暴に開けないようにしましょう。

ブルーベリージャム
紙カップ容器入りのものは賞味期限が短く設定されているので、早めに消費しましょう。

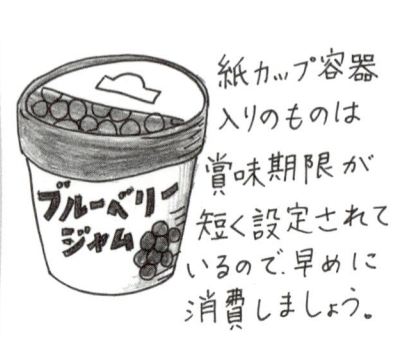

糖度の表示を見てみよう!

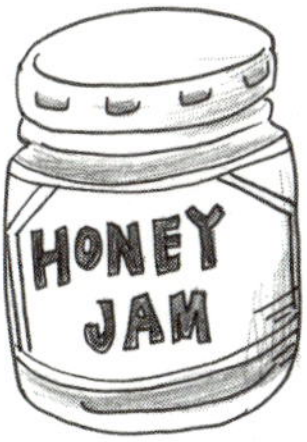

糖度が低いほど保存期間が短くなります。糖度55度以下ならより早めに消費しましょう。

コンフィチュールの場合

果物の風味を活かすために、砂糖不使用のものや加熱をおさえたコンフィチュールの賞味期限は、甘～いジャムに比べて短めに設定されています。「もったいない」なんて考えずに、なるべく早く使いきってしまいましょう。

甘さ控えめのジャムはカビに注意

ヘルシー志向の広まりとともに、やたらと甘いジャムよりは甘さ控えめのものが好まれるようになった昨今。ですが、使用が控えられるようになった砂糖には防菌の役割もあったため、低糖ジャムは、カビ発生の危険が高いという側面があったりします。通常のジャムは、開封後、冷蔵庫に保存して約2週間で使いきることがめやすですが、低糖タイプやノンシュガータイプの場合、このめやすは1週間程度にまで短縮されてしまいます。低糖タイプのジャムを買う場合は、容量の少ないものを購入するといいでしょう。

紙パック入りはお早めに

紙パックの容器は内面にプラスチックをラミネートしてあったり、プラスチックのカップを重ねるなどして保存性を高めてありますが、さすがに賞味期限は瓶よりもかなり短め。買う前に、期限内に使いきれるかどうかよく考えましょう。

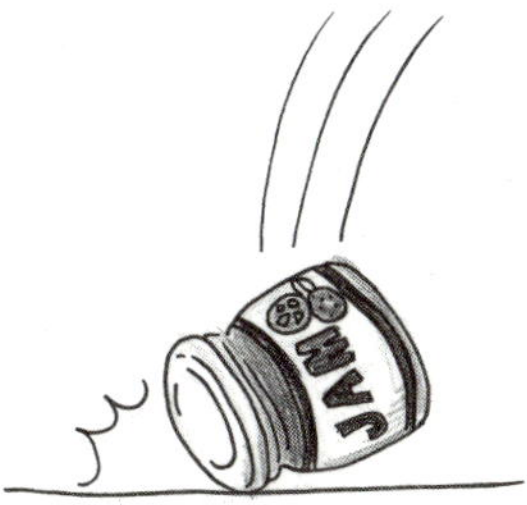

落下などの衝撃でふたがゆがむと空気が入りカビが発生することも。

ピーナッツバター　**開封後3カ月**

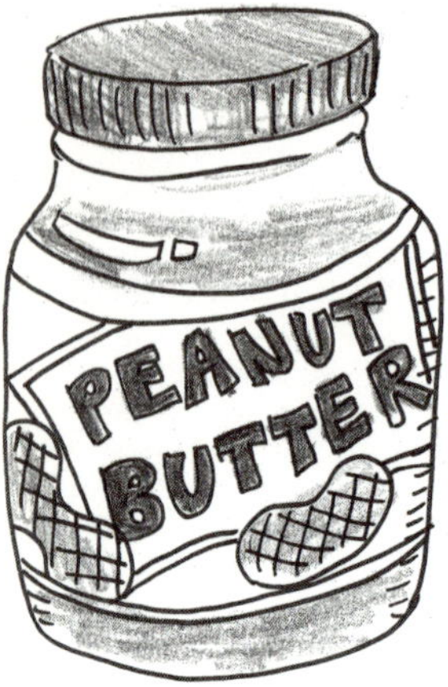
PEANUT
BUTTER

市販品の表示

賞味期限

18カ月

保存温度

常温

「ピーナッツバターメーカー」が教えてくれた

開封後に食べられる期間

賞味期限内で3カ月

開封後の保存方法

冷暗所

ペースト状の食材は、それをパンにぬるだけでも一つのメニューになるほど栄養豊富なものが多く、簡単に栄養価の高い食事をとりたい時にはとっても便利。特にピーナッツバターは高タンパクで消化にもよい食材です。おまけにヘルシーですから、パン食が中心の生活ならば、強い味方になってくれます。保存のめやすは、開封後から3カ月程度となっています。

和風の料理にも合う

パン食だけでは、なかなかピーナッツバターが消費しきれない場合は、目先をかえて和食の調味料として使ってみましょう。白ごまの風味があり、コクがあるのでよく合います。ほうれん草の和え物、しゃぶしゃぶのタレにも使えます。

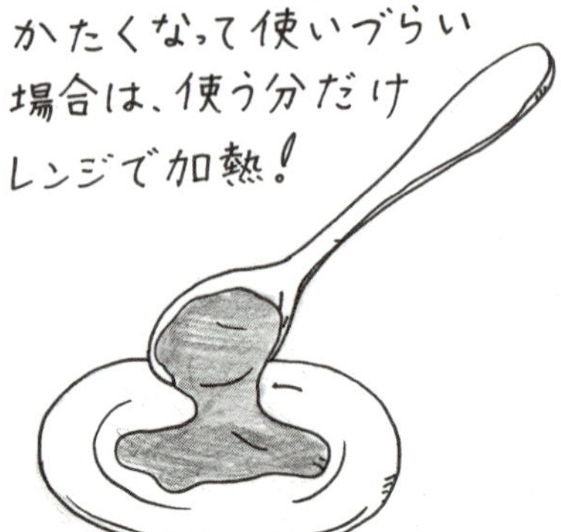
かたくなって使いづらい
場合は、使う分だけ
レンジで加熱！

ペーストいろいろ

チョコレートペースト 開封後賞味期限内

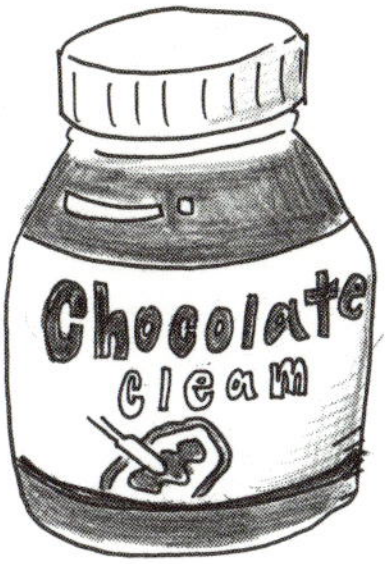

「チョコレートペーストメーカー」が教えてくれた

開封後に使用できる期間

賞味期限日まで

開封後の保存方法

冷暗所

生チョコレートに生クリームやブランデーなどを加え、混合して製造したものがチョコレートペースト。開封前でも10℃以下で保存しましょう。普通のチョコより水分量が多いため、開封後しばらくすると水分が蒸発して固くなってしまうこともありますが、害があるわけではありません。

チキンペースト 開封後賞味期限内

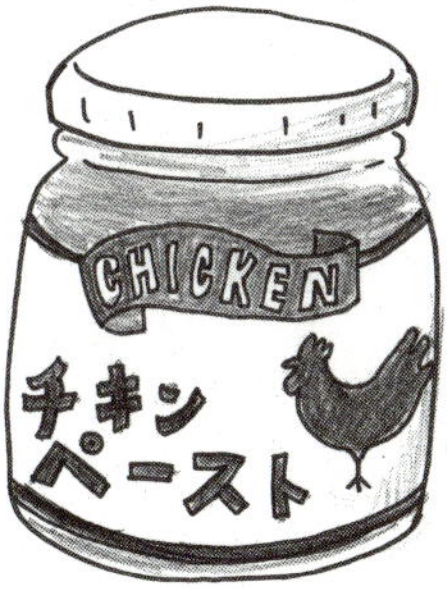

「チキンペーストメーカー」が教えてくれた

開封後に使用できる期間

賞味期限日まで

開封後の保存方法

10℃以下で冷蔵

まだ日本ではなじみの薄いチキンペーストは、その名の通り、鶏肉をメインに油などを混ぜた食品。多くは缶詰で売られているため、開封前の賞味期限は長くとってありますが、開封後は素早く使いきりましょう。ツナと同じように、サンドイッチなどに使います。

ごまペースト 開封後1年

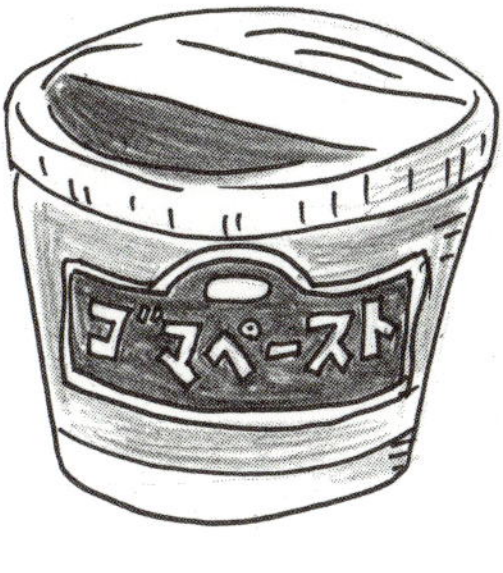

「和田萬商店」が教えてくれた

開封後に使用できる期間

1年

開封後の保存方法

常温

健康・美容効果を期待できるごまの栄養素を、手軽に食事やデザートに取り入れることができる便利な食材です。乳化剤を添加していない製品だと、開封後に時間がたつとごまの油と固形部分が分離することもありますが、品質には問題ありません。乾いたスプーンでよく混ぜてから使いましょう。

ハチミツ　開封後賞味期限日まで

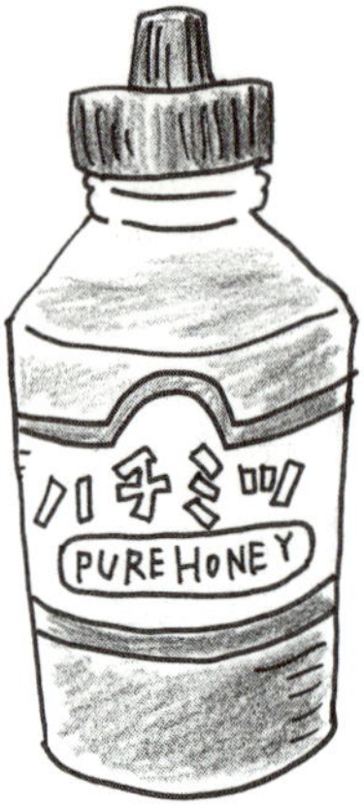
ハチミツ
PURE HONEY

市販品の表示

賞味期限

2年

保存温度

常温

「ハチミツ関連団体」が教えてくれた

開封後に食べられる期間

賞味期限日まで

開封後の保存方法

常温または冷蔵

ハチミツは、もちろんハチの巣の中で作られるもの。実はハチの巣の中は温かく、また過剰に温度が上がらないようにハチが羽で風を送り込むために、水分が蒸発する環境になっています。そのためハチミツは糖度が高く、水分が少なくなり、この中ではほとんどの菌が増殖できません。ハチミツは、こうして常温でも保存性が高い食品になるのです。

何千年ももつハチミツ

エジプトのピラミッドから見つかった紀元前のハチミツの品質に問題がなかったというエピソードがあるように、とても長もちするハチミツ。一応、賞味期限は記載されていますが、密閉管理された天然のハチミツならば、かなりもちます。

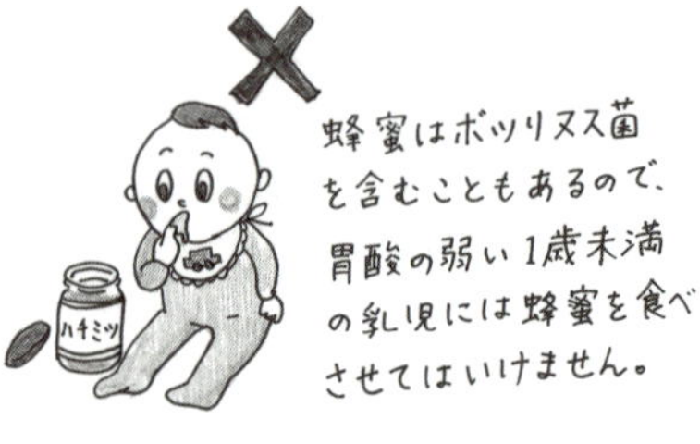
ハチミツ
蜂蜜はボツリヌス菌を含むこともあるので、胃酸の弱い1歳未満の乳児には蜂蜜を食べさせてはいけません。

シロップいろいろ

ガムシロップ 外袋開封後1年

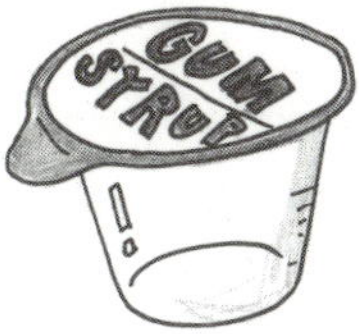

「AGF」が教えてくれた

外袋開封後に使用できる期間
1年

外袋開封後の保存方法
常温

個別の小カップに入っているガムシロップの賞味期限は約1年。外袋を開封した後も同様です。賞味期限内で1年をめやすに使いきりましょう。また、冷蔵保存をすると糖の結晶が出てくることがあり、なめらかさが失われてしまうので、常温での保存がおすすめ。

メープルシロップ 開封後2週間

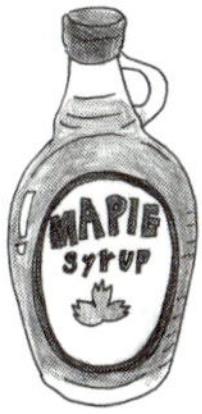

「信州須藤農園」が教えてくれた

開封後に使用できる期間
2週間

開封後の保存方法
10℃以下で冷蔵

開封前なら、常温での保存が可能です。天然のシロップで、ガラス瓶に入ったものなら2〜3年、プラスチックボトルのものは1〜2年程度が保存のめやすになります。開封後は冷蔵庫に入れて2週間程度が消費のめやす。卓上に置きっぱなしにするのは、カビ発生の危険があるので避けましょう。

黒蜜 開封後1年

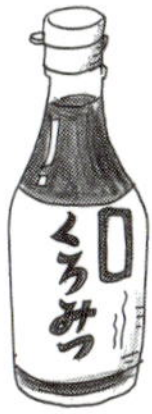

「黒蜜メーカー」が教えてくれた

開封後に使用できる期間
1年

開封後の保存方法
常温

液糖にカラメル、糖蜜を混ぜたものが一般的です。開封前は常温で1年はもち、開封後も常温で保存します。和菓子だけでなく、かき氷やトーストに合わせてもおいしく食べられます。なかなか使用機会がない場合には、黒糖から必要量だけ黒蜜を作るのも手です。

かき氷シロップ 開封後ひと夏

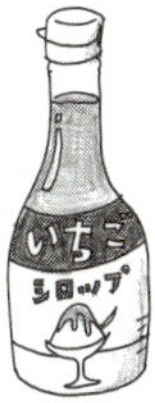

「サンクラウン」が教えてくれた

開封後に使用できる期間
長期間

開封後の保存方法
冷蔵

賞味期限内でも開封後は冷蔵庫に入れて保存します。とくに練乳を含む宇治やヨーグルト風味のものは、発酵が進む可能性があるので必ず開封後は冷蔵しましょう。長もちするものではありますが、次の夏までの1年間の保存はおすすめできませんので、ひと夏で使いきってしまいましょう。

小・麦粉（薄力粉・中力粉・強力粉） 開封後1年

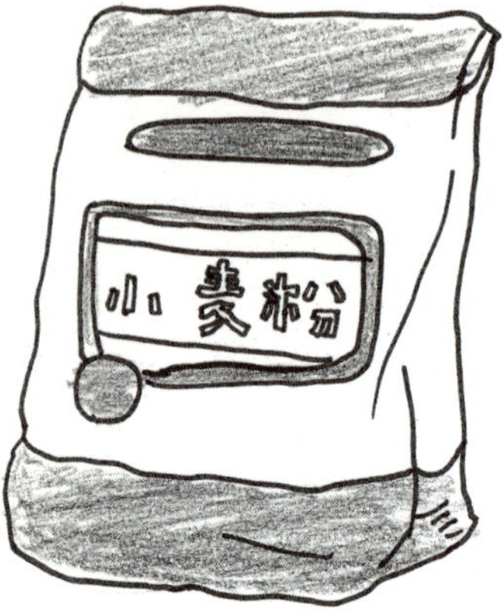

市販品の表示

賞味期限

1年（薄力粉・中力粉）
6カ月（強力粉）

保存温度

常温

「日清フーズ」が教えてくれた

開封後に使用できる期間

1年

開封後の保存方法

密閉容器に入れて冷暗所

毎日の料理に欠かせない小麦粉ですが、古くなると、小麦粉中の酸素や空気中の酸素などの影響でタンパク質や脂質が変化し、パンを焼いてもふくらみにくいなど、品質に影響が出ます。一度袋を開けたら密閉容器にうつし替え、冷暗所で保存するのがベストです。調理に使った後の、使い残しは戻さないようにしましょう。

小・麦粉はデリケートな食材

小麦粉は利用範囲がとても広いため、うどんやパンやパスタ、お好み焼きなど、それ自体が主食の役割をする場合があります。品質や風味が劣化しないよう使うたびに保存状態の確認をしましょう。また湿気だけでなく、においも吸収しやすい性質があります。においの強い食材や洗剤の近くでの保存は避けましょう。おすすめは、缶や瓶など密閉できる容器に袋ごとしまうという保存方法。これなら、においも湿気も防げます。使用時に周囲に落ちた小麦粉はそのままにせず、きれいに掃除するようにして、虫やカビを近づけない環境を維持しましょう。

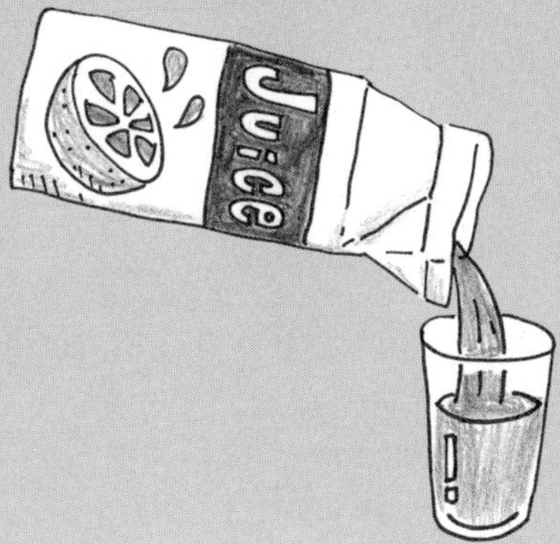

第13章
飲料

お水もいつかは腐るの？
アルコールには賞味期限がないけど、どうなってるの？

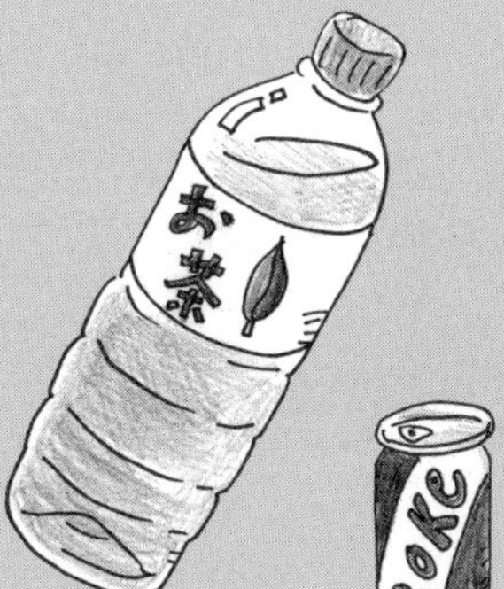

水

注意！ 開封後1週間

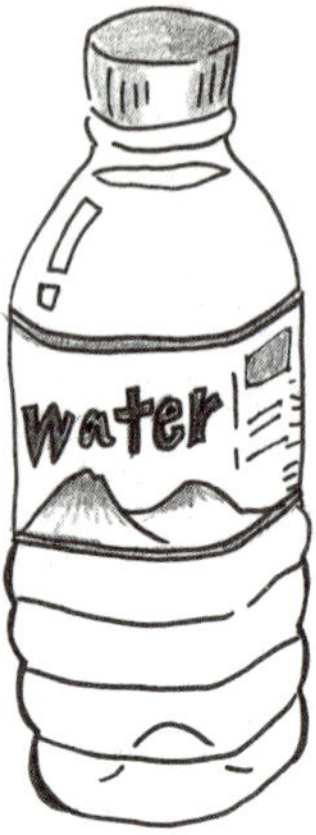
water

市販品の表示

賞味期限

1～3年など

保存温度

常温または冷蔵

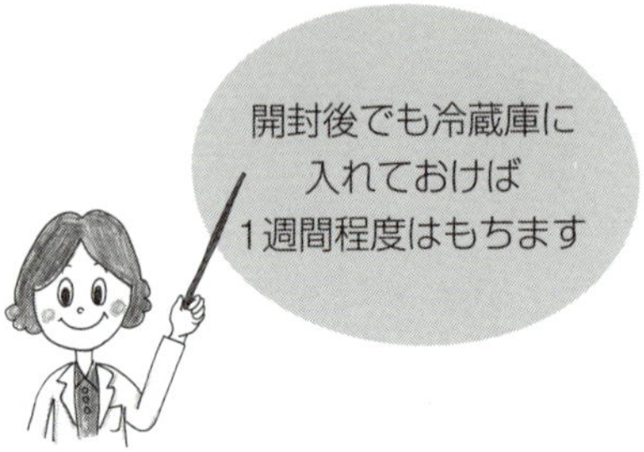
開封後でも冷蔵庫に
入れておけば
1週間程度はもちます

ペットボトルに入った水の賞味期限は、およそ2年程度。開栓前は、直射日光を避けて、冷暗所に保存するようにしましょう。開栓後は、どうしても空気中の雑菌が入ってしまいますので、まず室温での長時間の放置は避けなくてはいけません。必ず冷蔵庫に保存し、2日から1週間で飲みきるようにしましょう。店頭でボトルを選ぶ時には、照明や外光にさらされ続けていたものは避けてください。

個人用でもコップにそそぐ

水やお茶のペットボトルの注ぎ口に直接口をつけて飲むと、細菌や大腸菌などが増加すると言われていて、気温が15～30℃の場合、たったの2時間程度で飲用に適さなくなってしまうのです。個人用であっても、コップに注ぎましょう。

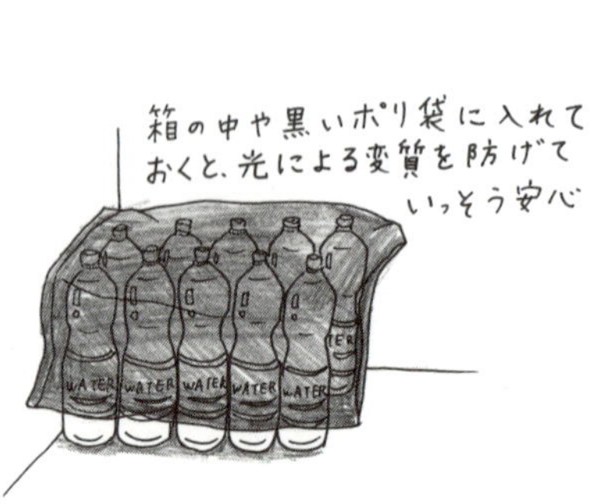
箱の中や黒いポリ袋に入れて
おくと、光による変質を防げて
いっそう安心
WATER

茶葉（緑茶・紅茶）

淹れたらすぐ

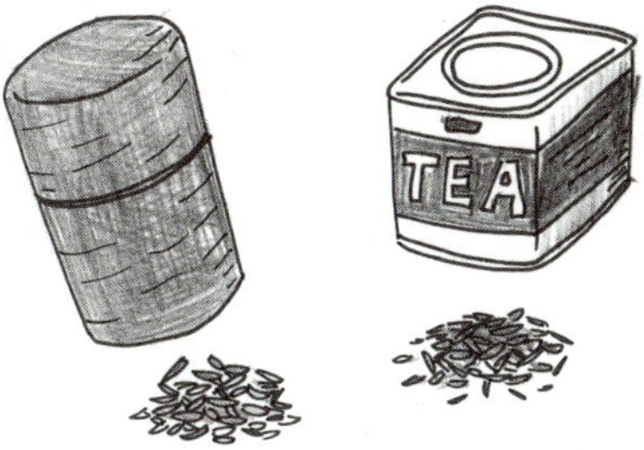

市販品の表示

賞味期限

6カ月（緑茶）、2～3年（紅茶）

保存温度

常温

「緑茶・紅茶関連団体」が教えてくれた

開封後にお茶を淹れられる期間

冷蔵で1週間～10日（緑茶）
冷凍で6カ月（緑茶）
冷暗所で1カ月程度（紅茶）

開封後の保存方法

冷蔵、冷凍（緑茶）、冷暗所（紅茶）

緑茶と紅茶は、チャノキ（茶の木）という同じ植物から採れた茶葉を使っていますが、製法が違うために味の差が生まれています。摘まれた時から発酵（酸化）を始める茶葉に、発酵が浅い段階で火を入れて発酵を止めたものが緑茶。茶葉を十分に発酵させたものが紅茶です。ちなみに烏龍茶はその中間。管理に関しても、緑茶は紅茶よりも温度や光の影響を受けやすいため慎重さが必要になります。

紅茶の賞味期限は一般的なめやす

開封後も空気や光にふれない密閉容器に入れて管理します。紅茶はブレンドして風味を整えたものなので、つまり茶葉1枚ごとに正確な製造年月日が違います。賞味期限は、ブレンドした風味が保たれる期間という意味なのです。

宵越しの緑茶は飲まない

茶葉は、いたみやすいタンパク質やアミノ酸が豊富なため、水分を含んだまま急須の中で放置しておくと、旨味成分のテアニンが失われて渋みが強くなり、おいしくなくなります。宵越し（一昼夜）はもちろんですが、数時間の放置もおすすめできません。

麦茶

水出しは当日のみ 注意！

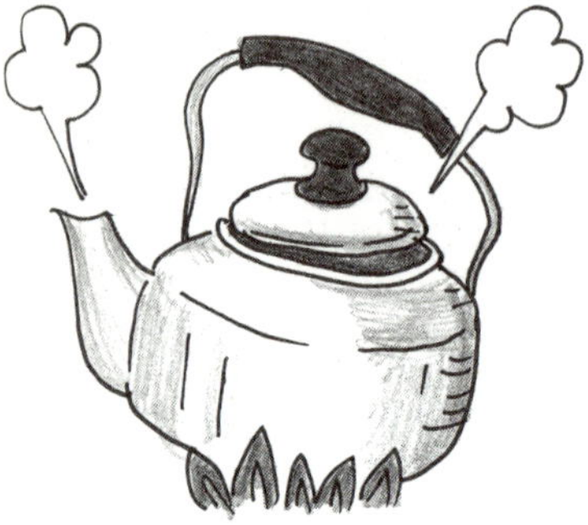

市販品の表示

賞味期限

1～2年（パック麦茶）

保存温度

常温

「小川産業」が教えてくれた

家で作った麦茶を飲める期間

水出しなら当日中
煮出しなら3日

開封後の保存方法

冷蔵

麦茶パックには「煮出し用」と「水出し用」があり、それぞれ作ってから飲める期間が異なります。どちらにしても、麦茶はほかのお茶より腐敗しやすいので、常温での保存は避けてください。白く濁ったり沈殿物が発生したら、飲むのはやめましょう。ちなみに「水出し用」のパックの中身は、特に原料が違うわけではなく、麦が細かく砕いてあるというものです。

麦茶の賞味期限は3日

作った麦茶は密閉容器に入れて、冷蔵庫で冷やして飲みますが、その期間は煮出し用で3日がめやす。3日たつ前に飲みきるようにしましょう。1週間前の麦茶がまだ冷蔵庫に……というのは、かなりキケンです。

麦茶パックは冷蔵がおすすめ

麦は、空気に触れると油臭くなってしまいます。また湿気はカビの原因にもなるので、麦茶パックは冷蔵保存しましょう。また外袋を開封後は、空気を抜いて口をしっかりと閉めておきましょう。

氷　溶けなければ無期限

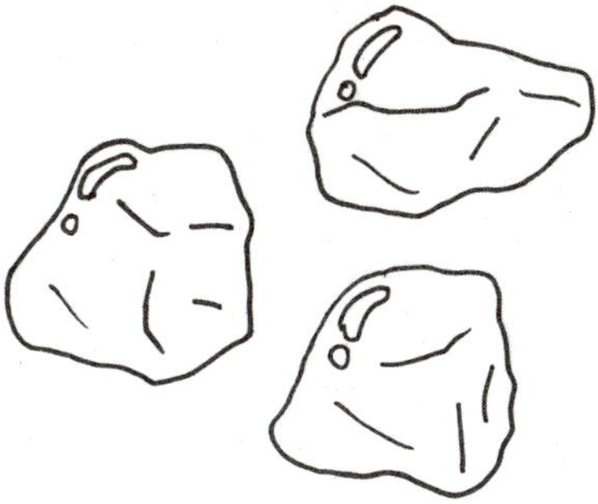

市販品の表示

賞味期限

品質が安定しているため、表示義務なし

保存温度

-18℃以下

「蒲田製氷冷蔵」が教えてくれた

開封後に使用できる期間

製造日から溶けるまで

開封後の保存方法

冷凍

氷は時間がたっても腐ったりはしません。江戸時代には、冬に自然にできた氷を洞窟に保存しておいて、暑い夏に将軍に献上したともいいます。特に賞味期限を気にする必要はないはずです。ただし、氷に冷凍庫内のにおいがついたり、氷自体が小さくなるといった変化はあり、結果として味が落ちるのは避けられません。製氷後は1週間をめどに使うようにすれば、味とにおいの面でも安心です。

自家製氷の管理

実は、氷にはにおいをまといやすいという性質があります。製氷皿やストック用のボックスはこまめに洗い、古い氷の破片がたまらないようにしましょう。保存の際には、氷を袋に入れておくと、やせるのを遅らせることができます。

市販の氷の管理

市販の氷に賞味期限はありません。袋のまま冷凍し、空気が残らないよう口をしっかり閉めておけば、霜がついたり、氷がやせたりといったトラブルもある程度回避できます。ただし袋から出して表面が溶けた氷の再冷凍は避けましょう。

コーヒー（レギュラー［豆・粉］・インスタント） 豆は開封後1週間 注意！

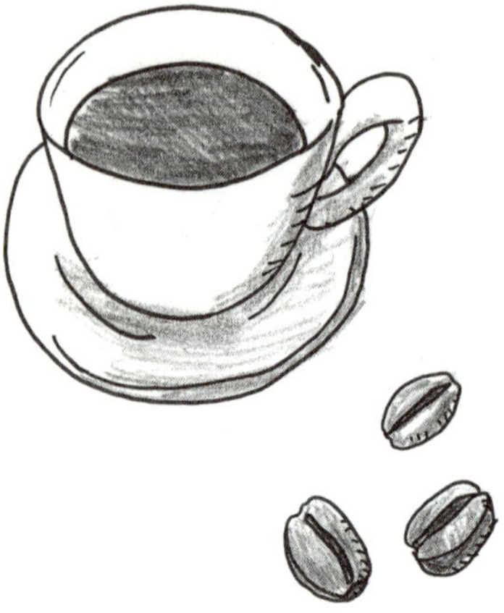

市販品の表示

賞味期限

1年（レギュラー）、3年（インスタント）

保存温度

常温（レギュラー、インスタント）

「全日本コーヒー協会」（レギュラーコーヒー）と「インスタントコーヒーメーカー」（インスタントコーヒー）が教えてくれた

開封後に飲める期間

1週間（レギュラー）
1カ月（インスタント）

開封後の保存方法

冷暗所、冷凍（レギュラー）
常温（インスタント）

豆も粉も、開封前のコーヒーは高温多湿を避けて、常温で保存します。開封後は密封容器に入れ、冷蔵庫などで保存しましょう。冷蔵庫で保存する場合は、コーヒーは周囲のにおいや湿気を吸収しやすいことを考えて、必ず完全密封できる容器に入れてください。豆なら約1週間をめやすに使いきるようにしましょう。

コーヒー豆は冷凍できるの？

コーヒーが最高においしい状態は、焙煎したてのとき。しかし、そのときの状態を保ちたいからといって、冷凍保存はあまりおすすめできません。コーヒーは日光や水分、高温や酸素といったものによって劣化します。冷凍庫は内と外の気温差が大きいので、冷凍保存をしてしまうと出し入れの際に水滴ができ、コーヒーが湿気てしまうことがあります。ただし、一度にたてる分ずつラップなどに小分けにすれば冷凍庫内でも保存可能ですが、冷暗所で高温、湿気を避けて保存するのがベターといえるでしょう。

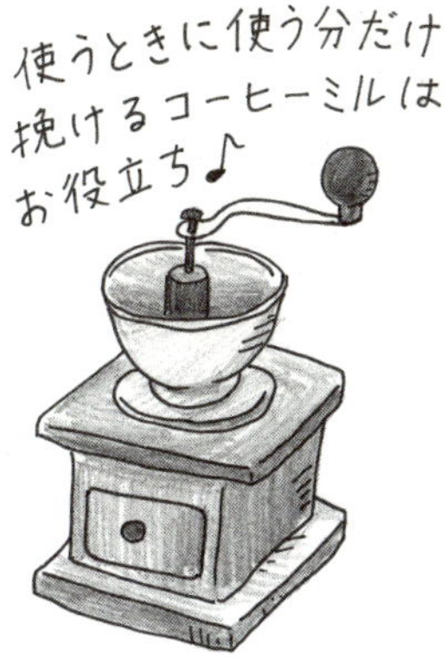
使うときに使う分だけ
挽けるコーヒーミルは
お役立ち♪

コーヒーに白いものが？

インスタントコーヒーに白い粉が出ることがあります。これはカビではなくカフェインの結晶物です。害はありませんが、風味は少々落ちてしまいますので、これが出てこないうちに、早めに飲みきるようにしましょう。

おすすめコーヒー保存テク

レギュラーコーヒーを常温保存する場合、豆は1週間以内、挽いた粉なら3日以内に使いきるようにすれば、本来の風味を楽しめます。缶入りコーヒーのふたをしっかり閉めるのはもちろん、袋入りのコーヒーなら空気に触れないようにしっかりと口を閉じ、冷暗所か冷蔵庫で保存するのがおすすめです。また、コーヒーは吸香性が高いので、香りの強いものや香辛料などの近くで保存してにおいがうつらないように気をつけましょう。豆の状態で購入した場合は、豆のまま保存し、飲みたいときに飲みたい分だけ挽くようにするとよいでしょう。

インスタントの保存

レギュラーコーヒーと同様、インスタントコーヒーを保存する場合も高温、湿気を防ぐことが大切です。開封後はキャップをしっかりと閉め、気密性を高めましょう。また、冷蔵庫での保存は避けてください。

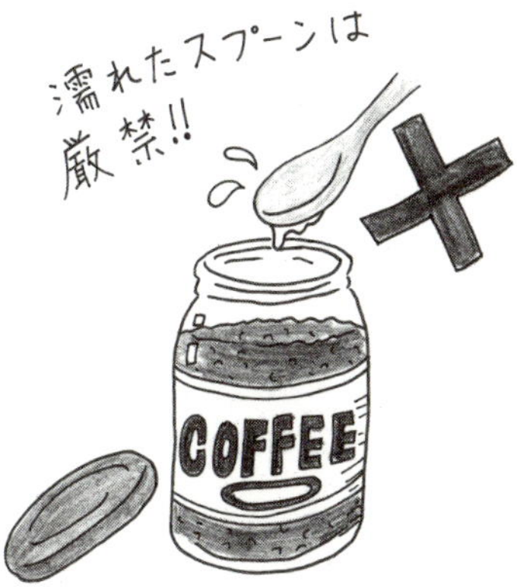
濡れたスプーンは
厳禁!!
COFFEE

ジュース(100％果汁)

注意!
開封後2〜3日

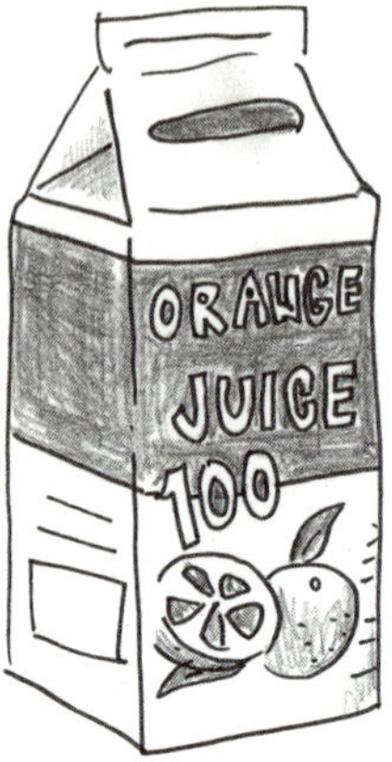

市販品の表示

賞味期限

15日

保存温度

冷蔵

「メグミルク」が教えてくれた

開封後に飲める期間

2〜3日

開封後の保存方法

冷蔵

100％果汁にはオレンジ、パイナップルなどいろいろな種類の果物がありますが、そのほとんどのパッケージには「濃縮還元」と書いてあります。これは、搾った果汁を加熱処理などで濃縮しておき、容器に詰める時に水を加えて元の濃度に戻したもの、という意味です。一方で「ストレートジュース」というものもあり、これは搾ったものを濃縮せずにつかっているという意味になります。

果汁の味は季節によって変化

1年中楽しめる100％果汁のジュース。実は、ジュースとなるオレンジやグレープフルーツなどの果汁は、季節によって産地を変えているのです。世界のいろいろな産地の果汁を使用していますので、味も微妙に変化しています。

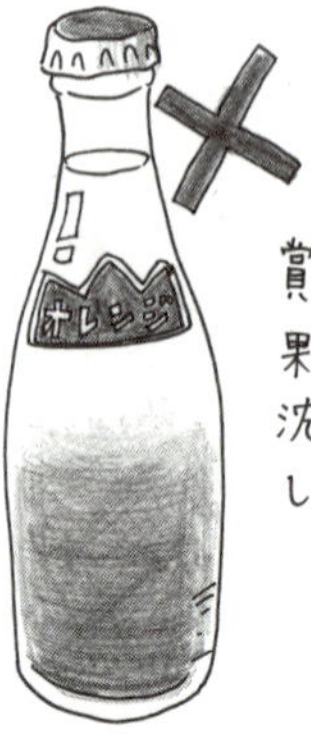

賞味期限を過ぎると、果物の繊維質が沈殿したり分離したりします

ビール（発泡酒）　購入後早く

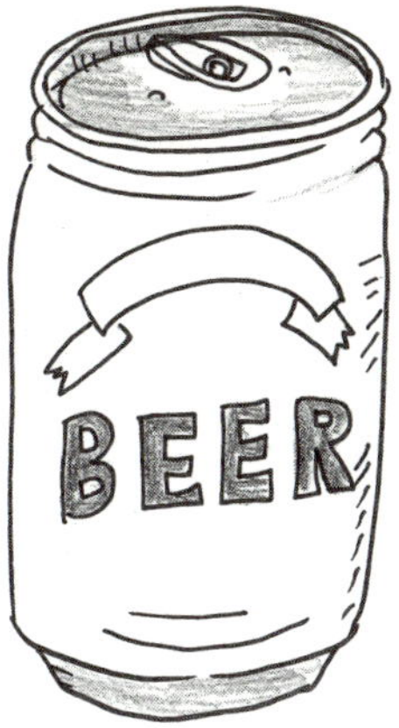
BEER

市販品の表示

賞味期限
9カ月

保存方法
冷暗所

「サッポロビール」が教えてくれた

開封後に飲める期間
おいしく味わうためにはなるべく早く

ビールは購入後、
早く飲んだ方が
よりおいしい!

「お中元でもらった缶ビールを、秋になって飲んでみたら、ぜんぜんおいしくなかった……」。そんな経験はありませんか？　いつまでも日もちがするように思われがちなビールですが、実はとてもデリケートなんです。買ったビールももらったビールも、冷暗所に置いておき、なるべく早く飲んでしまいましょう。陽の当たるベランダや、熱のこもる納戸に置きっぱなしにするのは厳禁です。

賞味期限は過信しない

ビールの賞味期限は、製造から9カ月。しかしこれは、しっかり管理されているという前提での期限。強い振動を与えたり、高温状態で放置していると賞味期限内でも品質が劣化します。冷暗所でそっと保存するようにしましょう。

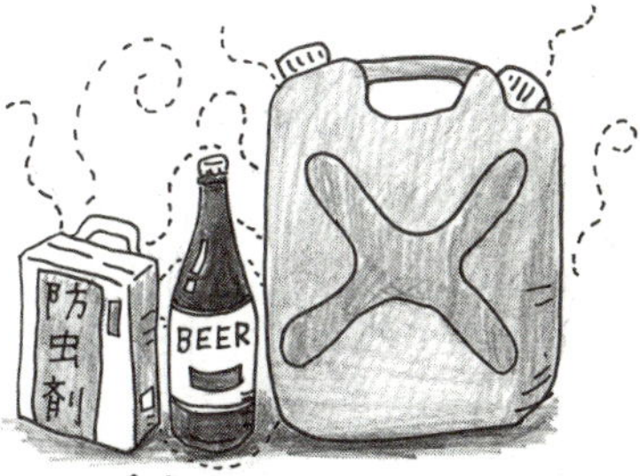
防虫剤
BEER

注意！臭いの強いもののそばに置いておくと、香りがビールに移ります！

酒

開栓後は冷蔵で1週間

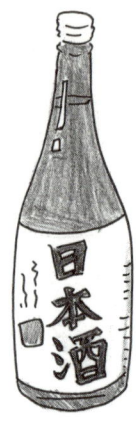

市販品の表示

賞味期限

品質が安定しているため、表示義務なし

保存温度

常温または冷蔵

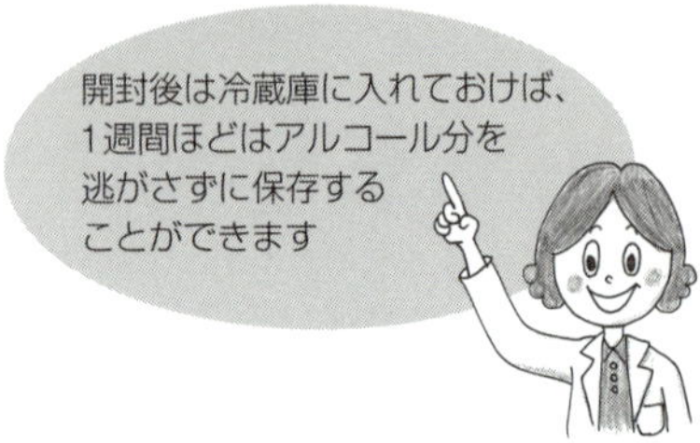
開封後は冷蔵庫に入れておけば、
1週間ほどはアルコール分を
逃がさずに保存する
ことができます

清酒には、米と米麹だけを原料にした純米酒や、白米の重量の10%以下にアルコール添加が制限された本醸造酒などの種類があります。アルコールが添加されたものなら、そのアルコールが劣化を防ぐ役割を果たすため冷暗所での保存が可能です。純米酒の場合は環境によって大きく味が変化するので、買ったらすぐに冷蔵庫で保存を。どちらも未開封で1年が保存のめやすです。

日本酒の保存方法

日本酒は冷蔵庫での保存が理想的ですが、冷蔵庫のサイズによっては、一升瓶がそのまま入らない場合もあります。その場合は少容量の瓶に移すか、購入時にはよく容量を考えるのを忘れずに。風味が落ちたお酒は、料理酒として使いましょう。

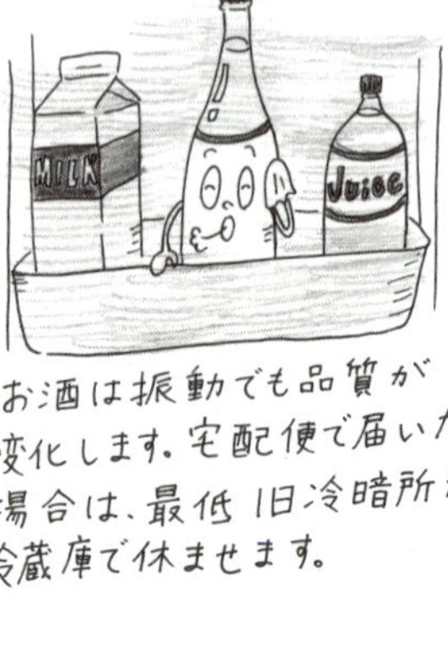
MILK
Juice

お酒は振動でも品質が変化します。宅配便で届いた場合は、最低1日冷暗所か冷蔵庫で休ませます。

焼酎（泡盛） 開栓後1年

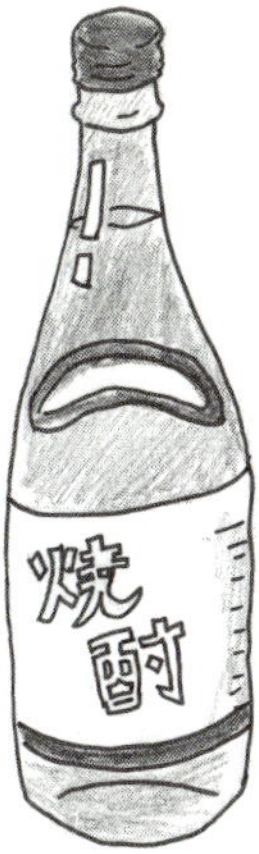
焼酎

市販品の表示

賞味期限

品質が安定しているため、表示義務なし

保存温度

常温

「焼酎メーカー」が教えてくれた

開栓後に飲める期間

1年

開栓後に飲める期間

常温

焼酎の種類は、工業的に造られた連続蒸留焼酎（焼酎甲類・ホワイトリカー）と、伝統的な製法による単式蒸留焼酎（焼酎乙類・本格焼酎）という二つに分けられます。個性があって味がいいのは本格焼酎。中でも人気の芋焼酎はその風味が魅力で、新しいものの方が芋の香りを楽しむことができるようです。一方で米や麦が原料のものや、沖縄の泡盛などは、寝かせて熟成させた味も魅力です。

泡盛の自家製古酒を楽しむ

泡盛は、時間とともに熟成した古酒（クース）も人気があります。古酒は、市販の一般酒を自宅で保存し造ることもできます。購入した瓶をそのまま冷暗所に置いておくだけでもよいのですが、素焼きの瓶などに入れておくと一層味わいが増します。

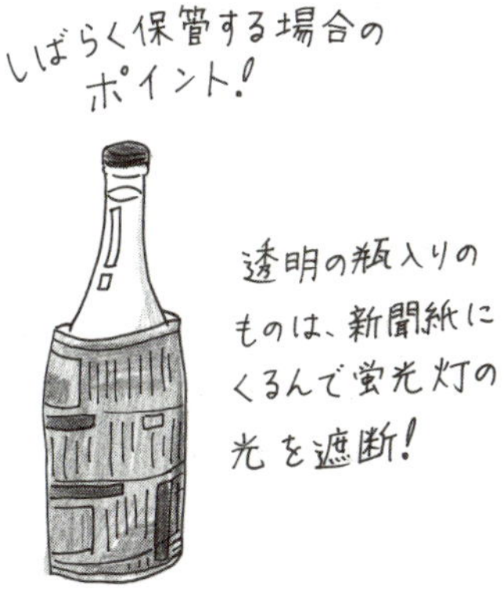
しばらく保管する場合のポイント!
透明の瓶入りのものは、新聞紙にくるんで蛍光灯の光を遮断!

洋酒（ウイスキー・ブランデー）

開栓後1年

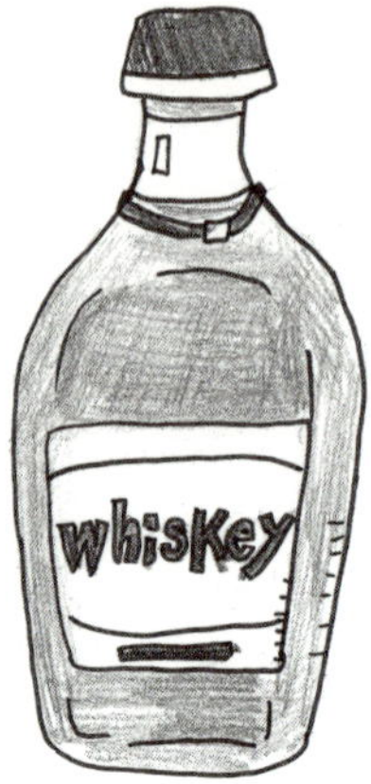

市販品の表示

賞味期限

品質が安定しているため、表示義務なし

保存温度

常温

「洋酒メーカー」が教えてくれた

開栓後に飲める期間

1年

開栓後の保存方法

冷暗所

ウイスキー、ブランデー、ジン、ウォッカ、ラム、テキーラ、そして焼酎……。世界中にはさまざまな蒸留酒があります。アルコール度数の高い蒸留酒は、品質が安定しており保存もしやすいお酒です。ただし、その味を楽しみたいなら、やはりある程度の管理が必要です。特に注意したいのがコルク栓。年数がたつとコルクがやせ、周囲のゴミやカビが混入することもあります。

高級酒は飾らない

高価な洋酒は、ついつい棚に並べてみたくなるものです。けれど洋酒は、瓶詰後は熟成しないため、年数をおいても風味に大きな変化はなし。そのくせ日光に当たると品質が大きく落ちてしまいます。とっておきのお酒は、そっとしまっておきましょう。

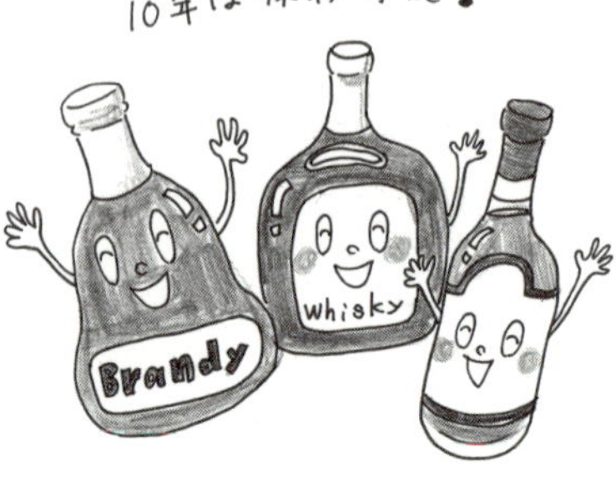
保存状態がよければ
10年は保存可能♪
Brandy
whisky

ワイン　開栓後5〜6日

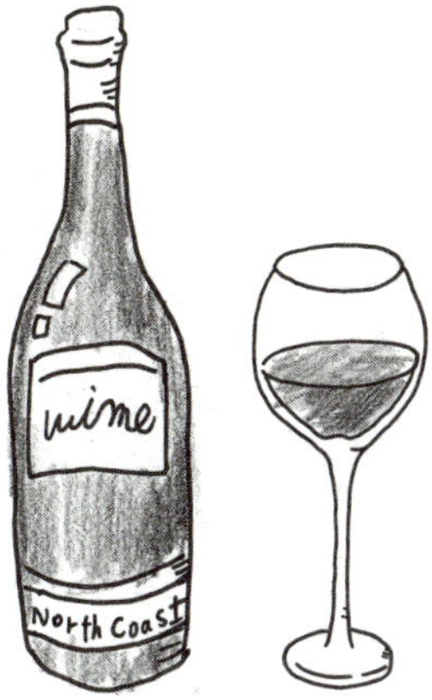
wine
North Coast

市販品の表示

賞味期限

品質が安定しているため、表示義務なし

保存温度

15〜18℃

「日本ワイナリー協会」が教えてくれた

開栓後に飲める期間

5〜6日

開栓後の保存方法

栓をして冷蔵

ワインは、ヨーロッパを中心として、世界中で造られていますが、管理の難しいお酒でもあります。原産国の遠いものの風味を楽しむには、輸送管理のしっかりしたものを購入するようにしましょう。コルクやラベルのいたみがないかを確認し、輸送方法などを含めた管理内容が書いてあるかもチェックします。もちろん、店頭で直射日光をあびているワインは避けましょう。

開封後もこまめな管理を

開封前は、光、湿度、温度の管理が大切です。開封後に残った場合は、専用のワイン栓で密閉します。ビンの中の空気を抜くことができるタイプだと、より長もちします。冷蔵庫で保存し、早めに飲みきるか、調味料として料理に使うのもいいでしょう。

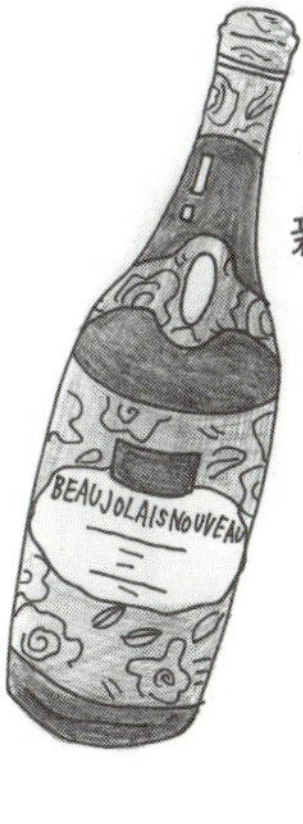
BEAUJOLAIS NOUVEAU
ボジョレーヌーボーは
新しくフレッシュなほど
おいしい。

自家製梅酒

作ってから**無期限**

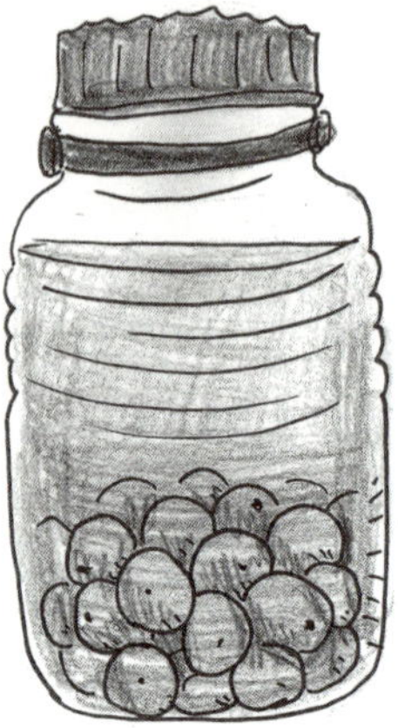

市販品の表示

賞味期限

表示なし

保存温度

常温

「日本蒸留酒酒造組合」が教えてくれた

飲める期間

保存状態がよければ期限なし

保存方法

3～10℃で冷蔵

自家製梅酒に賞味期限はありません。ただし量が減って梅の実が空気に触れるとカビや雑菌がつくこともあります。賞味期限がないのは、あくまでも保存状態が良いことが条件です。梅の実はエキスが抽出されたら出してもかまわないので、入れておく場合は常に水面下になるよう食べて減らしていきましょう。

梅酒の飲み頃は？

梅のエキス自体は、アルコール度数、砂糖の量などにより抽出期間がまちまち。だいたい1～3カ月程度かかります。ただし抽出直後はアルコールとまだ馴染んでいないため、味はいまいち。1年程度熟成してからが、本格的な飲み頃です。

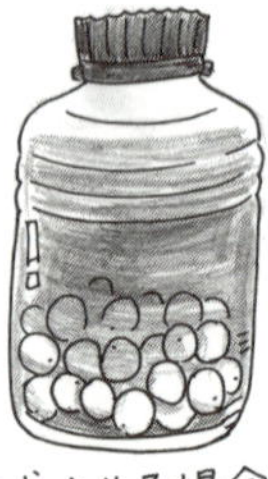

長期熟成させる場合は、毎年、少量の酒を追加すると保存性も高まり、風味も弱まりません。

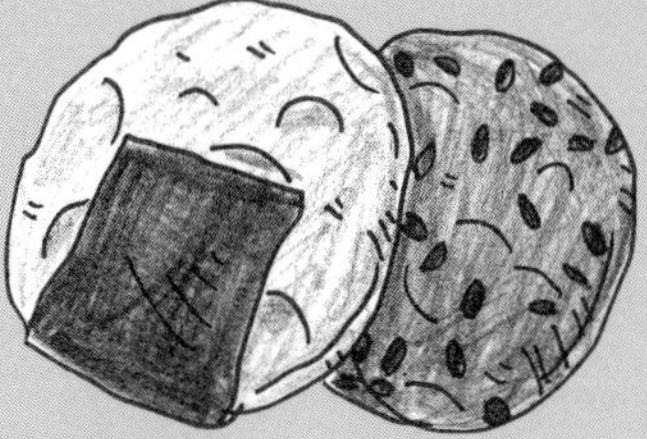

第14章
菓子

大きな袋を開けて、食べきれずに取っておくことも。
開けたてのおいしさを保つには？

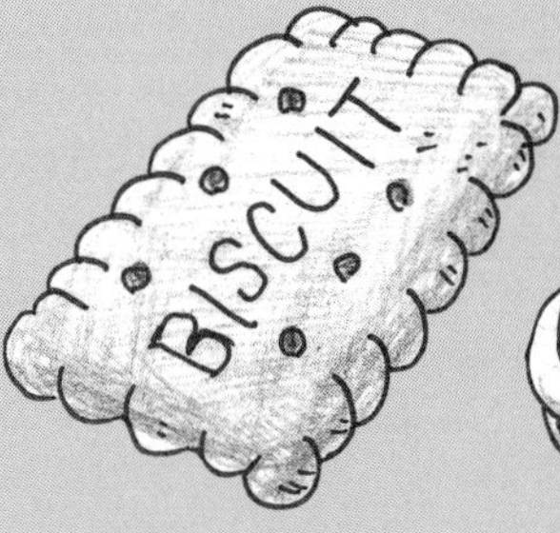

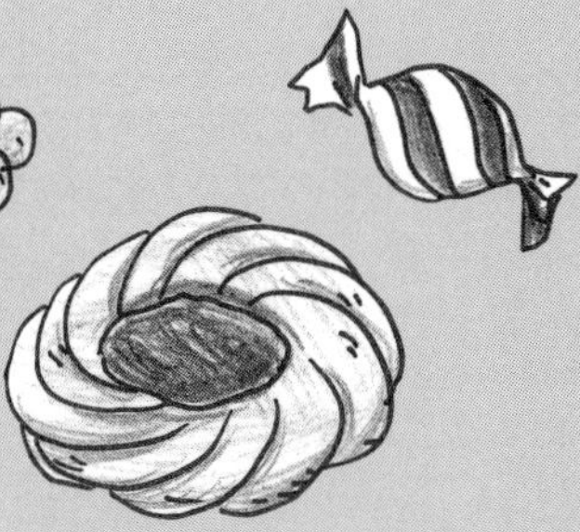

菓子（ポテトチップス・チョコレート・せんべい・和菓子） スナック菓子は開封後食べきり

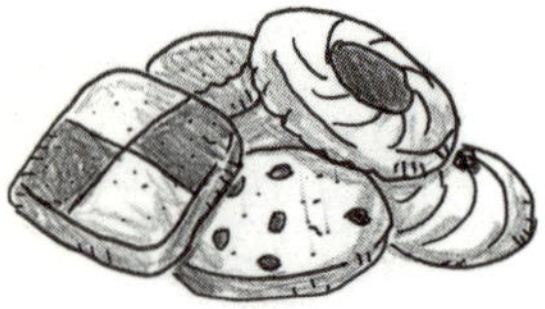

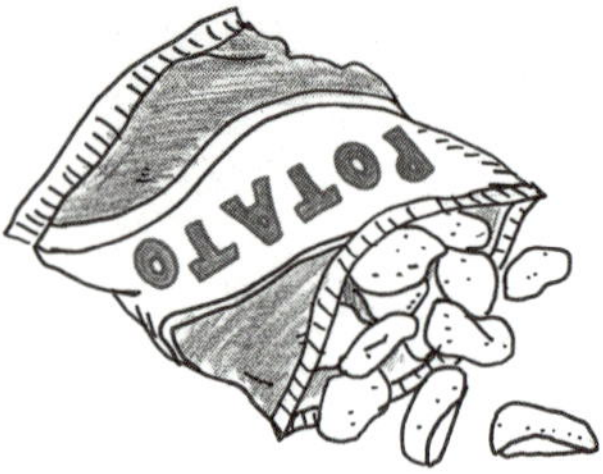

市販品の表示

賞味期限

4カ月

保存温度

冷暗所

「お菓子メーカー」が教えてくれた

開封前のポテトチップスを食べられる期間

常温で製造日から半年
冷凍保存で1年

お菓子は開封すると味が落ちてしまいますので、焼き菓子は湿気ないように、ポテトチップス等の揚げものは油が酸化しないようにします。ベストな方法は、保存などせずに開封したら一気に食べきることですが、ダイエットのことを考えると、そうもいかないという声も多いはず。必要量を取り出し、残りは密閉容器で保管するようにし、計画的に食べきる習慣を身につけましょう。

スナック菓子は密閉保存

油で揚げたお菓子は、空気に触れると油が酸化していきます。もちろん味も落ちますが、酸化した油は体にも良くありません。ポテトチップスを習慣的に食べる人は、カロリーだけでなく、品質面でも注意を払うようにしておきましょう。またポテトチップスは、周囲のにおいも移りやすい食品ですので、食べ残しがある場合には、袋の中の空気を出して、口を折り曲げてクリップなどでとめ、ファスナー付きの袋や密閉できるケースに入れ、常温で保存し、その日のうちに食べきりましょう。または容量の少ないものを買うのが一番です。

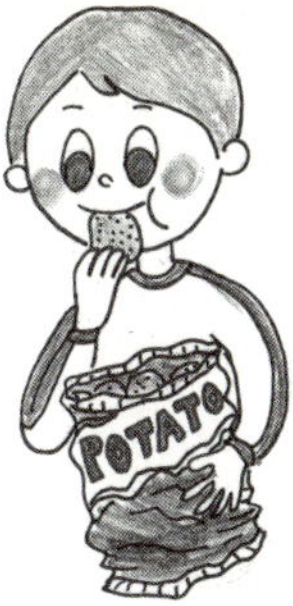

酸化したスナック菓子は、
吐き気、ムカつきの原因に！

チョコレートは冷凍しない

保存の適温は15～18℃ですが、低温よりは高温が御法度です。28℃以上になると溶けはじめ、大きく味がダウンします。また、冷凍から常温に移すと、結露により溶けだした砂糖が白く結晶化することも。保管は冷蔵庫で行いましょう。

せんべいは常温で保存

せんべいの大敵は湿気。パリッと割れてくれない湿ったせんべいなど、食べてもおいしくありません。開封後は袋をしっかりとしめ、さらに密閉容器に入れるくらいの湿気対策を。結露の心配が出てきてしまう冷蔵保存も避けましょう。

湿気たせんべいやクッキーはキッチンペーパーを敷いたお皿にのせて、レンジにかけてみましょう。湿気がとんでパリパリに！

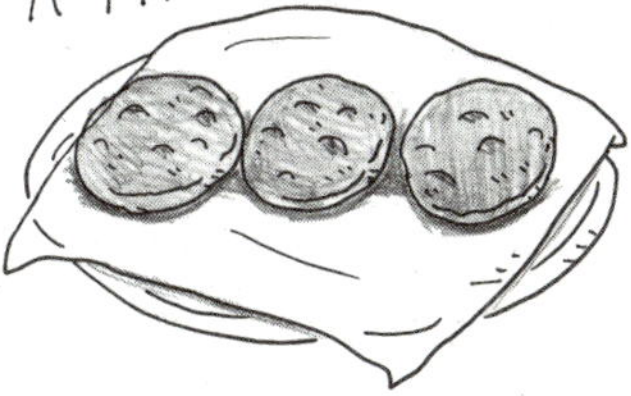

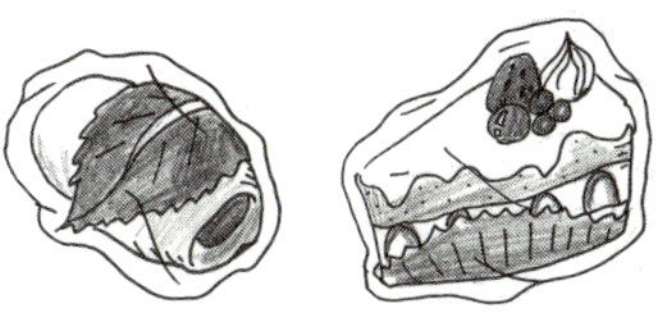

和菓子もケーキも冷凍可能！
自然解凍すれば水っぽくならない！

冷蔵より常温！

和菓子店で手作りされた生菓子は、「大事にとっておいて、あとでゆっくり」と冷蔵庫にしまってしまいがちですが、それはダメ。実は冷蔵すると固くなってしまうので、常温保存が鉄則です。当日中に食べきってしまいましょう。

ガム　外袋開封前は無期限

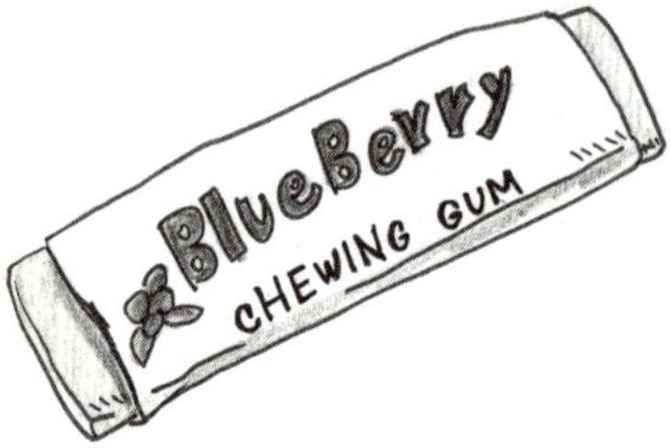

市販品の表示

賞味期限

ほとんど劣化しないため
表示義務なし

保存温度

常温または冷蔵

「チューインガム関連団体」が教えてくれた

外袋開封後に食べられる期間

1～2週間

開封後の保存方法

常温または冷蔵

ガムの種類は大きく分けて、風船状に膨らむ風船ガム、板状のいたガム、糖類で表面をコーティングした糖衣ガムの3つに分けられます。ガムは長期間の保存がきき、また品質も安定しているため、賞味期限表示がされていない食品のひとつです。ただし、外装を開封した後は、品質の劣化も見られます。開封したガムは、なるべく早めに食べてしまいましょう。

キシリトールは保存に注意

ガムを日常的に噛む機会が増え、職場に常備する人も増えています。そんなガムの中でも特に人気の高いキシリトール入りガム。キシリトールは湿気やすいので、ふたのついた容器に乾燥剤などを入れて、冷暗所で保存しましょう。

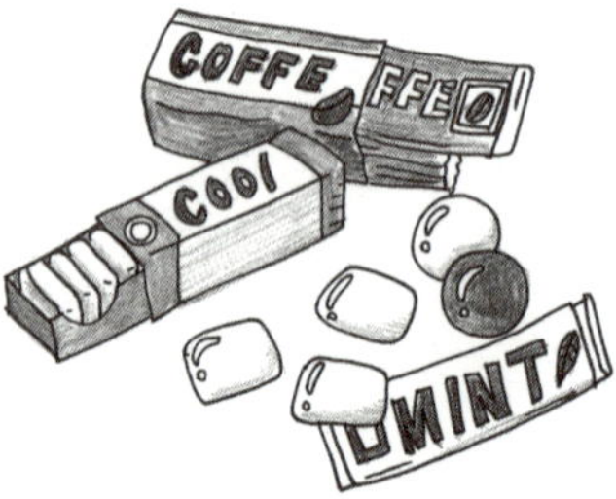

劣化が極めて少なく
微生物による害もほとんど
ないから変質しない

アイスクリーム　溶けなければ無期限

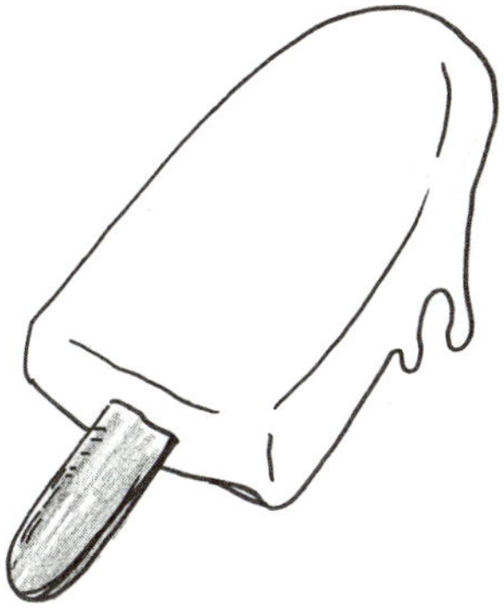

市販品の表示

賞味期限

ほとんど劣化しないため
表示義務なし

保存温度

-18℃以下

「アイスクリーム関連団体」が教えてくれた

食べられる期間

溶けるまで

開封後の保存方法

-18℃以下で冷凍

アイスクリームには賞味期限がありません。-18℃以下の冷凍保存では細菌が増えないとされているからです。とはいえ、常温での放置や、溶けたものの再冷凍は品質が変わってしまうためしてはいけない行為です。きちんと冷凍保存し、冷たいうちに食べましょう。

大容量カップのタイプは、直接スプーンで食べずに食べる分量だけを取り分け、しっかりふたをして清潔に冷凍保存してください。

購入時は容器をチェック

店頭で販売されているアイスの外箱が汚れていたり、袋越しにも中のアイスが変形していることがわかる場合、どこかで一度溶けてしまったアイスという可能性があります。購入時には、容器をチェックし、変な形のものは避けるようにしましょう。

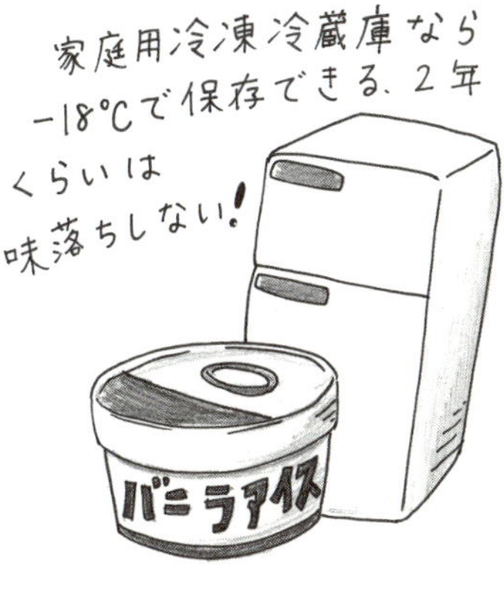
家庭用冷凍冷蔵庫なら
-18℃で保存できる。2年
くらいは
味落ちしない!
バニラアイス

コラム

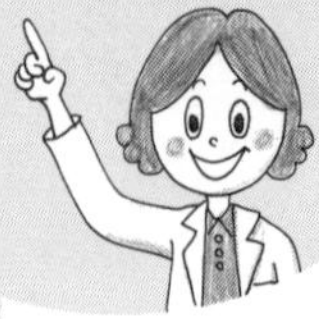

便利アイテムを使い分けて保存上手に

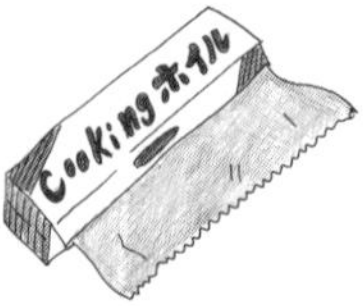

アルミホイル

熱伝導がいいので急速冷凍する場合に向いています。アルミには、酸化を遅らせる効果があり、揚げ物などの保存に適しています。

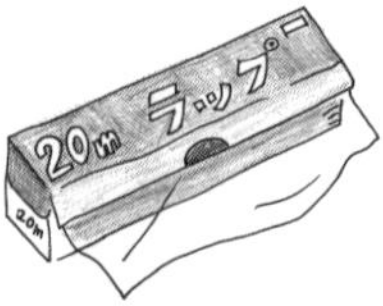

ラップ

空気を入れないように密着させてラップするのが酸化防止のポイント。冷凍や長期保存の場合は、さらにジップパックに入れて保存しましょう。

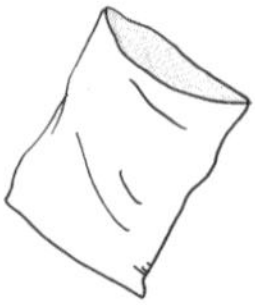

ポリ袋

普通のポリ袋は手軽に使えて便利ですが、ジップパックよりも薄く、空気を通しやすいため保存効果は劣ります。ラップとの併用がおすすめ。

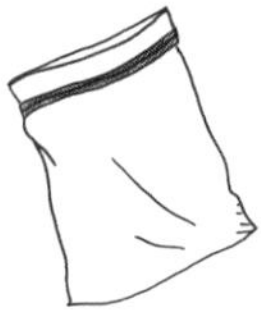

ジップパック

ジップの付いているものは空気を遮断する高密度ポリエチレン製なので、より保存性が優れ、長期冷凍に向いています。

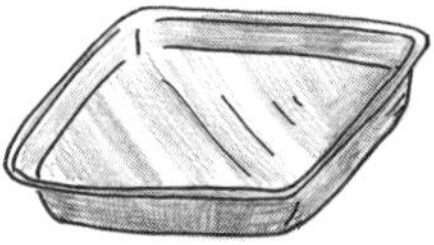

金属製バット

急速冷凍の際に大活躍するアイテム。食品を乗せて冷凍庫に入れれば、一気に冷凍できます。

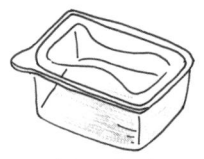

プラスチック

色んなものを保存できて便利。熱伝導が悪いので冷凍の際は、食品を冷凍してから、容器に入れて保存しましょう。

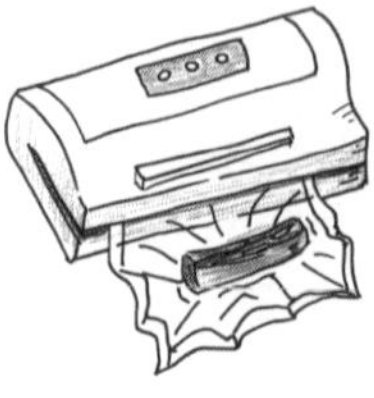

真空パック器

開封後の食材を再び完全密封できる優れもの。魚や肉などを冷凍保存する際に活躍。1台あればかなり重宝します。

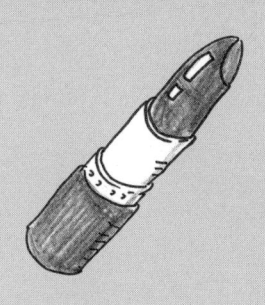

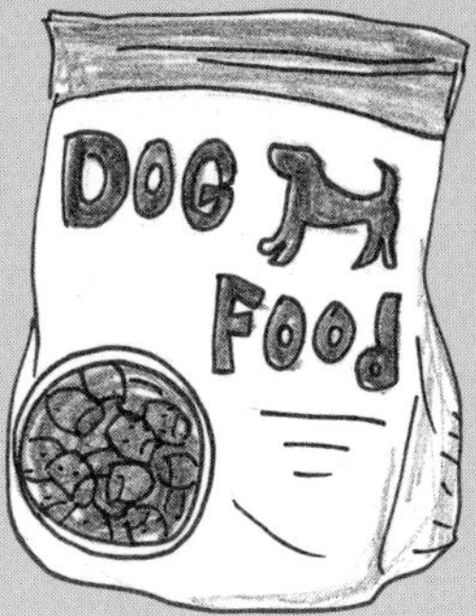

第15章
その他

輸入食品やサプリメント。ベビーフードやドッグフード、
賞味期限はどうなってる？

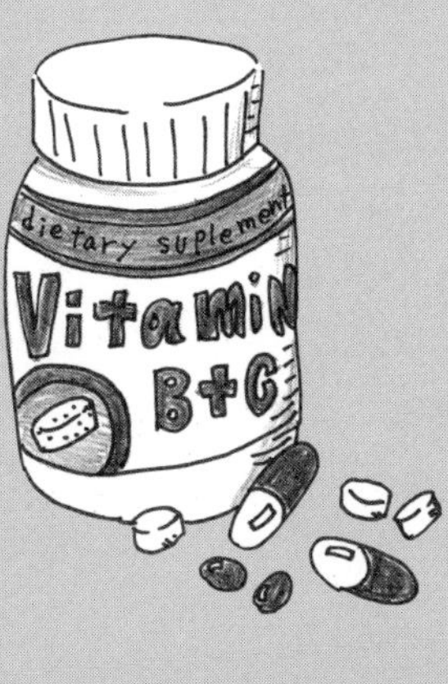

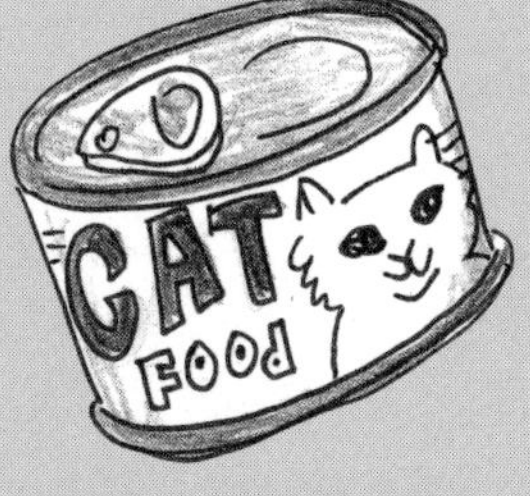

輸入食品

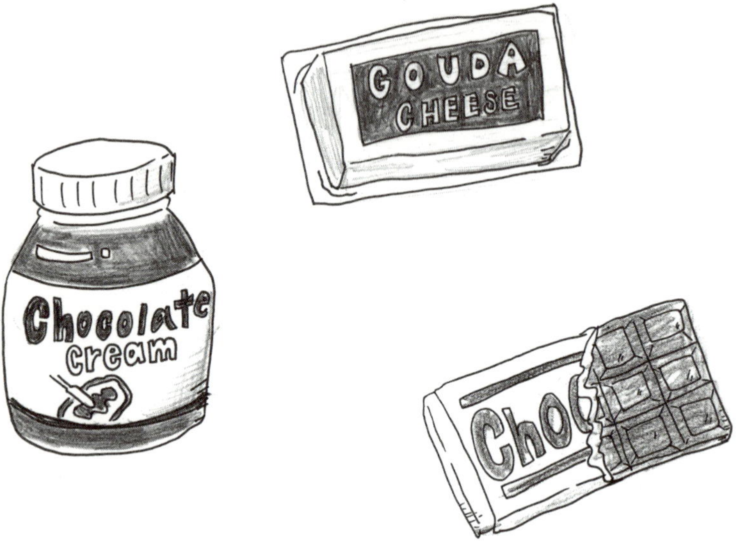

輸入食品の賞味期限の決めかた

日本とは食品の扱いや表示義務の違う国から輸入された食品も、日本国内で販売されているものには、きちんと賞味期限や品質保持期限が記載されています。これは誰が決めているのでしょう？

実は、JAS法（農林物資の規格化及び品質表示の適正化に関する法律）という法律によって、輸入業者は容器や包装に賞味期限を表示しなければならないと決められています。

その期限は、もともとの製造者が定めた期限を基本として、製造者に「それをどのように決めたのか」を確認したうえで、さまざまな試験を通して科学的根拠をもった数字として決められます。海外で売られていた時の賞味期限そのままを転記したものではないのです。

オーガニック野菜

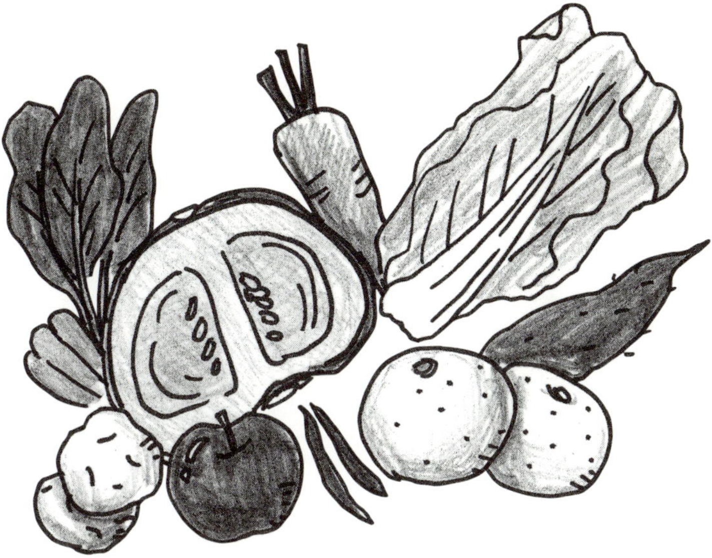

期限を意識して買いすぎに注意

「有機栽培」や「オーガニック」といった表示のあるものを見かける機会が増えてきました。

有機栽培、オーガニック栽培とは、農薬や化学肥料を使わずに、自然の力を利用して生産された農作物のこと。薬の力を借りていないため、そうではないものに比べると、いたみやすい傾向にあるようです。またオーガニック素材を使った加工食品は、同時に食品添加物の無添加をうたってあることが多く、この場合も食べられる期間が短くなります。

そのため、購入時には買いすぎに注意するようにしましょう。環境や安全に配慮した製品を買ったのに、捨ててムダにしてしまうのは、なんだかおかしな話になってしまいます。

ベビーフード

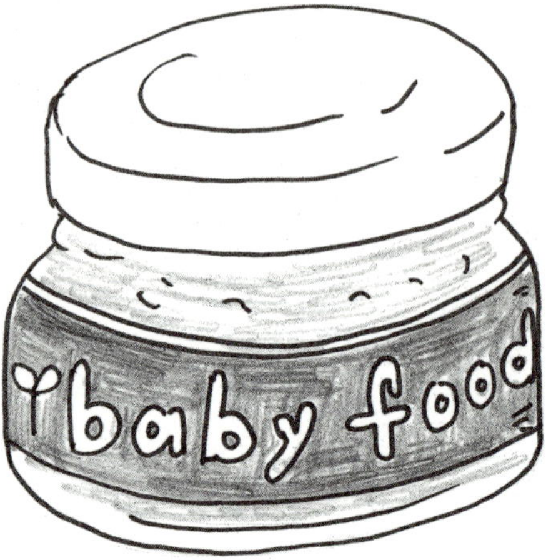

赤ちゃんの健康を第一に考えて

赤ちゃんに与えるベビーフードは、当然ながら赤ちゃんのための食事。まだまだ体に免疫力を備えていない赤ちゃんが口に入れるものだからこそ、気をつけて作ってありますし、与えるほうにも注意が必要です。

特に「赤ちゃん用だからこそ着色料・保存料を無添加」とうたってある製品は、賞味期限が短め。きちんと賞味期限を確認してから買うように心がけましょう。

そのほかの注意点としては「食べきり」を意識して、一つのパックを何度にも分けて食べ分けないこと、離乳食期間が限られていることを考えてあまり買い込みすぎないことなどが挙げられます。

ペットフード

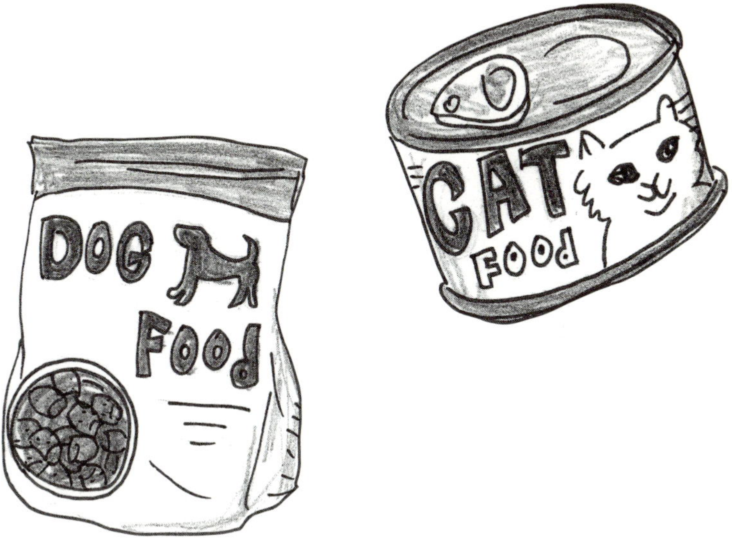

大切なペットの健康を守るには

ついつい適当に管理しがちなのがペットフード。大切な家族の一員・ペットの健康にかかわるものですから、一度その管理方法を見直してみるのもいいでしょう。

乾燥フードは常温での長期保存が可能ですが、高温多湿の場所では、酸化が進んだりカビの原因にもなります。市販されているペットフードストッカーの袋などにうつして、なるべく空気を入れずに冷暗所で保存するようにしましょう。

缶詰のフードは、基本的に生ものです。乾燥フードに比べて割高なため、何度かに分けて与えがちですが、ペットの健康のためにも、その日のうちに食べきるように与えてあげましょう。

サプリメント

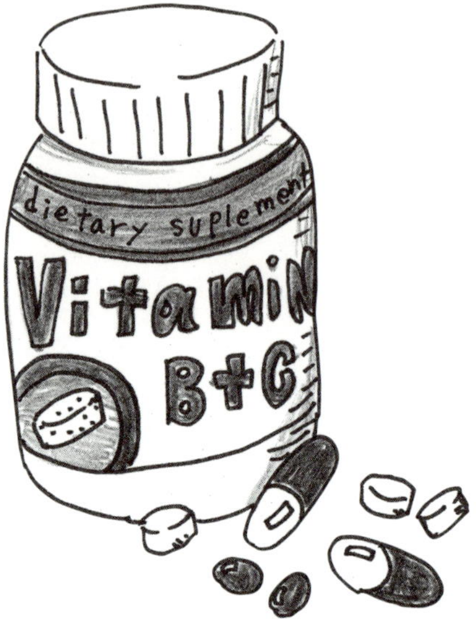

サプリメントの健康状態

　サプリメントは、もともとが健康を維持するためのもの。そのサプリメントが悪くなっていてはたまりません。

　口に入れるサプリメントは食品の一種ですから、すべてに賞味期限が設定されています。未開封のもので2～3年、開封後には約6カ月が消費のめやすとなります。

　一度開封したものは保存状態によって質が変化するので、高温・多湿を避けて保存しましょう。ドリンクタイプで冷蔵保存しなければならないものもあるので、よく表示を確認し、適切な方法で保存しましょう。

　携帯ケースに入れて持ち運ぶ場合には、期限はさらに短くなります。2～3日で使いきるように心がけておきましょう。

化粧品

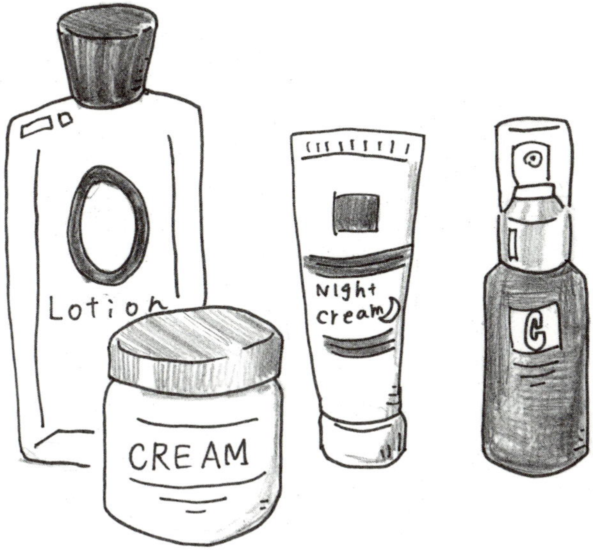

化粧品の使用期限は3年間

食品ではない化粧品には、賞味期限ではなく使用期限が定められています。けれども「手元にある化粧品には、そんなこと書いてない」という人も多いはず。それは、化粧品の使用期限は「3年以下で変質してしまうものについては表示義務がある」と薬事法で決められているから。つまり表示のないものについては、3年は大丈夫と言い換えることができます。

とはいえ、この場合の3年とは、食品の場合と同じで「未開封」が前提。開封後は酸化や分離が進みます。クリーム系のものは指で直接すくわずにヘラやスプーンを使うなどの工夫を。また、年を越した日焼け止めは使わないのが賢明です。直接肌にふれる化粧品だけに、品質には気をつけたいですね。

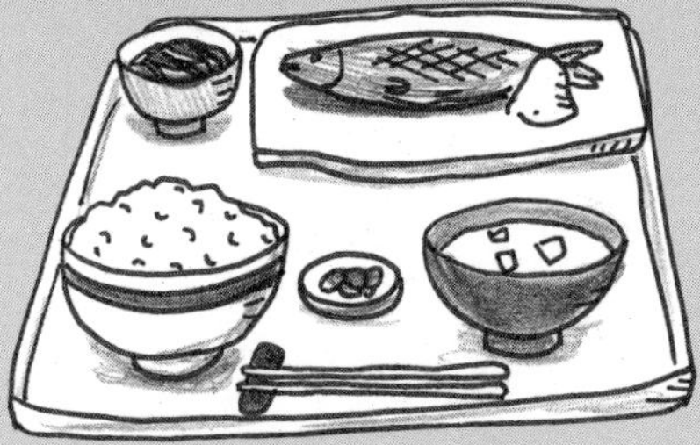

第16章
料理

家で作った料理、いったいどれくらい保存可能？

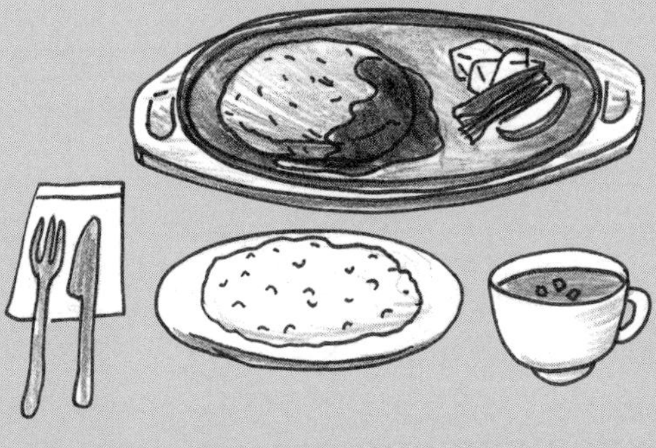

コンビニフード

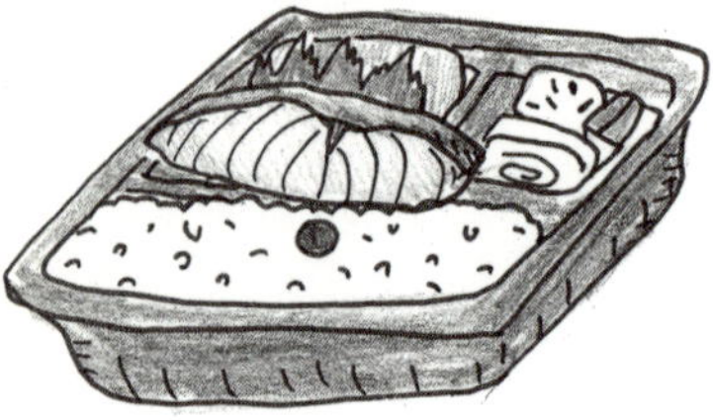

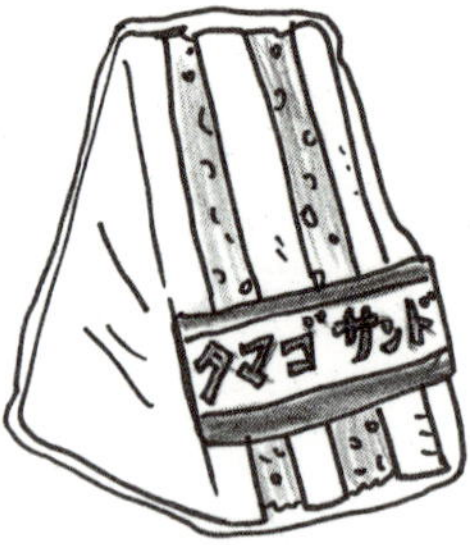

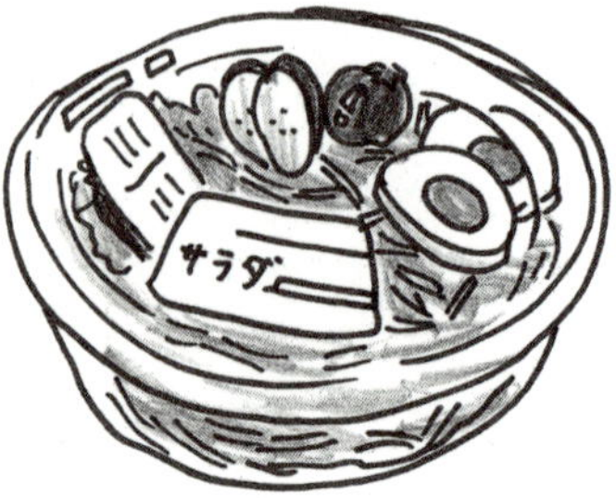

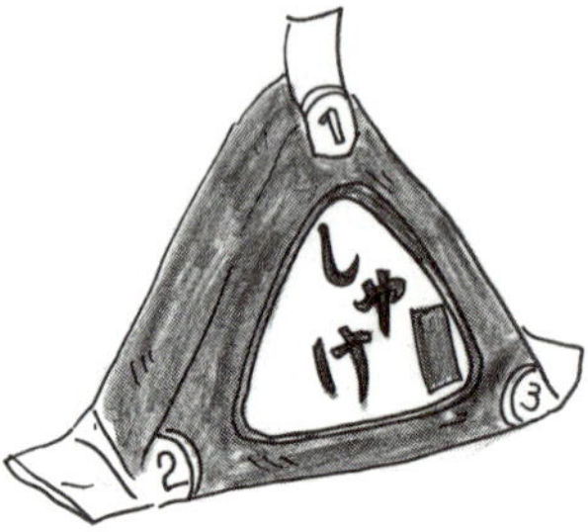

夏期は冷蔵庫で

コンビニ弁当のほとんどには、月日だけでなく、その日の何時までかを指定した消費期限が記されており、どの店でも期限切れのものや、期限が極端に近い弁当は販売しないよう徹底されています。そのため、買った弁当をすぐに食べず、しばらく置いておく場合には、その時間もチェックしておく必要があります。もちろん、高温の室温に置いたままにしておくのは危険。特に食べ物がいたみやすい夏期には、冷蔵庫での保存をおすすめします。また、コンビニのお弁当の消費期限は1日以内のものが大半です。あっという間に悪くなってしまいそうな印象を受けるかもしれませんが、家庭で作ったお弁当をその日のうちに食べるのと同じことです。消費期限内に食べましょう。

手作り味噌汁

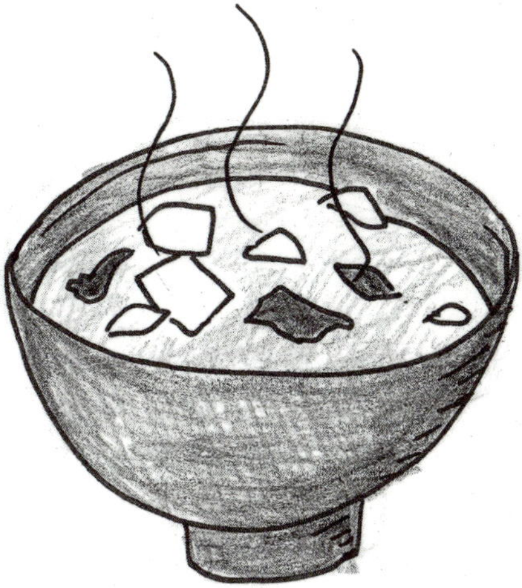

放っておいた味噌汁って大丈夫？

朝作りすぎた味噌汁を、コンロの上に置いておいて昼や晩に温め直して食べる……。ついつい、してしまいがちなことですが、これでは味噌汁がいたんでしまう可能性があります。

残ってしまった味噌汁は、鍋のふたをとって室温近くまで冷ました後、冷蔵庫で保存し、当日中に食べきってしまうように心がけましょう。

とはいえ、味の面では毎回必要な分だけを作るのが一番。味噌汁は、煮えたぎる寸前が最もおいしいとされています。そのため味噌汁を沸騰させるのは厳禁といわれていますが、そのうまみも時間とともになくなってしまいます。時間のたった味噌汁は、味もイマイチなのです。

手作りカレー

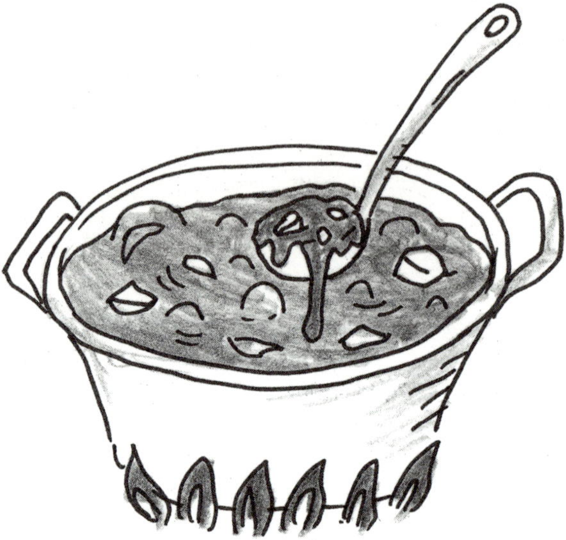

自家製カレーは何日目まで大丈夫？

「カレーは2日目がおいしい」とよくいいます。だったら、3日目、4日目はさらにおいしいのでは……？でもそう考えると、同時に「カレーは何日目まで大丈夫なのか」が気になってきます。具やスパイスの量にもよりますが、冷蔵庫で保存した場合でも2、3日が限界といえるでしょう。

カレーがいたみやすい理由のひとつに、具として入れる野菜があげられます。具からしみ出る水分が、調理後のカレーに雑菌を増殖させやすい環境を作ってしまいます。特にいたみやすい危険な具はじゃがいも。そのため、1回で食べきれない量のカレーを作る時は、野菜をよく炒めて水分を飛ばすか、じゃがいもだけは食べる時に個別に入れるようにしましょう。

手作りハンバーグ

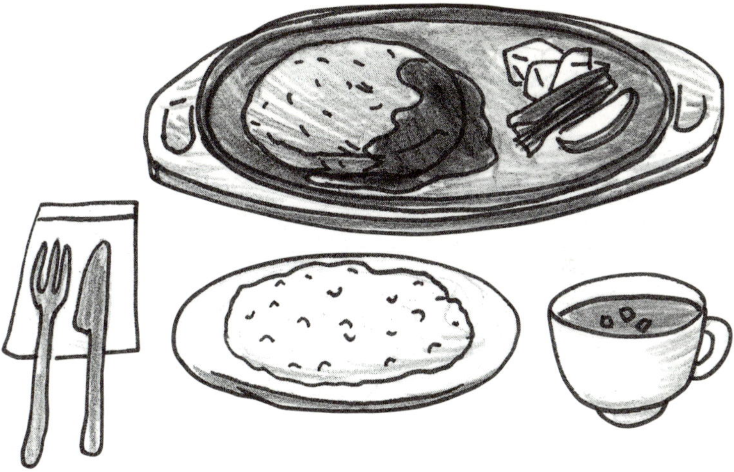

レアのハンバーグは危険！

「ステーキにはレアがあるのに、ハンバーグにはレアがない」。その理由はいくつかあります。

最初の理由は牛と豚の合い挽き肉を使っていることが多いから。豚肉が含まれているため、生焼けで食べるのは危険なのです。

また、挽き肉そのものがいたみやすいせいもあります。お肉は、空気に触れているところからいたみ始めるため、ブロック肉の中心部（レアの時に生焼けになる部分）はいたみが遅い部分と言えますが、小さなミンチになった肉は、全体が空気に触れてしまい、とても早くいたんでしまうのです。

そのため、生の挽き肉はできるだけ買ったその日に調理して使いきってしまうように心がけておきましょう。

手作りサンドイッチ

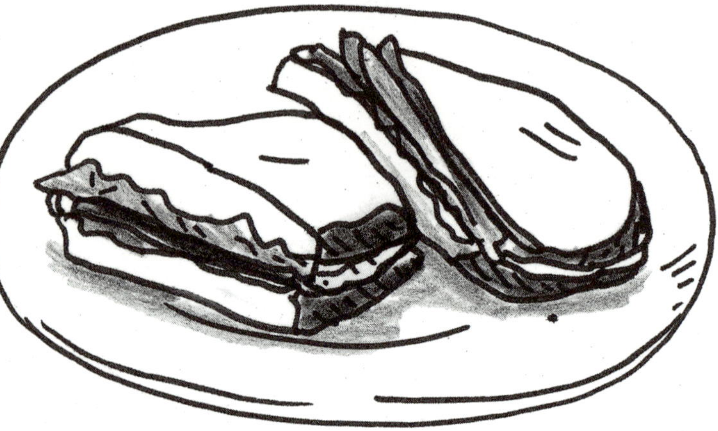

いたみにくいサンドイッチを作る

　作ってから時間がたつと、中に挟んだ具から水分がにじみ出てパンが水っぽくなり、意外といたみやすい手作りサンドイッチ。

　こうしたことを避けるために、まずは具に含まれる水分の量を考えてみましょう。レタスやきゅうり、トマトといった生野菜は、よく水を切ってからパンに挟むようにしましょう。また、パンにマヨネーズやマスタードを塗ることで、具から出た水分がパンにしみ込むのを防ぐこともできます。

　ほかにも、新しいパンで作ったサンドイッチを凍らせておいて、それを持ち歩くという手もあります。朝に冷凍庫から出した冷凍されてカチコチになっているサンドイッチは、お昼にちょうど食べ頃になっているはずです。

手作り弁当

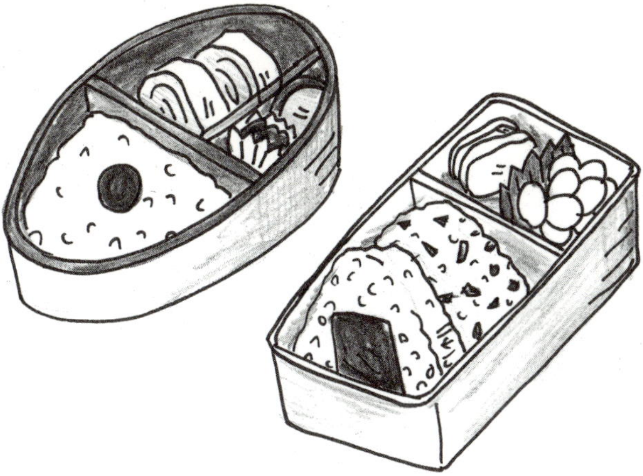

水分を少なく、冷まして盛りつけ

特に暖かい季節にはいたみやすい手作りのお弁当は、食べ残しを後からつまむのは危険です。一度に食べきるようにしましょう。

いたみにくいお弁当作りを心がけるだけで、食中毒の危険を大きく減らすこともできます。

そのために気をつけたいこととして、まずは水分を減らすこと。食中毒菌は水分が多いと繁殖しやすいため、食材選びの時点で、水分の少ないものを選びます。そのうえで大切なのは、おかずやごはんが温かいうちに弁当箱に詰めないようにすることです。温かいまま詰められた弁当は、菌の温床になってしまいます。よく冷ましてから弁当箱に盛りつけるようにしましょう。

もし前日に作ったおかずの残りを使う場合には、よく火を通してからにすることも大切です。

殺菌効果のある食材にも注目してみましょう。梅干やわさび、しょうがをはじめ、砂糖や醤油にも強い殺菌・抗菌効果があります。お弁当を作る際の参考にしてみてください。

手作りおにぎり

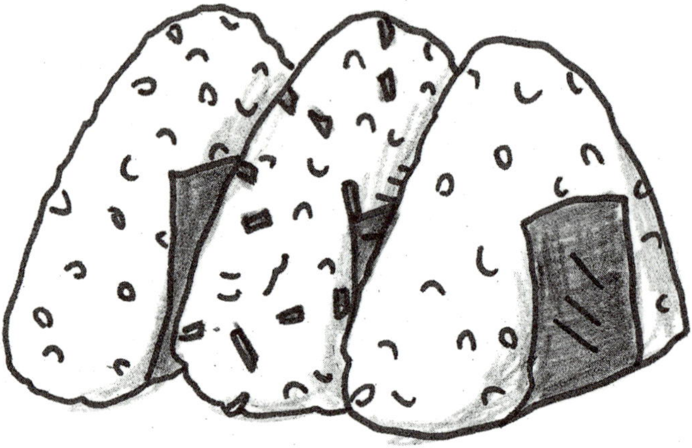

おにぎりののりは巻かずに

お弁当の定番であるおにぎりは、最初はのりを巻かずに弁当箱に入れて、食べる時に巻けるようにのりを別添えにしておきましょう。ごはんが温かいうちにのりを巻くと、いたみやすくなってしまうからです。また、のりを後巻きにすることで、パリパリとしたのりの食感も楽しめますから一挙両得の方法です。

おにぎりを作る時には、素手でにぎるとおにぎりに雑菌が付着してしまう可能性もあるので、清潔にするためにラップ越しににぎるようにもしましょう。おにぎりのいたむ速度を遅めてくれる効果があります。

食品との上手なお付き合いのために

気をつけていても、ついついムダにしてしまう食べ物。
上手に付き合うためのポイントは？

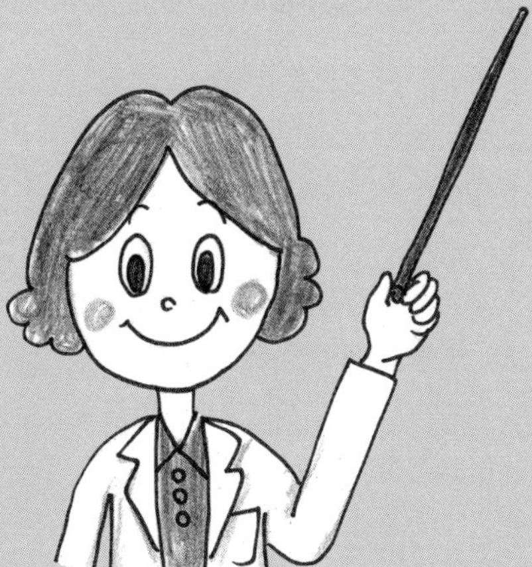

なぜ食品は悪くなるの？

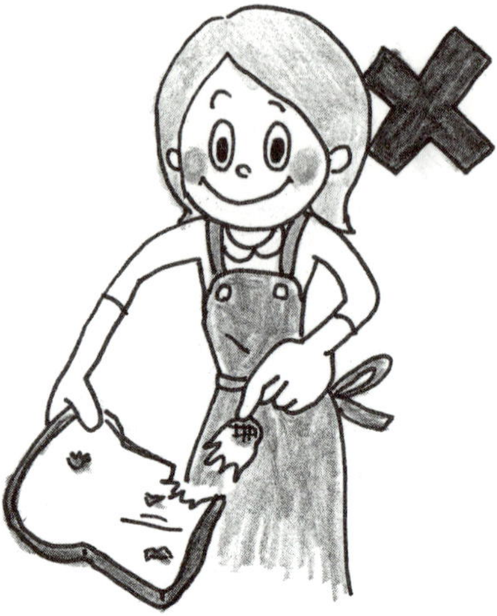

カビや微生物の増殖に注意

「あっ！　パンにカビが生えてる！」こんなとき、カビの生えた部分だけをちぎって捨てれば、あとは食べても大丈夫と思っていませんか？

実は、目に見えるカビは、広く深く増殖したカビ全体の一部分。長い菌糸が食品の奥深くまで浸食していることもあります。そのうえ、カビの毒性は加熱しても失われないやっかいなもの。思い切って全体を処分するのが賢明です。

カビをはじめとする微生物は空気中にたくさん存在し、それが食品に付着して増殖を繰り返します。増殖を防ぐには、なるべく空気に触れさせず、低温で清潔な場所に保存することです。そのために有効なのが冷蔵庫。低温で微生物の活動を抑え、腐敗を遅らせる効果があります。

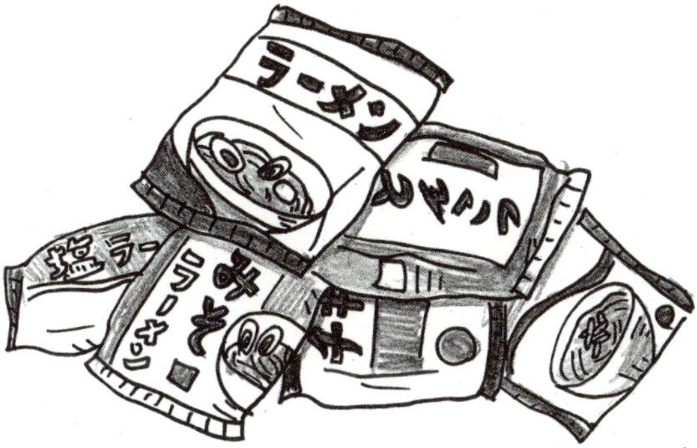

買い置きしがちなインスタント麺も
酸化するので注意!

油の酸化に注意

油を使った食材の場合は、その油が酸化したせいで味が悪くなったり、毒性を持ってしまう場合があります。酸素に触れて酸化した食品は、健康を害する元となる「過酸化物質」を多く含みます。健康に気をつけるなら、まず食品の健康状態に気を配る必要があるのです。

酸化を予防するには、空気に触れさせない、吸湿させないことが一番。つまり、早く食べきってしまうのがベストです。

古くなり、酸化したスナック菓子やフライ麺などの油の摂取は、胸焼けなどの原因になるだけでなく、血液の流れを悪くすることで動脈硬化や脳卒中、心筋梗塞など深刻な病気の原因になるといわれています。

開けた瓶詰や缶詰の賞味期限は？

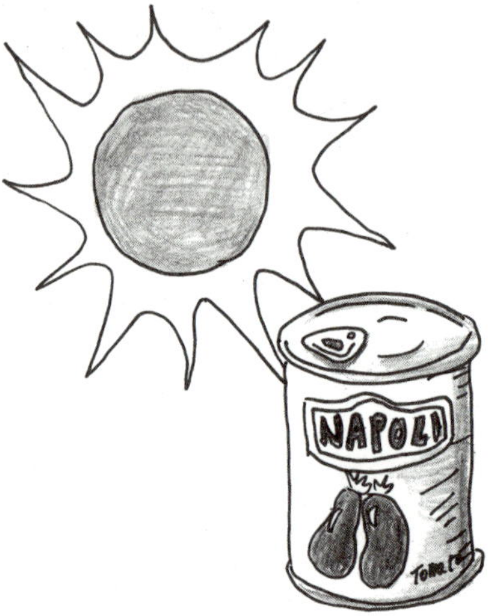

賞味期限は開封前のめやす

長い賞味期限が書かれている瓶詰や缶詰でも、一度開けたら、その賞味期限は忘れてしまいましょう。というのも、瓶詰や缶詰に表記されている賞味期限とは、未開封の状態でどれだけもつかを記したものだからです。どれだけ残り日数があっても、開けた瞬間に無効になってしまいます。

開封後にどれだけもつかという日数は、素材や保存条件により変わってきます。たとえば野菜や果物であれば翌日までに、調理済み食品であれば数日中に食べきるようにしましょう。

また、未開封で保存期間内のものであっても、直射日光に当たる場所や高温で保存されたものなどは、開封時に中の状態をチェックするようにしてください。

保存のための疑問解決①
冷暗所って？

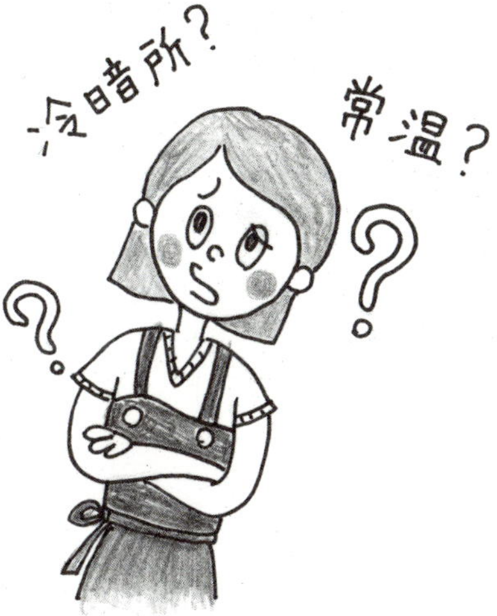

「冷暗所」ってどこだろう？

食品の注意書きにある「冷暗所に保存」の文字を見て「つまり、どこ？」と疑問に思ったことはありませんか？

冷暗所とは、常温（15～25度）よりも低い温度に保たれた、光の当たらない場所を指します。その昔、日本の伝統的家屋では、台所がこの条件に当てはまる場所でした。通常は暗くひんやりとした家の北側に設けられ、冬は寒く、夏も涼しい。まさに食品の保存に適した場所だったのです。ところが現在の台所は、この条件に当てはまらない場合がほとんど。そう考えると、現代の冷暗所は、冷気の安定した冷蔵庫の野菜室が最適です。

保存のための疑問解決②
常温保存って？

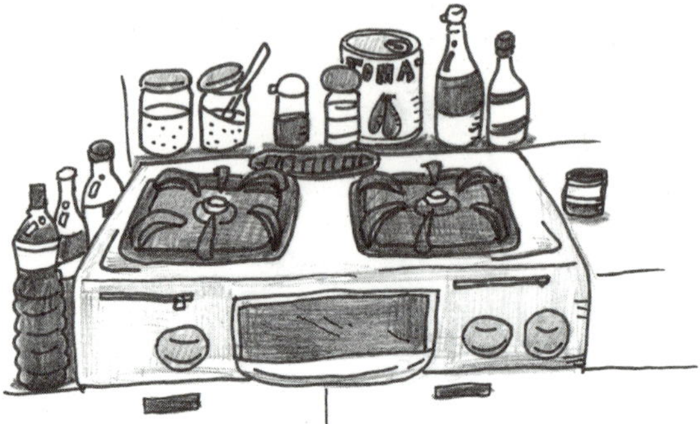
ガスレンジの周りに
置きっぱなしにしちゃだめ

常温保存の常温って何度のこと？

前ページで一歩先に登場してしまいましたが、常温とは15〜25℃のこと。人間にとっても、食材にとっても快適な温度です。

けれども気密性の高い室内では、夏冬などには25℃以上になったり15℃以下になることもあるはずです。

常温で食材を保存するなら、こうしたことも考えたうえで、なるべく温度変化の少ない場所を選びましょう。キッチンならば、火の周りや家電製品の周囲を避ける。また床上や天井近くも、温度変化の大きな場所です。そこでおすすめなのは、日の当たらない廊下に面したクローゼット。

少し面倒ではありますが、長く保存したり、使う頻度の少ない食品の保存には向いています。

保存のための疑問解決③ 密閉保存って？

上手な密閉の仕方

食品は、空気や湿気に触れることで、劣化を始めてしまいます。つまり食品の開封後は、それらを防ぐ意味でも、上手な密閉保存が好まれます。密閉容器に放りこむだけではいけません。

市販の保存用品は、袋の口が何重にもなっていたり、容器の気密度が高く便利ですが、注意点がひとつあります。それは使用時に中の空気を十分に抜いておくこと。空気に触れることはいたむ原因のひとつなので、中身を平らにし、なるべく凹凸や隙間をなくして空気を抜き、さらに乾燥剤や脱酸素剤などを入れておくといいでしょう。

保存瓶を購入する時は、密閉容器かどうかを確認します。ふたのパッキンだけでなく、内ぶたの有無や、その気密性もチェックしましょう。

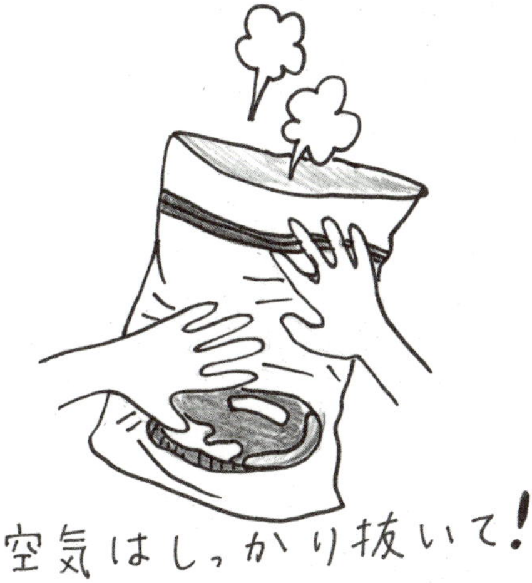

お店選びもしっかりと

信頼できるお店を選ぼう

食品の品質や賞味期限は、きちんとした保存状態にある場合でのめやすです。流通過程や、お店に陳列されている段階でそれが守られていないと、食品の劣化はどんどん進んでしまいます。

まずは、お店に陳列された商品をよく見てみましょう。直射日光を浴びていないか、ホコリをかぶったまま放置されていないか、賞味期限の異なるものを混在させていないかをチェックします。

いつも利用するお店には、思い切って質問してみましょう。といってもストレートに店の管理体制を聞くのではなく、自宅での保存方法を聞いてみるんです。そこで、しっかりしたアドバイスがもらえるようなら、安全知識の高い店舗と言えるでしょう。

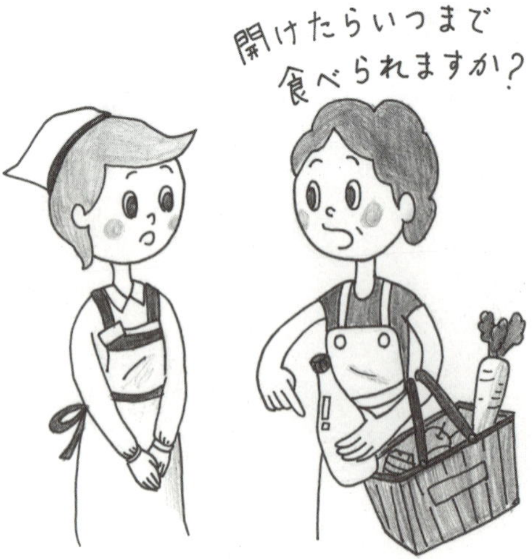

食中毒を
防止するために①

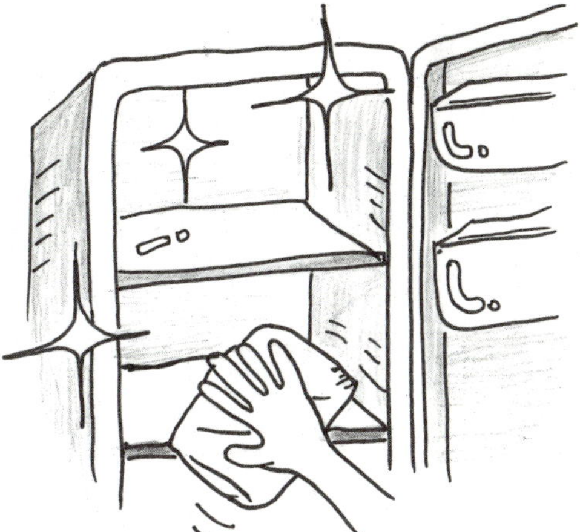

食中毒はなぜ起きる？

夏場になると食中毒の危険が高まるのは、今も昔も同じ。むしろ自然界の細菌数の増加や、年間を通じて温暖になった気候の影響などで、食中毒の危険性は以前よりも増しています。

食中毒の原因となる細菌は、もともと自然界に存在するものです。それらが一定量を超えて口に入ると、体の抵抗力が追いつかずに菌が体内で増殖し、中毒症状が引き起こされてしまいます。

食中毒を予防するための三大原則は、清潔に保つことで「細菌を付けない」、素早く冷却・乾燥することで「細菌を増やさない」、そして加熱により「殺菌する」というものです。

食中毒を防止するために②

食中毒を予防するには？

食中毒予防のうえで大切になるのは、食材の管理です。たとえば購入時、お肉から出た水分が野菜に触れてしまうと、そこから細菌が広がってしまうことがあります。

また自宅で保存する時には、古い野菜くずなどの汚れがないよう保存場所を清潔に保ちます。保存場所がぎゅうぎゅう詰めなのもダメ。常温だと蒸れてしまったり、冷蔵庫内でも冷気が行き届かないことがあります。

調理の際の注意点

調理の際には、器具だけでなく手もきれいに保っておきましょう。そのうえで、肉類に触れた手や器具で生食するものに触らないよう

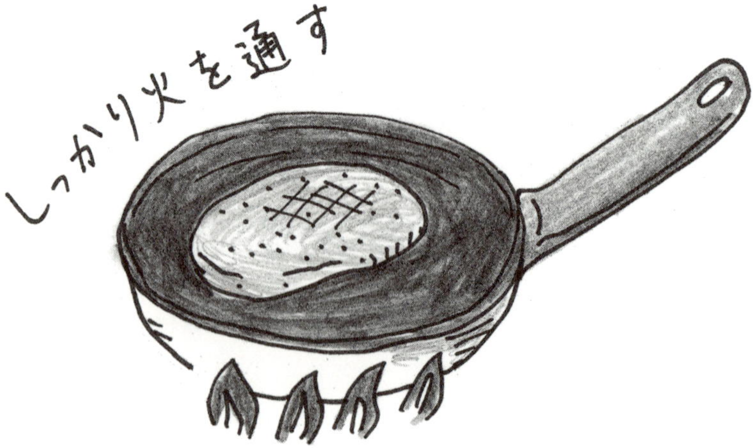

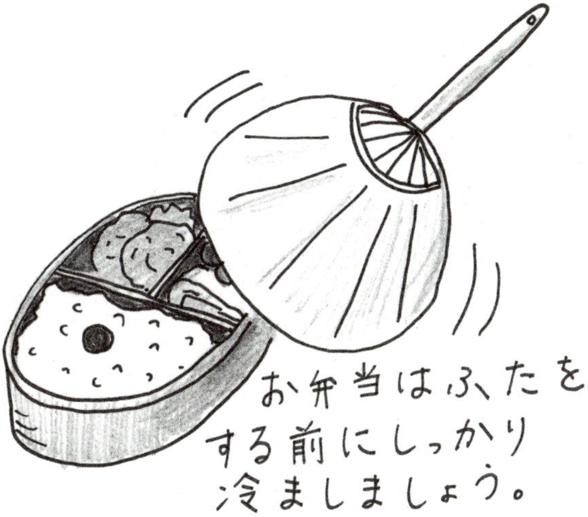
お弁当はふたを
する前にしっかり
冷ましましょう。

にしたり、加熱するものはしっかり中まで火を通すようにしてください。

肉や魚を食べる時は、中まで火が通っているか確認するよう習慣づけましょう。特に夏場には「ちょっとくらいは」という油断がピンチを招いてしまいます。たとえばハンバーグや餃子などは、ひき肉や具を練り込む際に空気中の細菌が奥まで入っている可能性があるため、しっかり火を通さないと、とても危険なのです。

お弁当をつくる場合は、結露を防ぐためふたをする前に余熱をとるのが大切です。そのほか、おにぎりを握る場合も、ご飯を少し冷ましてから、ラップにくるんで握れば衛生的。それから残ったお弁当を持ち帰って食べるのは、とても危険なNG行為だと思ってください。

どれくらいの量の食品をムダにしている？

もったいない!!

2587kcal − 1863kcal ＝ **724**kcal

供給される食べ物の熱量　　摂取される食べ物の熱量　　ムダになる食べ物の熱量

供給される食品の30％を廃棄

食糧自給率が40％程度の日本では、全体の半分以上の食材を輸入に頼っています。しかし一方では、食べ残しなどによって廃棄される食材も膨大な量にのぼっています。

たとえば、1人に1日当たり供給される熱量が2587キロカロリーもあるのに対し、摂取熱量は1863キロカロリーだけ。その差724キロカロリーは、ムダになっているのです*。結果、国内全体の食品廃棄物は年間2200万トンにもなっています。

コスト意識の高い加工食品や外食産業の世界では、食品のムダが減りつつありますが、家庭での食べ残しの多さが問題視されはじめているのが現状です。

＊農林水産省「我が国の食生活の現状と食育の推進について」統計資料03年数値。

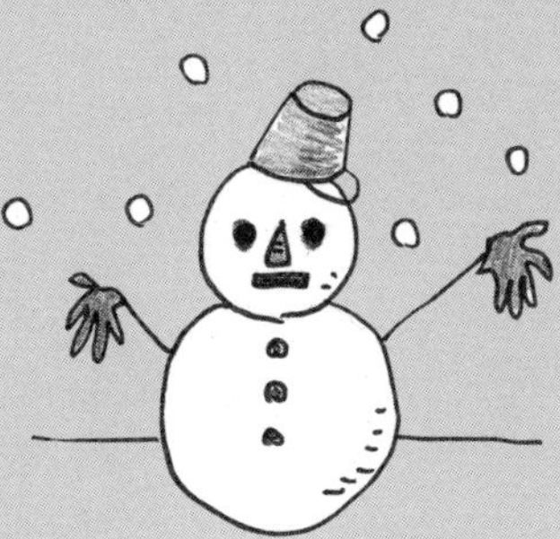

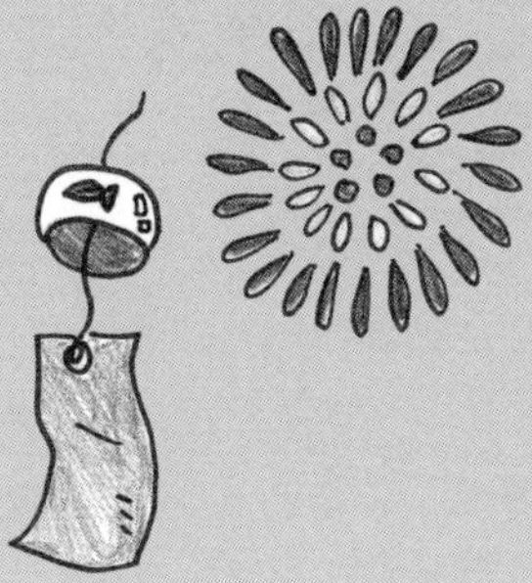

きっと役立つ
食の便利表

野菜ごとの旬の季節など、知っていればきっと役に立つ
なるほど知識を一覧表にしました

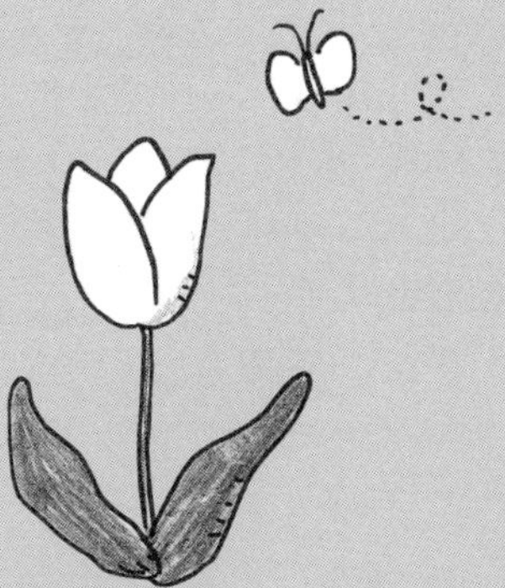

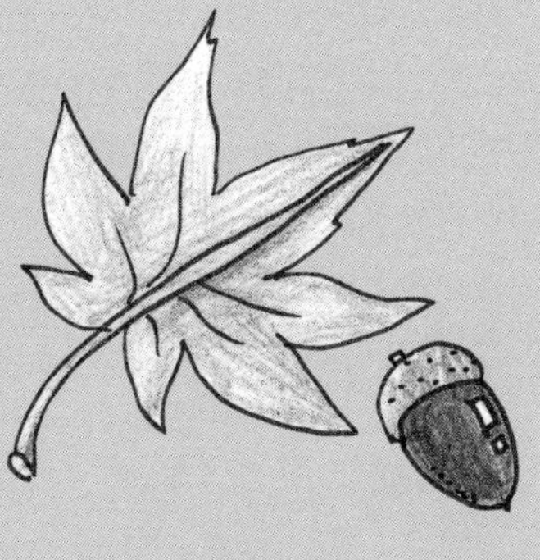

その添加物は安全？危険？

食品添加物というと体に悪い、というイメージがありますが、実際のところはどうなんでしょう？

食品添加物は食品衛生法によって“安全”と確認されたものだけ使用を許可されています。とはいえ、日本で許可されていても諸外国では禁止されている食品添加物があったり、多量に摂取すると体に悪影響を及ぼす危険性のある添加物もあります。

240～241ページのチェックリストは添加物の安全性と危険性をチェックするためのものです。国からは“安全性”が確認されているのに“危険性がある”なんて変な話ですが、きちんと知っておきたいこと。添加物は全部で400種近くありますが、このリストでは、よく目にするものや危険性の高いものを選択しています。食品を選ぶときの参考にしてください。

添加物の量は食品裏側の「原材料名」でわかります！

食品の裏側に表示されている「原材料名」を見ると、ひとつの食材にさまざまな種類の添加物が入っていることがあります。実はこの「原材料名」は、量の多いものから順番に表示されているのです。例えば、ロースハムなら「豚ロース肉、糖類～酸化防止剤（ビタミンC）、発色剤（亜硝酸Na）」といった具合です。この順番が後ろの方になるほど、量としては少なくなりますので、最後の方に書かれている食品添加物は、ほとんど体には影響ありません。書かれている順番で含まれている量をチェックしましょう。

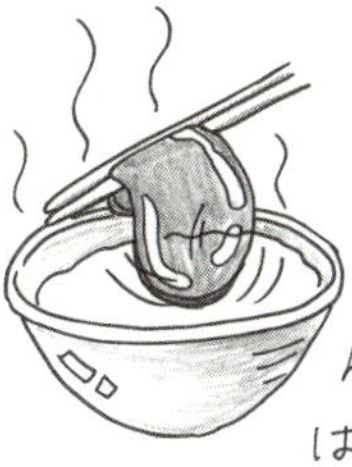
50℃のお湯の中で10秒ほど洗うように湯通ししてみて。ほとんどの食品添加物はお湯の中に溶け出します。

少しの手間で添加物をカット!

危険性のある添加物が入った食品は少なくありませんが、すべての食材を無添加で補うのは難しいもの。ハムなど、ものによっては調理する前に湯通しすることで若干添加物をカットできます。料理する前にひと手間かけて、少しでも安全なものを食べたいですね。

「原材料名」表示の中でよく見かけるけど、食品添加物なのかよくわからない成分を3つ紹介します。

「酸化防止剤(ビタミンC)」の「ビタミンC」

ビタミンCには、本当は「L-アスコルビン酸」という食品添加物としての名前がありますが、消費者にとってわかりやすい「ビタミンC」という名前で表示されています。その場合は、使われる用途と合わせて「酸化防止剤(ビタミンC)」と書かれています。

「乳化剤(大豆由来)」の「大豆由来」

「乳化剤は食品添加物ですが、大豆の成分で作られています」という意味です。食品添加物は化学的に合成して作られたものと、天然成分を中心に作られたものとの2種類に分けられますが、「(大豆由来)」と書かれていれば、天然成分から作られていることがわかります。

「増粘多糖類」と「ゲル化剤」

両方とも食品添加物です。ネバネバ、ドロドロと、体に悪そうなイメージを持ってしまいそうな名前の添加物ですが、害はありません。アイスクリームやゼリーなどに使われ、食品にとろみや粘り気をつける働きがあります。

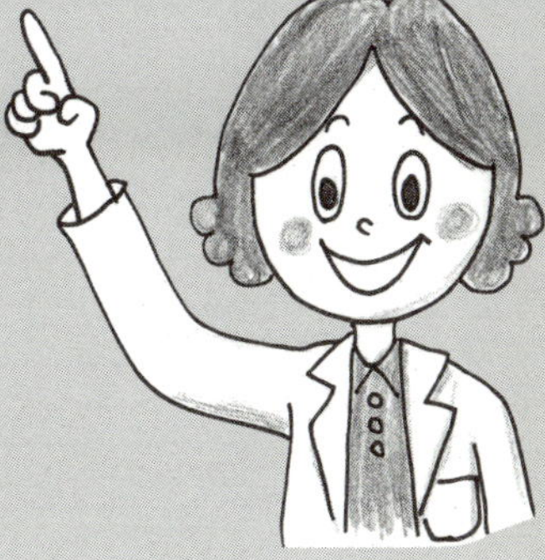

安全？　危険？
食品添加物Check!

種類	役割	名前	危険度	
甘味料	食品に甘みを与える	キシリトール	○	
		サッカリン	×××	
強化剤	食品の栄養素を強化する	ニコチン酸	○	
凝固剤	食品を固める	凝固剤［一括名表示］	○	
光沢剤	食品に光沢を与える	光沢剤［一括名表示］	○	
香料	食品に香りを与える	香料［一括名表示］	○〜×××	
糊料	食品になめらかさや粘り気を与える	ガゼインNA	○	
殺菌料	細菌などを殺し、食品の保存性を高める	高度サラシ粉	×	
酸化防止剤	油脂などによる酸化を防ぐ	BHA［ブチルヒドロキシアニソール］	×××	
		BHT［ブチルヒドロキシトルエン］	×××	
酸味料	食品に酸味を与える	酸味料［一括名表示］	○	
消泡剤	食品のきめを細かくする	グリセリン脂肪酸エステル	○	
着色料	食品を着色する	食用○色○号	×××	
調味料	食品に旨みを与える	調味料［一括名表示］	○	
軟化剤	噛み心地をよくする	軟化剤［一括名表示］	○〜×	
乳化剤	水と油のように通常混じり合わないものを均一に乳化する	ソルビタン脂肪酸エステル	×	
防カビ剤	かんきつ類などのカビを防止する	イマザリル	×××	
		TBZ［チアベンダゾール］	×××	
膨張剤	食品にふくらみを与える	膨張剤［一括名表示］	○	
保存料	食品の保存性を高める	ソルビン酸ナトリウム	×××	
漂白剤	食品を漂白する	二酸化硫黄	××	

○＝安全　×＝危険（×の数は危険度に比例）

	特徴
	チューインガムなどに使われています。口の中で発生する酸を抑えるなど、虫歯予防に効果があります
	砂糖の200～700倍の甘さがあり、漬け物や醤油などに使われます。大量摂取の場合、危険性があるため、使用量が制限されています
	パンや乳製品などに使われています。ニコチンというと体に悪そうなイメージですが、害はありません
	豆腐や油揚げ、麺などに使われます。一括名表示なので、具体的な添加物名は表示されませんが、危険度は低いです
	チューインガムなどに使われます。「光沢剤」としか表示されませんが、安全性に問題はないものとされています
	香料にはさまざまな種類の添加物に分類され、危険度はそれぞれ異なります。ですが、具体的な添加物名は表示されないため、安全なのか危険なのか判断できなくなっています。気になる場合は、その食品の製造会社に成分を確認しましょう
	パン、ハムなどに使われます。食品添加物としての危険性はありません
	野菜や果実の殺菌に使われます。店頭に並ぶときは水で洗い流された後のものですが、一部、添加物が残っている場合もあります
	バター、マーガリンなどに使われます。ラットやマウスの実験で歩行失調や消化器出血などの異常が出ています
	バター、魚介乾製品などに使われます。染色体異常などが起こる疑いがあります
	一括名表示なので具体的な添加物名は判別できませんが、いずれも安全性が高いとされています
	豆腐や油揚げに使われます。製品に残らない添加物ですので危険度はありません
	さまざまな食品に使われる着色料で、「食用黄色４号」「食用赤色３号」など、“色”と“番号”が名前に入る着色料は、いずれも発ガン性の危険性や染色体異常など、体に悪影響を及ぼす可能性があります
	アミノ酸や有機酸などを成分にした食品添加物です。さまざまな食品に使われていますが、体に害はありません
	チューインガムに使われます。一括名表示なので、どの添加物が使われているかは判別できません
	バター、アイスクリームなどに使われます。動物実験で肝臓と腎臓肥大が確認されています
	グレープフルーツやレモンなどの輸入果物に使われます。皮に残っていることが多いので皮の部分は特に注意しましょう。肝臓や腎臓に障害を招く疑いがあります
	バナナ、グレープフルーツ、レモンなどの輸入果物に使われます。洗ってもほとんど落とすことができません。染色体異常などの危険性があります
	キャンディやパン、菓子、粉末ジュースの原料などに使われます。添加物名は表示されませんが、危険性はほとんどありません
	ハム、ソーセージなどに使われます。発ガン性の疑いが指摘されています
	かんぴょうや干しぶどうなどに使用されています。アレルギー症状を引き起こす危険性があります

食中毒の原因となる主な細菌

清潔な保存と適切な調理を心がけていても、目には見えない変化だからこそ不安になるもの。ここでは代表的な11の細菌について説明します。予防方法を確認して適切に対処しましょう。

細菌名	性質	潜伏場所	原因食品
サルモネラ菌	・加熱には弱く、低温や乾燥には強い ・幼児や高齢者は、わずかな菌量でも感染	人や家畜などに広く生息。ネズミ、ハエ、ゴキブリ、ペットなど	食肉、たまご、うなぎ、すっぽん
腸炎ビブリオ	・塩分を好み真水に弱い ・増殖スピードが早い ・熱に弱い	海産性の魚介類などに生息	魚介類
カンピロバクター	・凍結状態で長期間生存	豚・牛・鶏の腸内に生息	食肉・食肉製品、生乳など
黄色ぶどう球菌	・食品中で増殖する際、毒素を作り、食中毒を起こす	人や動物の化膿した傷口や喉、鼻腔内などに生息	手作り料理、おにぎり、弁当、サンドイッチなど
腸管出血性大腸菌	・大腸をただれさせ、出血を起こさせる毒素を産生 ・少量でも感染する ・75℃以上の1分加熱で死滅	主に牛の腸内に生息	糞便等に汚染された食品、飲料水
ボツリヌス菌	・空気がない状態で増殖する時に神経性毒素を産生 ・毒素は熱に弱い	土、海や湖の泥の中に生息	瓶詰・缶詰、真空パックされた食品
ノロウィルス	・ヒトの腸内のみで増殖する ・少量で感染し、発症率が高い空気感染する場合がある	ヒトの腸内やカキ等の貝類内。	カキなどの貝類、調理中に二次汚染された惣菜や果物
ウェルシュ菌	・酸素のないところで増殖する ・1時間以上煮沸しても死滅しない	土中、水中、ヒトの便の中などに生息し、牛、鶏、魚の保菌率が特に高い	汚染された肉類や、魚介類を使った食品、大量調理したカレーなど
セレウス菌	・熱に強く増殖力が非常に強い。 ・30℃前後で最も活発になり、冷めた調理済食品中で急激に増殖する。	川や土の中など、自然界に広く生息	米、小麦などの農産物を原料とする食品
エルシニア	・低温細菌で、5℃以下でも増殖する ・熱に弱く加熱調理によって死滅する	家畜、ネズミ、犬、猫などの腸内に生息	乳製品・食肉・家畜などの糞便によって汚染された井戸水など
リステリア	・低温でも発育が可能 ・高濃度の食塩にも耐久性がある ・妊婦、新生児、高齢者、免疫不全者に発症することが多い	家畜、魚、昆虫、植物中、土中、川の自然界に広く生息	乳製品、食肉などの動物性食品

主な症状	潜伏時間	予防方法
吐気、嘔吐、下痢、腹痛、発熱	12～24時間	・食肉・たまごなどを扱った器具、手指は、そのつど洗浄消毒する。 ・肉はなるべく生食を避け、加熱する。 ・ペットを調理場内に入れない。
腹痛、下痢、吐気、発熱、嘔吐	12～24時	・魚介類は、新鮮なものでも調理前に流水でよく洗う。 ・魚介類の調理器具は専用のものを用意し分けて使う。 ・冷蔵保存を徹底し、できるだけ加熱して食べる。
発熱、頭痛、筋肉痛、下痢、腹痛	2～7日	・調理器具は熱湯消毒し、よく乾かす。 ・生肉と調理済み食品は別々に保管する。 ・井戸水などを使う場合、十分滅菌する。
吐気、腹痛、嘔吐、下痢	1～8時間	・化膿性疾患、風邪などの人は、食品の取り扱いを行わない。 ・清潔な衣服・帽子・マスクなどを着用する。 ・弁当やおにぎりは冷ましてから包装する。
血便、下痢、腹痛、尿毒症、けいれん、意識障害	4～9日	・調理器具の洗浄、消毒を十分に行うこと。 ・食肉は加熱を十分行う。 ・井戸水を使用する場合は、必ず消毒する。 ・手洗いを十分行う。
神経症状、嘔吐、全身倦怠	8～36時間	・容器が膨張している缶詰やレトルト食品は廃棄する。土のついた野菜は十分に洗浄して土を落とす。 ・カレーやシチューなどは、冷蔵庫で保存する。
吐き気、嘔吐、下痢、腹痛、発熱、頭痛、筋肉痛を伴うこともある	24～48時間	・下痢の症状のある人は食品の取り扱いを避ける。 ・貝類の生食を避け、中心部まで十分加熱処理する。
軽い腹痛、下痢　通常1～2日で回復する	12時間	・カレーやスープを大量調理する際は、よくかきまわし、空気に触れさせる。 ・調理済みの食品を室温で放置しない。
嘔吐型と下痢型の2種類がある	嘔吐型は1～5時間、下痢型は8～16時間	・十分に加熱調理し、調理済み食品は室温で放置しない。 ・残った調理済み食品は、保存しない。
虫垂炎のような激しい腹痛、下痢など発熱とともに発疹が出ることも多い	2～4日	・肉類は特に十分に加熱調理する。 ・食肉はできるだけ、他の食品と分けて加熱調理する。食肉の長期冷蔵保存はしない。
脊髄炎や敗血症による死亡率が高い	91日間まで	・食品はできるだけ冷凍保存し、低温保存であっても長期保存を避ける。

野菜・果物
旬のカレンダー

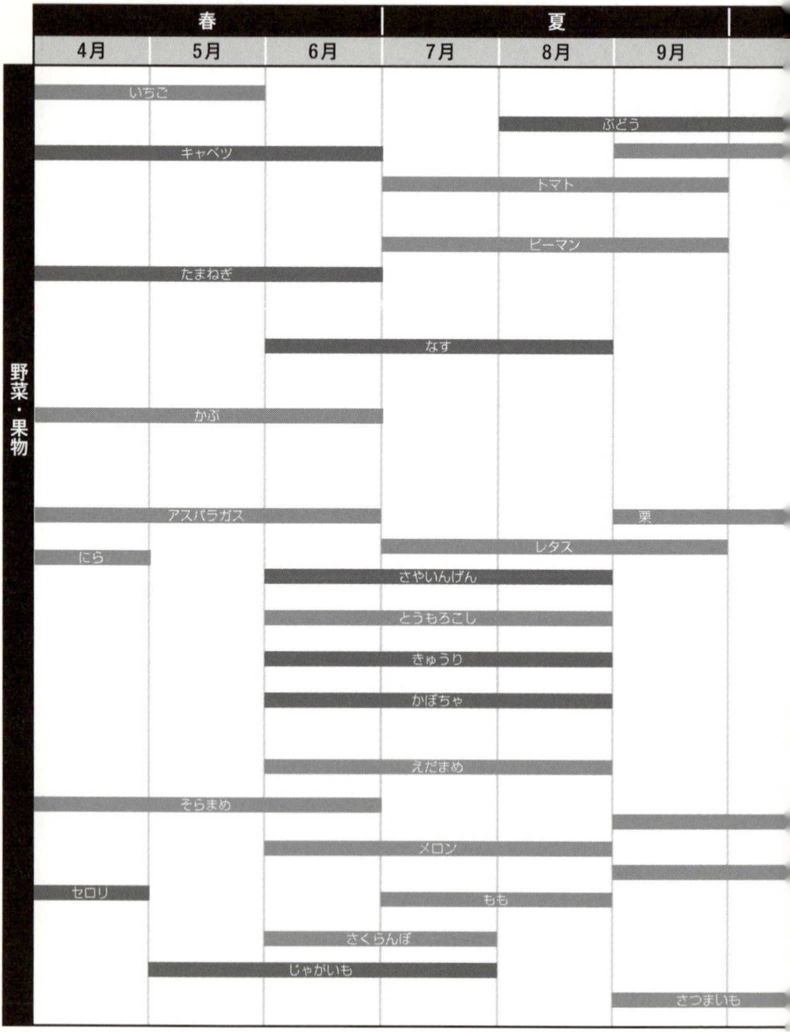

春
夏
4月
5月
6月
7月
8月
9月
野菜・果物
いちご
ぶどう
キャベツ
トマト
ピーマン
たまねぎ
なす
かぶ
アスパラガス
栗
レタス
にら
さやいんげん
とうもろこし
きゅうり
かぼちゃ
えだまめ
そらまめ
メロン
セロリ
もも
さくらんぼ
じゃがいも
さつまいも

栽培技術の進歩で多くの野菜が年中購入できるようになりました。でもやっぱり自然に実る“旬”の季節に取れたものが、栄養価も高く一番おいしい。それぞれの旬を知っておいしく食べましょう。

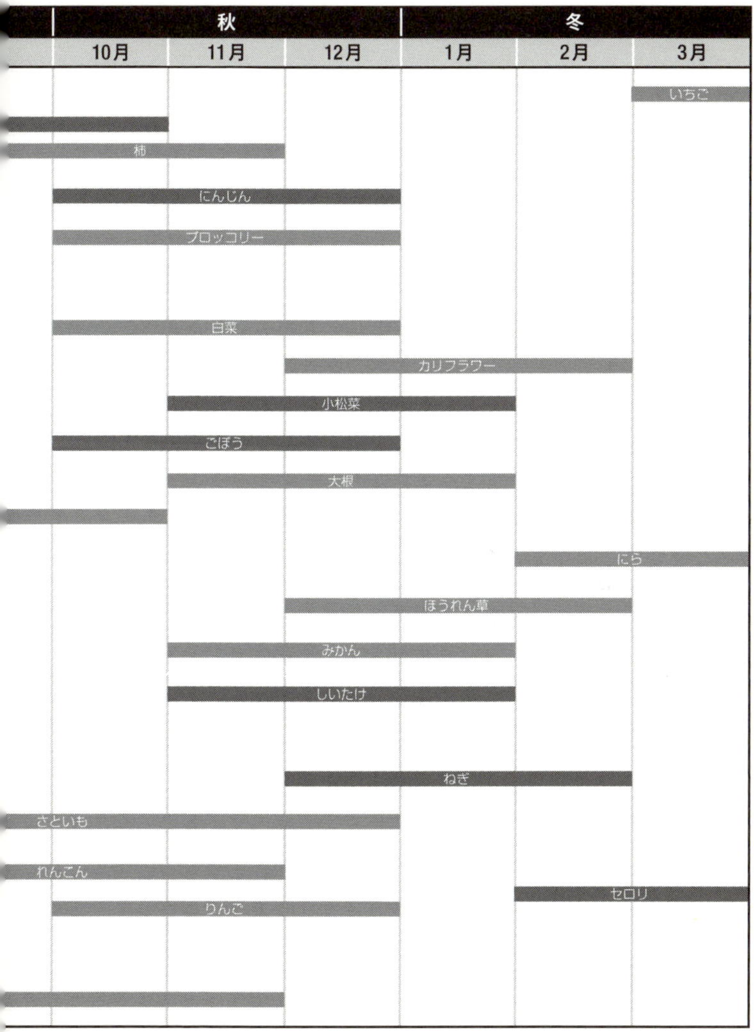
秋
冬
10月
11月
12月
1月
2月
3月
いちご
柿
にんじん
ブロッコリー
白菜
カリフラワー
小松菜
ごぼう
大根
にら
ほうれん草
みかん
しいたけ
ねぎ
さといも
れんこん
セロリ
りんご

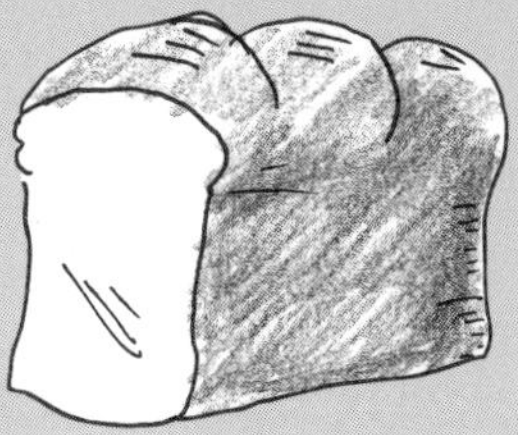

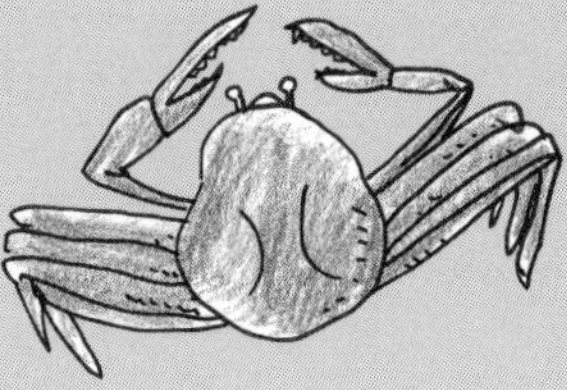

食品別さくいん

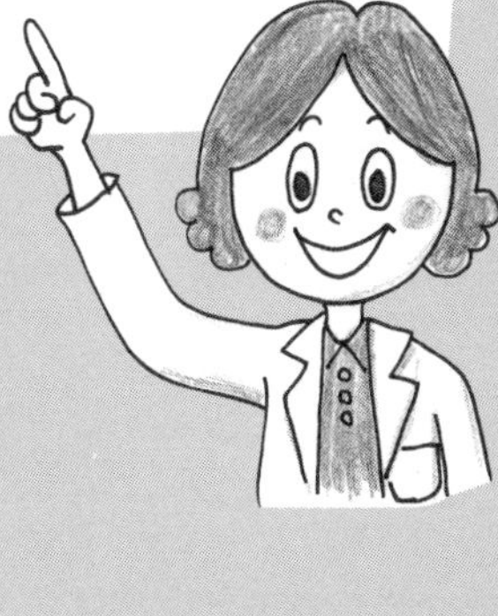

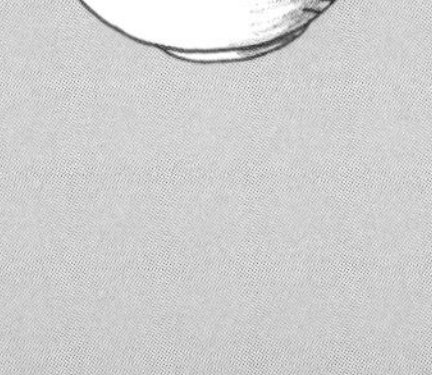

さくいん

●あ
アイスクリーム……21・207
青カビチーズ……38
アサリ……76
アジ……70・156
あずき……106
アスパラガス……96・244
厚揚げ……52
厚切り肉……63
油揚げ……52
アボカド……83・113
アワ……122
合わせ味噌……163
泡盛……199
アンチョビ缶……134
あんぱん……129

●い
イカ……73
イカの塩辛……140
イクラ……75
いちご……111・244
一夜干し……156
イワシ……70・71
インスタントコーヒー……194
インスタントラーメン……149・227
飲料水……21・190

●う
ウイスキー……200
ウォッカ……200
ウスターソース……174
うどん……125・126
うなぎ蒲焼……71
ウニ……77
うま味調味料……21・171
梅酒……202
梅干……109

●え
えだまめ……80・106・244
エダムチーズ……38
えのき……105
エバミルク……41
エビ……74・155
エビフライ……74
エリンギ……105

●お
オイスターソース……175
オーガニック野菜……211
おから……51
おくら……80・81・95
お好みソース……175
お茶……191
おにぎり……218・224
オリーブオイル……173

●か
貝……76
かいわれ……98
柿……83・116・244
かき氷シロップ……187
加工酢……165

菓子 …… 204
果実酢 …… 165
菓子パン …… 129
かつお削り節 …… 154・156
カッテージチーズ …… 38
カット野菜 …… 107
カップ麺 …… 149
カップヨーグルト …… 45
かに …… 74・134
かに缶 …… 133・134
かにみそ …… 140
かぶ …… 81・86・244
かぼちゃ …… 80・87・244
かまぼこ …… 59
カマンベール …… 37・38
紙袋詰め卓上砂糖 …… 159
ガム …… 21・206
ガムシロップ …… 187
からし …… 181
カリフラワー …… 95・244
カレー …… 170・220
カレールー …… 170
乾燥パスタ …… 124
乾燥ゆば …… 153
缶詰 …… 132・228
かんぴょう …… 153
乾麺 …… 126

●き

キウイフルーツ …… 83・115
キビ …… 122
キムチ …… 109
キャビア …… 140
キャベツ …… 81・88・244
牛肉 …… 62
牛乳 …… 20・46
きゅうり …… 81・82・83・84・244
餃子 …… 235
強力粉 …… 188
魚肉ソーセージ …… 60
切り干し大根 …… 155

●く

果物缶 …… 135
果物のシロップ漬け …… 142
クッキー …… 204
グラニュー糖 …… 158・159
栗 …… 118・244
黒蜜 …… 187

●け

ケーキ …… 204
化粧品 …… 215
ケチャップ …… 169

●こ

濃い口醤油 …… 161
紅茶 …… 191
高野豆腐 …… 50・52
ゴーダチーズ …… 38
コーヒー …… 194
コーヒーフレッシュ …… 41
コーヒー豆 …… 194
ゴーヤ …… 97

氷……21・193
コーン缶……137
コーンフレーク……127
黒糖……159
穀物酢……164
古酒……199
粉スープ……148
粉チーズ……39
ごぼう……80・87・244
ごま……154
ごま油……173
ごまダレ……177
小松菜……90・244
ごまペースト……185
小麦粉……188
米……120
米味噌(甘口)……162
米味噌(辛口)……163
コンソメ……180
コンソメスープ……148
コンデンスミルク……41
こんにゃく……58
コンビニおにぎり……218
コンビニサラダ……218
コンビニサンドイッチ……218
コンビニフード……218
コンビニ弁当……218
昆布……78
コンフィチュール……182

●さ

サウザンドドレッシング……179
魚……70
魚缶詰……134
さくらんぼ……115・244
酒……198
鮭フレーク……140
刺身……72
雑穀……122
さつま揚げ……60
さつまいも……80・81・82・100・244
さといも……80・101・244
砂糖……21・158・159
サニーレタス……89
サバ……71・134
サバ缶……134
サプリメント……214
さやいんげん……80・83・96・244
さやえんどう……96
サラダ……218
サラダ油……172
サラダ菜……89
サラミ……68
三温糖……158
サンドイッチ……218・222
サンマ……70

●し

シーザードレッシング……179
しいたけ……104・244
シーチキン缶……134
塩……21・160
自家製梅酒……202
ししとう……94

しじみ …… 76
しめじ …… 105
ジャーキー …… 68
じゃがいも …… 80・81・100・244
しゃぶしゃぶのタレ …… 177
ジャム …… 182
ジュース …… 196
充填豆腐 …… 50
春菊 …… 90
純米酒 …… 198
しょうが …… 81・103・181
しょうがチューブ …… 181
焼酎 …… 199
上白糖 …… 158
醤油 …… 161
醤油ベースドレッシング …… 178
食パン …… 128
シリアル …… 127
白カビチーズ …… 38
シロップ …… 187
ジン …… 200

●す
スイートコーン …… 137
すいか …… 117
スープ缶 …… 136
すき焼きのタレ …… 177
すじこ …… 75
ステーキのタレ …… 177
ストレートジュース …… 196
スモークサーモン …… 77
スモークチーズ …… 36・39
スライスチーズ …… 36・39
スライス肉 …… 62

●せ
清酒 …… 198
精肉 …… 62
セミハードタイプチーズ …… 38
セロリ …… 81・98・244
せんべい …… 204

●そ
総菜パン …… 129
ソース缶 …… 136
ソーセージ …… 67
素麺 …… 126
そば …… 125・126
そらまめ …… 106・244

●た
大根 …… 81・86・155・244
大豆 …… 106
炊いた米 …… 121
たけのこ …… 99
タコ …… 73
だし …… 180
タバスコソース …… 175
たまご …… 24・30
たまご焼き …… 34
たまねぎ …… 80・85・244
たらこ …… 75
タレ …… 176・177

●ち
チーズ……36・38・39
チーズおつまみ……39
チキンペースト……185
ちくわ……59
茶葉……191
中濃ソース……175
中力粉……188
調合味噌……163
チョコレート……204
チョコレートペースト……185

●つ
漬け物……108
ツナ缶……134
粒マスタード……170

●て
低温殺菌牛乳……46
低糖ジャム……183
テキーラ……200
手作りおにぎり……224
手作りカレー……220
手作りサンドイッチ……222
手作りハンバーグ……221
手作り弁当……223
手作り味噌汁……219
手延べ素麺……126
天ぷら油……172

●と
豆乳……53
豆腐……50
とうもろこし……80・99・244
トマト……81・82・83・84・136・244
トマトピューレ……136
鶏肉……62
ドレッシング……178・179

●な
なす……80・81・82・85・244
ナチュラルチーズ……36・38
納豆……54・56
生かき……76
生クリーム……40
生パスタ……124
生ハム……67
生麺……125
生わさび……103
なめこ……105

●に
にがうり……97
煮魚……71
にら……81・93・244
にんじん……80・81・86・244
にんにく……80・81・102・181
にんにくチューブ……181
にんにくの芽……94

●ね
ねぎ……80・93・244

●の

濃縮還元ジュース …… 196
飲むヨーグルト …… 45
のり …… 141・224
のりの佃煮 …… 141
ノンオイルドレッシング …… 179

●は

パイナップル …… 82・118
白菜 …… 80・81・91・244
薄力粉 …… 188
パセリ …… 81・83
バター …… 42
ハチミツ …… 186
発泡酒 …… 197
バナナ …… 82・110
パパイヤ …… 82
パプリカ …… 92
はまぐり …… 76
ハム …… 65・67
春雨 …… 152
パン …… 128・226
半生麺 …… 125
ハンバーグ …… 221・235
はんぺん …… 59

●ひ

ピータン …… 33
ピーナッツバター …… 184
ピーマン …… 81・92・244
ビール …… 197
ヒエ …… 122
ひき肉 …… 62
ひきわり納豆 …… 54・55
ピザ用チーズ …… 39
干物 …… 156
100%ジュース …… 196
ひやむぎ …… 126
瓶詰 …… 138・228

●ふ

豚肉 …… 62
ぶどう …… 114・244
ぶどう酢 …… 165
フランスパン …… 128
ブランデー …… 200
ブルーチーズ …… 38
フルーツジュース …… 196
プレーンヨーグルト …… 44
フレンチドレッシング …… 179
プロセスチーズ …… 36・39
ブロック肉 …… 62
ブロッコリー …… 81・83・95・244
粉末だし …… 180

●へ

ベーコン …… 66
ペースト …… 185
ペッパーソース …… 175
ベビーフード …… 212
弁当 …… 218・223

●ほ

ほうれん草 …… 80・81・90・244

干しエビ ……… 155
ボジョレーヌーボー ……… 201
ポタージュスープ ……… 148
ポテトチップス ……… 204
ホワイトソース ……… 136
ホワイトリカー ……… 199
本醸造酒 ……… 198
ぽん酢 ……… 165
本みりん ……… 166

●ま
マーガリン ……… 17
マスタード ……… 170
豆味噌 ……… 163
マヨネーズ ……… 168
マリネ ……… 65

●み
ミートボール ……… 147
みかん ……… 112・135・244
水 ……… 190
水菜 ……… 80・91
味噌汁 ……… 219
味噌ダレ ……… 177
みつば ……… 103
ミネラルウォーター ……… 190
みょうが ……… 103
みりん ……… 166
みりん風調味料 ……… 166
みりん干し ……… 156

●む
麦茶 ……… 192
麦味噌 ……… 163

●め
メープルシロップ ……… 187
目玉焼き ……… 34
メロン ……… 83・117・244
明太子 ……… 75
めんま ……… 141

●も
餅 ……… 123
モッツァレラチーズ ……… 38
もも ……… 83・114・244
もやし ……… 80・88
モロヘイヤ ……… 80・90
もろみ酢 ……… 165

●や
焼き魚 ……… 71
焼きそばソース ……… 175
焼肉のタレ ……… 176
焼き麩 ……… 152
薬味チューブ ……… 181
やまいも ……… 101

●ゆ
ゆず ……… 112
ユデダコ ……… 73
ゆでたまご ……… 33
輸入食品 ……… 210

●よ

洋酒 …… 200
洋なし …… 116
ヨーグルト …… 44・45

●ら

ラーメン …… 125・149
ラー油 …… 173
ラム …… 200

●り

料理酒 …… 167
緑茶 …… 191
りんご …… 83・111・244
りんご酢 …… 165

●れ

冷凍食品 …… 144
レギュラーコーヒー …… 194
レタス …… 81・89・244
レトルトカレー …… 20・146
レトルトシチュー …… 146
レトルト食品 …… 146
レトルト丼物 …… 146
レトルトパスタソース …… 146
レトルトハンバーグ …… 147
レバー …… 64
レモン …… 112・171
レモン果汁 …… 171
れんこん …… 97・244

●ろ

6Pチーズ …… 39
ロングライフミルク …… 48

●わ

ワイン …… 167・201
ワインビネガー …… 165
和菓子 …… 204
わかめ …… 78
わさび …… 103・181
わさびチューブ …… 181

賞味期限がわかる本

2007年10月29日　第1刷発行
2011年 6月 9日　第5刷発行

監修　徳江千代子（東京農業大学教授）

発行人／蓮見清一
発行所／株式会社 宝島社
〒102-8388　東京都千代田区一番町25番地
電話／営業 03-3234-4621
編集 03-3239-3193
http://tkj.jp
郵便振替／00170-1-170829　㈱宝島社
印刷製本＿中央精版印刷株式会社

ISBN 978-4-7966-6098-3